LA CUISINE DES FLEURS

PLANTES ORNEMENTALES COMESTIBLES ET LEURS USAGES

FRANÇOIS COUPLAN

Encyclopédie des plantes comestibles de l'Europe – Debard, Paris 1984, Équilibres Aujourd'hui, Flers 1990
Les Plantes sauvages comestibles, Guide Point Vert – Hatier, Paris 1985
Retrouvez les légumes oubliés – Flammarion-La Maison Rustique, Paris 1986
Guide des plantes sauvages comestibles et toxiques, avec Eva Styner – Delachaux et Niestlé, Lausanne, Paris 1994
Wildpflanzen für die Küche – AT Verlag, Aarau (CH) & Stuttgart 1997
Herbier Gourmand, en collaboration avec Marc Veyrat – Hachette, Paris 1997
Guide nutritionnel des plantes sauvages et cultivées – Delachaux et Niestlé, Lausanne, Paris 1998
Nature's Green Feasts, The Encyclopedia of Edible Plants of North America – Keats Publishing Co, New Canaan, CT (USA) 1998
Le Guide des condiments et des épices du monde entier – Delachaux et Niestlé, Lausanne, Paris 1999 – Préface d'Olivier Roellinger
Dictionnaire étymologique de botanique – Delachaux et Niestlé, Lausanne, Paris 2000
L'Album des plantes et des fleurs – Delachaux et Niestlé, Lausanne, Paris 2001
Toutes les confitures sont dans la nature – Favre, Lausanne 2001
L'Herbier à croquer – Favre, Lausanne 2004
Reconnaître facilement les plantes – Delachaux et Niestlé, Lonay, Paris 2004
Ce sont les plantes qui sauvent les hommes – Plon, Paris 2005
Fleurs des Alpes – Nathan, Paris 2005
Sans viande et très heureux – Édisud, Aix-en-Provence 2006
Le tour de France d'un botaniste gourmand – Plon, Paris 2006
Petit Larousse des plantes qui guérissent, avec Gérard Debuigne – Larousse, Paris 2006
Dégustez les plantes sauvages – Sang de la Terre, Paris 2007
Vivre en pleine nature – Sang de la Terre, Paris 2007
Légumes, fruits et condiments oubliés du Midi – Édisud, Aix-en-Provence 2007
La nature nous sauvera – Albin Michel, Paris 2008
L'Ortie – Rustica, Paris 2008
Le Régal végétal – Sang de la Terre/Ellébore, Paris 2009
Bonnes mauvaises herbes – Sang de la Terre, Paris 2009
Légumes d'ici et d'ailleurs – Sang de la Terre, Paris 2009
Fruits d'ici et d'ailleurs – Sang de la Terre, Paris 2009
Stévia, le sucre vertueux, avec Aymeric Lazarin – Sang de la Terre, Paris 2009
Le Véritable Régime crétois – Sang de la Terre, Paris 2009
Jardinez au naturel, avec Françoise Marmy – Sang de la Terre/Eyrolles, Paris 2009
Petit Larousse des plantes médicinales, avec Gérard Debuigne – Larousse, Paris 2009
La Lavande, avec Aymeric Lazarin – Sang de la Terre, Paris 2010
Cuisine sauvage – Sang de la Terre, Paris 2010
Plantes urbaines, avec Pâris Faini – Sang de la Terre, Paris 2010
Plantes d'appartement toxiques, avec Aymeric Lazarin – Sang de la Terre, Paris 2010
Salades sauvages – Sang de la Terre, Paris, 2011
Mangez vos soucis – Sang de la Terre, Paris, 2011

ISBN : 978-2-86985-412-3

FRANÇOIS COUPLAN

LA CUISINE DES FLEURS

PLANTES ORNEMENTALES COMESTIBLES ET LEURS USAGES

Sang de la Terre

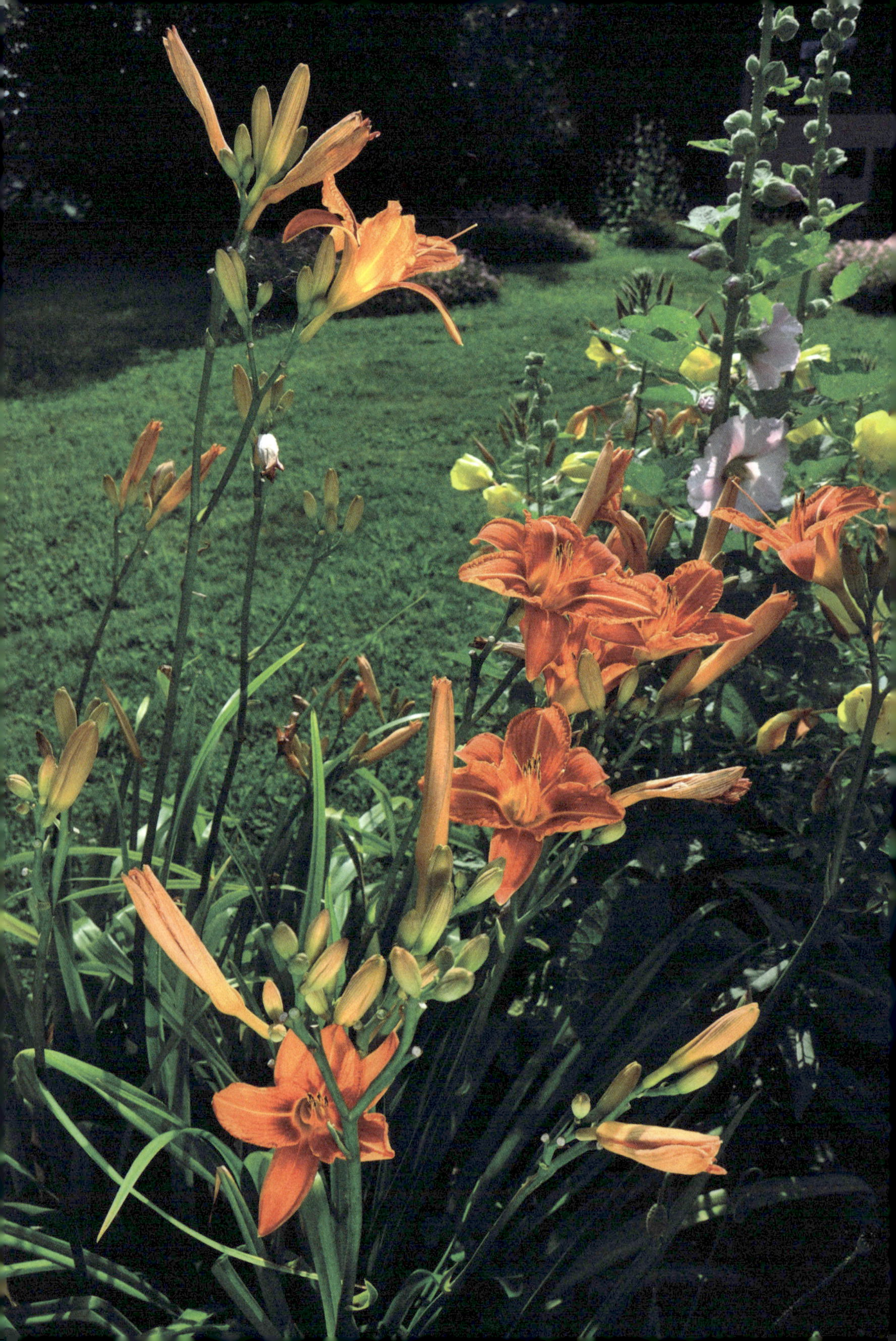

Sommaire

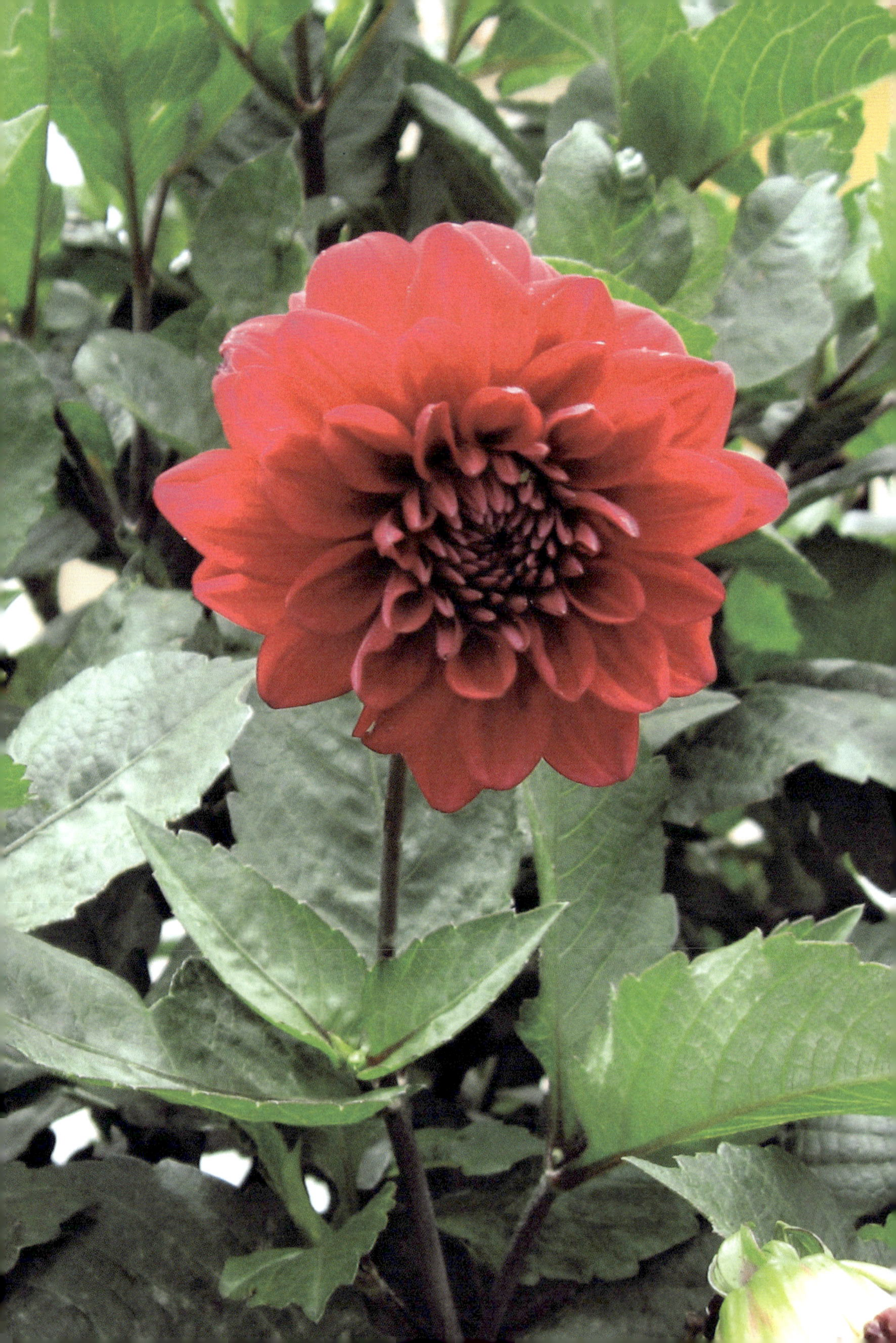

Introduction

Environ 400 000 espèces différentes de plantes ont été décrites à travers la planète. Sur ce vaste nombre, quelques centaines seulement sont communément cultivées comme légumes, fruits ou condiments, à peine une soixantaine dans nos pays. En comparaison, plus de 20 000 plantes sauvages comestibles ont été recensées dans les différentes parties du monde. Et nombre d'entre elles, estimées pour leur beauté ou leur caractère particulier font partie de notre environnement quotidien.

Il n'est pas, à l'heure actuelle, de jardin ou même d'intérieur qui ne comporte des plantes d'ornement. La plupart des gens les connaissent d'ailleurs souvent mieux que les plantes de la nature. Pour les citadins, se promener dans un parc permet de décompresser un peu, grâce aux influences bénéfiques des végétaux qui y sont plantés, et quel « résident secondaire » ne possède pas ses plates-bandes où il cultive avec amour des fleurs de toutes les couleurs ? Même au plus froid de l'hiver, les plantes partagent notre vie calfeutrée dans des appartements douillets.

Il n'est pas rare que les végétaux que nous cultivons pour le plaisir des yeux, ou leur simple présence, aient été utilisés par l'homme, là où elles viennent naturellement, dans le but, essentiel, de se nourrir. Depuis plusieurs centaines de milliers d'années, nos ancêtres qui vivaient en contact permanent avec la nature, ont appris à se servir des plantes qui poussaient spontanément autour d'eux : il leur fallait se vêtir, se soigner, se parfumer…, mais tout d'abord manger. Quel qu'ait été le régime de l'être humain, les végétaux ont, de façons diverses, fait partie de son alimentation – même chez les Inuits, souvent pensés comme des carnivores exclusifs, qui mettent à profit les moindres herbes et baies que leur offre la nature dès que dégèle la toundra. Mais nous, Occidentaux modernes, nous sommes tellement éloignés de la nature, que nous avons perdu le souvenir de ces cadeaux qui donnèrent la vie à nos ancêtres.

La plupart de nos plantes ornementales sont exotiques. Les botanistes-explorateurs des siècles passés les ont rapportées d'Asie, d'Amérique, d'Afrique ou d'Australie à titre de curiosités. Or les végétaux tenaient une place très importante dans l'économie des peuples de ces différents continents et nombre de légumes ou de fruits qui nourrissaient Chinois et Malais, Bantous et « Hottentots », Aztèques et Mayas poussent allègrement dans nos bordures et sur nos balcons, sans que nous soupçonnions les richesses culturelles, nutritionnelles et gustatives qu'ils recèlent. Dans certaines régions du monde, certains de ces usages traditionnels se sont d'ailleurs maintenus de nos jours. D'autres plantes d'ornement, en moins grand nombre sans doute, sont originaires d'Europe et plusieurs d'entre elles ont longtemps servi à nourrir nos aïeux.

Ce guide est une invitation à retrouver ces végétaux riches d'usages oubliés. Vous allez découvrir au fil de ces pages certains aspects insoupçonnés de cultures indigènes provenant des diverses parties de notre planète. Si vous les goûtez sans préjugé, vous constaterez que ces racines, ces feuilles, ces fleurs, fruits et graines qui ont fourni à tant d'êtres humains légumes, épices ou boissons possèdent une valeur gustative indéniable. Ils se prêtent à la confection de plats savoureux, simples à réaliser, dont vous trouverez les recettes détaillées dans cet ouvrage.

Certains seront peut-être horrifiés de penser qu'il soit possible de préparer des salades avec leurs chers bégonias, ou de manger les racines renflées de leurs élégants dahlias à la façon des pommes de terre. Il serait cependant dommage de se priver du croquant acidulé des feuilles des premiers et de la délicate saveur d'artichaut des seconds.

Et d'autres trouveront cette idée amusante, voire stimulante. Ils seront heureux de réjouir leurs papilles et celles de leurs amis avec des préparations culinaires pour le moins originales, tout en satisfaisant à l'obligation de se nourrir, car ces plantes ne se contentent pas d'être savoureuses, elles se montrent réellement nourrissantes et apportent à l'organisme en quantité souvent remarquable minéraux, vitamines et autres éléments essentiels.

Belles découvertes, et bon appétit !

Comment vous servir de ce livre ?

Cet ouvrage présente soixante plantes ornementales très courantes, douées de propriétés nutritives et gustatives particulièrement appréciables.

Les végétaux décrits sont suffisamment caractéristiques pour ne pas être confondus avec des plantes toxiques dont une liste est donnée en appendice à la fin du volume. Ils sont classés suivant leur nom botanique latin. Un index des noms français, en fin de volume, permet de s'y retrouver facilement.

Chaque plante appartient à l'une des quatre grandes catégories suivantes.

- **Fleurs de pleine terre** pour le Nord de la France.
- **Plantes ligneuses** pour le Nord de la France (arbres, arbustes, arbrisseaux et lianes, à feuilles caduques ou persistantes).
- **Plantes méridionales** (arbres, arbustes et plantes herbacées ne venant en pleine terre que dans le Midi).
- **Plantes d'intérieur** (appartements et serres – certaines sont placées à l'extérieur durant la belle saison).

Ces indications, très générales, permettent de savoir s'il vous est *a priori* possible de cultiver telle ou telle plante dans votre région ou si vous devez la mettre en serre ou dans votre appartement.

Chaque entrée comporte les détails suivants :

1. Nom français de la plante
2. Catégorie, comme défini ci-dessus
3. Synonymes éventuels
4. Nom botanique
5. Famille
6. Origine géographique
7. Partie(s) de la plante employée(s) en cuisine
8. Époque de récolte
9. Utilisations
10. Culture et mode de multiplication
11. Description détaillée, en évitant autant que possible les termes techniques (un lexique les expliquant se trouve en fin d'ouvrage).
12. Étymologie des noms latins et français
13. Utilisations alimentaires de chacune des parties comestibles de la plante, avec un bref historique, des indications sur la qualité gustative et les vertus nutritionnelles de la plante, ses propriétés médicinales, sa composition, etc.
14. Une ou deux recettes…

La plupart des végétaux faisant l'objet de ce livre sont disponibles sous forme de graines, de bulbes ou de plants en jardinerie, chez les grainetiers ou les pépiniéristes. Certains se rencontrent, plus ou moins couramment, à l'état naturel dans nos régions et dans bien des cas, ils pourront être transplantés autour de nos demeures, à moins d'aller leur rendre visite là où ils poussent.

La liste des ornementales comestibles pourrait encore être allongée en y incluant des végétaux moins habituels, passion des collectionneurs. Elle risquerait même de tendre vers l'infini si l'on tenait compte du courant actuel qui vise à faire entrer dans les jardins les plantes indigènes qui se révèlent dignes de les orner. Et de fait, toute plante, quelle qu'elle soit, est décorative, nulle n'est laide : il suffit de savoir la regarder ! Ce sont l'histoire et les modes, plus que tout autre facteur, qui décident quel végétal est acceptable ou non pour tel usage. Après avoir lu ce livre, et l'avoir mis en pratique, il est probable que la limite entre plante ornementale, plante sauvage et plante comestible ne soit plus pour vous aussi tranchée qu'auparavant. C'est l'un de ses buts.

Place à la découverte !

Mise en garde

Ingérer une substance, quelle qu'elle soit, n'est jamais un acte anodin. Et lorsqu'il s'agit d'une plante inhabituelle, il convient de se montrer particulièrement prudent. Voici donc quelques règles à suivre.

- **Ne cueillez que les plantes que vous avez identifiées avec précision.** Lisez attentivement les descriptions et observez les illustrations. Attention : ne vous fiez qu'au nom botanique des plantes, car les noms communs peuvent être sujets à variation.
- **Reportez-vous à la liste de plantes toxiques donnée à la fin du volume**, afin de l'étudier soigneusement. Identifiez dans votre jardin ou votre appartement les plantes qui y figurent… et ne les touchez qu'avec les yeux[1].

N'utilisez jamais d'insecticides, de fongicides ou d'herbicides sur et autour des plantes que vous consommez. Contrairement aux publicités de leurs fabricants, il est prouvé que des résidus persistent et qu'ils sont toxiques, même à dose minime. Ce sera une excellente chose que de stopper leur emploi car il n'y a pas que dans vos végétaux cultivés qu'ils s'accumulent : les nappes phréatiques sont contaminées et la situation devient de plus en plus préoccupante. Les engrais solubles sont également à proscrire car ils s'accumulent souvent chez les végétaux sous des formes toxiques[2].

---

[1] *Vous lirez avec profit l'ouvrage de François Couplan et Aymeric Lazarin sur les* Plantes d'appartement toxiques, *chez le même éditeur.*

[2] *Les nitrates, par exemple, deviennent des nitrites qui empêchent le transport de l'oxygène par les globules rouges.*

Si vous ne l'avez déjà fait, là vous pourrez profiter de votre gourmandise pour passer à la culture biologique de vos plantes ornementales[1]. Et de toute façon :

- **plantez vos végétaux dans le sol qui leur convient.** Si votre terrain ne permet pas leur culture, abandonnez-les ou modifiez votre sol en conséquence. Donnez à vos plantes l'exposition (soleil, demi-ombre, ombre) qui est la leur dans leur habitat naturel. Des végétaux adaptés, et de ce fait en bonne santé, sont peu attaqués par les maladies ou les insectes ;

- **plantez des variétés résistantes.** Les hybrides actuels, sélectionnés pour leur gigantisme, la couleur surprenante de leurs fleurs ou leur caractère étrange sont généralement moins résistants que les variétés anciennes qui leur sont préférables ;

- **pour prévenir les « mauvaises herbes[2] », mulchez vos plantes**, c'est-à-dire déposez une couche de feuilles ou de débris végétaux divers de plusieurs centimètres d'épaisseur directement sur le sol. Ce « mulch » permet aussi de conserver l'humidité lors de périodes de sécheresse et il nourrit votre sol petit à petit en se décomposant si vous l'y maintenez de façon permanente, formant ainsi un compostage de surface. Et si vous vous intéressez aux plantes qui poussent toutes seules chez vous, vous vous apercevrez qu'un grand nombre d'entre elles sont en fait d'anciens légumes, aujourd'hui oubliés. Du coup, vous n'aurez (presque) plus de « mauvaises herbes[3] » !

---

[1] *Lisez à ce propos* Jardinez au naturel *de François Couplan, chez le même éditeur.*

[2] *Le terme exact est « adventices »…*

[3] *Pour les reconnaître et en savoir les usages :* Bonnes mauvaises herbes, *de François Couplan, chez le même éditeur.*

Les plantes ornementales comestibles et leurs usages

CONIFÈRES

— Plantes ligneuses – Nord

SAPIN — *Abies* spp.

ORIGINE : Europe, Amérique du Nord, Asie

ÉPICÉA — *Picea* spp.

ORIGINE : Europe, Amérique du Nord, Asie

CÈDRE — *Cedrus* spp.

ORIGINE : Afrique du Nord, Liban, Himalaya

DOUGLAS — *Pseudotsuga menziesii*

ORIGINE : ouest de l'Amérique du Nord

PARTIE UTILISÉE : cambium, résine, jeunes pousses et feuilles
ÉPOQUE DE RÉCOLTE : cambium, jeunes pousses : printemps ; résine, feuilles : toute l'année
UTILISATIONS : salades composées, sirops

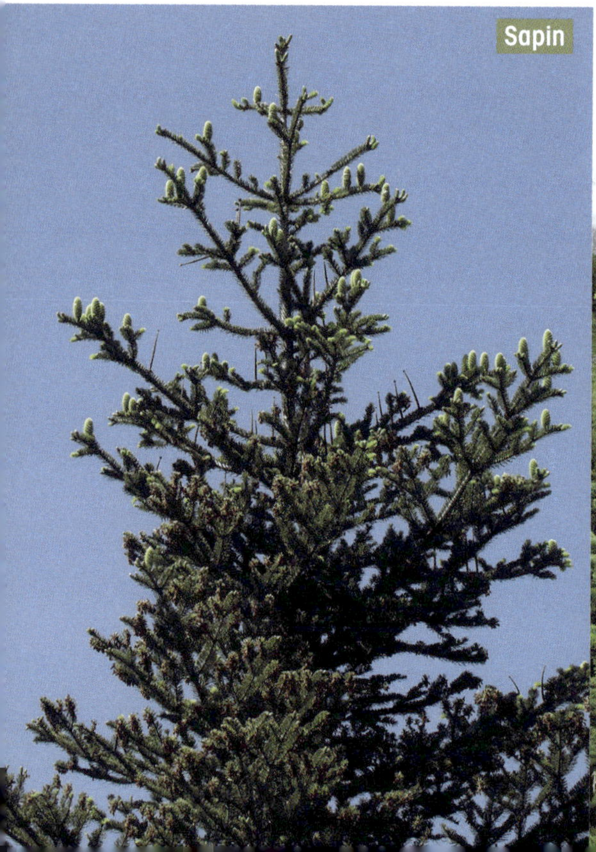

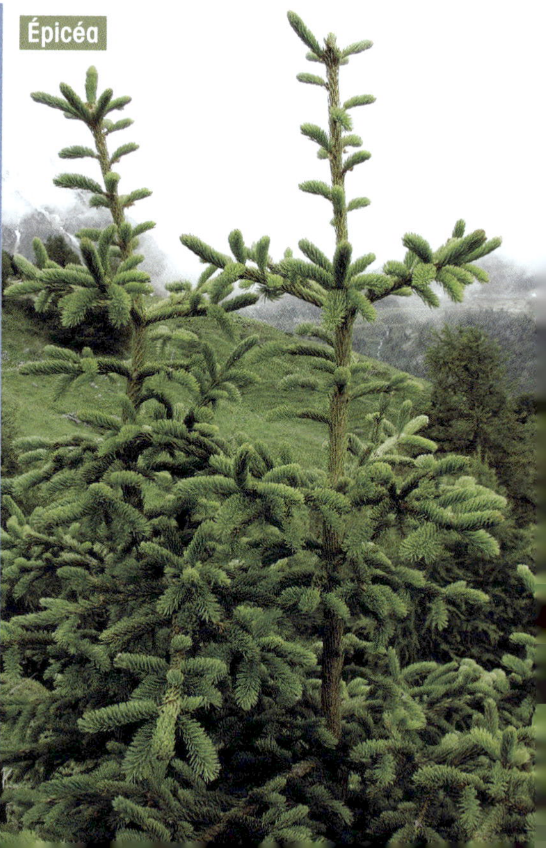

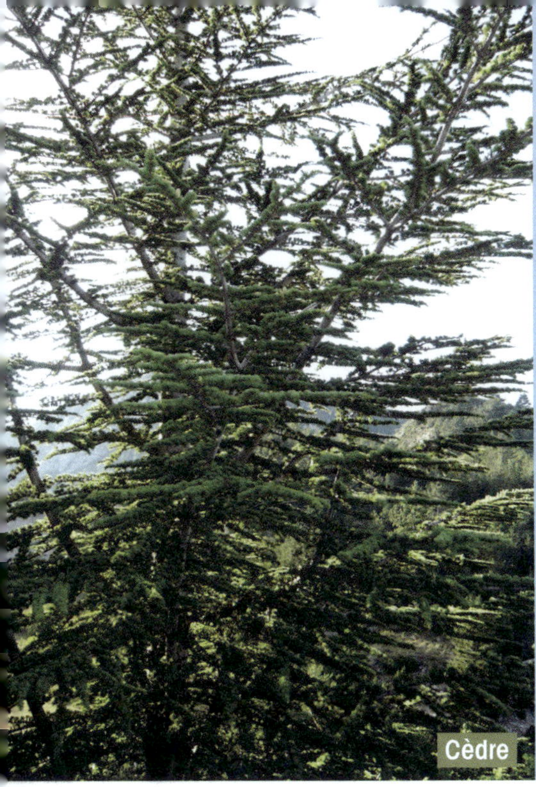

Cèdre

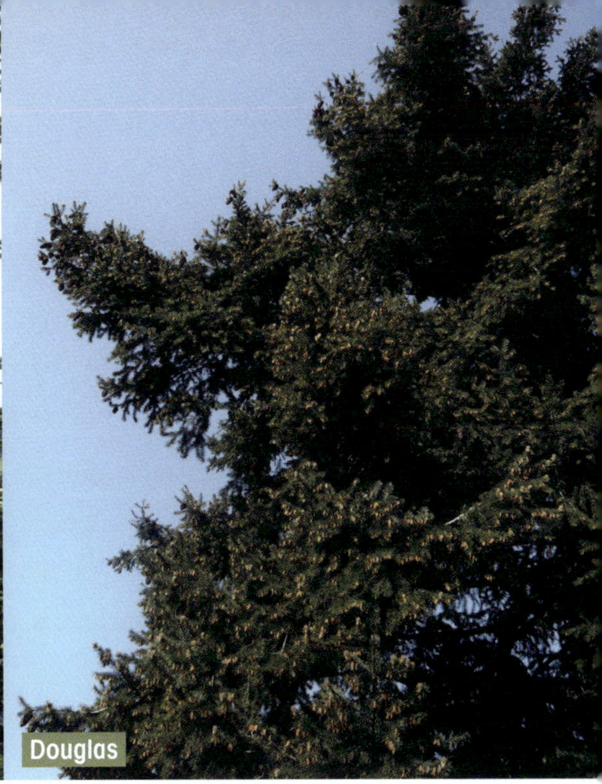

Douglas

Culture

Les conifères ne peuvent être plantés que dans des parcs ou de grands jardins, vu la taille qu'ils atteignent. Ils viennent facilement dans toutes nos régions.

Étymologie

« Sapin » vient du latin *sapinus,* lui-même dérivé de *sapa,* sève, avec l'attraction de *pinus,* pin, conifère. Le mot *sapa* est d'origine indo-européenne et signifie dégouliner : il a donné l'anglais *sap.* Le nom botanique de notre sapin européen est *Abies alba.* Le premier terme est d'origine obscure. L'épithète signifie « blanc[1] », évoquant la couleur claire du tronc de l'arbre, d'ailleurs grise plutôt que blanche.

« Épicéa » dérive de *Picea* qui désignait en latin l'espèce la plus courante en Europe, *Picea excelsa.* Ces noms sont issus du latin *pix,* poix, en grec, *pissa,* résine produite par les conifères. *« Excelsus »* signifie en latin « élevé » et dénote la haute taille de ces arbres.

« Cedrus », nom générique des cèdres, désignait en latin et en grec *(kedros)* le cèdre du Liban *(Cedrus libani).* Le terme grec désigne également le genévrier cade *(Juniperus oxycedrus).*

Le « sapin de Douglas » n'en est pas un, car il appartient au genre *Pseudotsuga,* du grec *pseudês,* faux, trompeur, et de *Tsuga,* genre de conifères est-américains

---

[1] *Au féminin, car tous les arbres ont ce genre en latin.*

et asiatiques – l'arbre ressemble davantage aux *Abies* qu'aux *Tsuga.* Il est dédié à l'explorateur écossais David Douglas (1799-1834) qui parcourut longuement le Nord-Ouest Pacifique où pousse le conifère en question.

Description

Ces arbres majestueux sont trop connus pour qu'il soit nécessaire de les décrire en détail. Voici cependant quelques indications pour vous permettre de distinguer les quatre genres en question.

Les **sapins** possèdent une cime plus ou moins arrondie ou aplatie avec l'âge. Les branches sont généralement horizontales et les feuilles souvent toutes dans un même plan. Elles sont portées directement sur le rameau où elles laissent, lorsqu'on les arrache, une petite cicatrice circulaire. Les cônes dressés sur les branches ne sont jamais rencontrés sur le sol car ils se désarticulent sur l'arbre au fur et à mesure que les graines mûrissent. Notre sapin indigène est le sapin blanc *(Abies alba).* On plante plusieurs autres espèces, en particulier, pour Noël, le sapin de Nordmann *(Abies nordmanniana).*

Les **épicéas** ont une cime conique et aiguë et leurs branches sont inclinées vers le sol, avec souvent des rameaux pendants. L'extrémité des feuilles est pointue et leur section forme un losange (on peut les faire rouler entre les doigts). Elles entourent complètement le rameau (comme un écouvillon) et sont portées sur des petites saillies, facilement visibles sur le bois mort. Les cônes sont pendants et ne se désarticulent pas : on les trouve donc tout entiers sur le sol. Notre épicéa *(Picea abies)* indigène est parfois nommé « sapin rouge » ou plus couramment « sapin », ce qui crée la confusion. On plante fréquemment sous le nom erroné de « sapin bleu » l'épicéa du Colorado *(Picea pungens).*

La cime des **cèdres,** formée de bandes horizontales est caractéristique. La plupart de leurs feuilles sont réunies en rosettes denses sur des rameaux courts garnissant toute la longueur des branches. Les cônes dressés se désarticulent sur l'arbre comme ceux du sapin. On cultive le cèdre du Liban *(Cedrus libani),* le cèdre de l'Atlas *(Cedrus atlantica)* et le cèdre de l'Himalaya *(Cedrus deodara).*

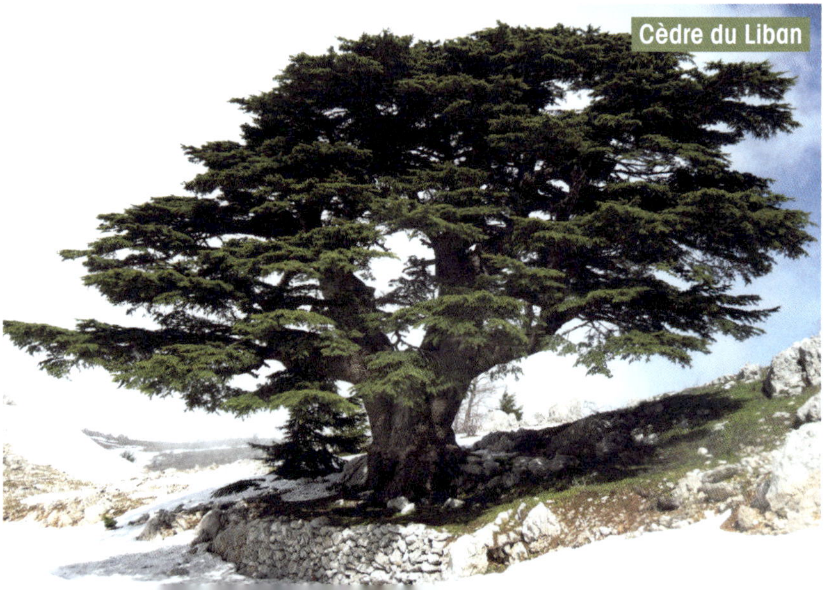
Cèdre du Liban

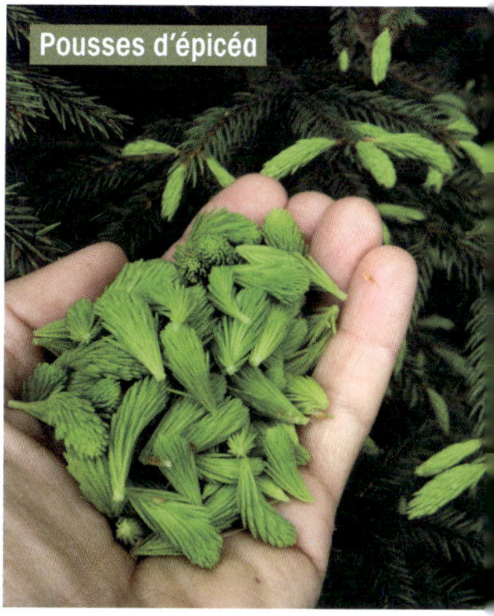

Le **douglas** est parfois nommé « sapin de Douglas », bien que ce ne soit pas un sapin. Ses longues branches portent des rameaux pendants couverts de feuilles étroites et allongées. Les cônes oblongs présentent la particularité de montrer, entre les écailles qui protègent les graines, des appendices trifides, ce qui permet de reconnaître l'arbre sans difficulté.

Usages alimentaires

D'un point de vue botanique, les conifères sont divisés en plusieurs genres, comportant chacun de nombreuses espèces mais, en ce qui concerne les utilisations alimentaires, la plupart se rejoignent.

La **seconde écorce** des différents conifères a été consommée à travers le monde. Linné rapporte par exemple que les Lapons survivaient certaines années grâce à l'« écorce » du pin sylvestre qu'ils ramassaient au printemps lorsque la montée de la sève la rendait plus facile à détacher. Et jusque vers la moitié du XXe siècle, on fabriquait encore un tel « pain de bois » en Scandinavie. De leur côté, les Indiens d'Amérique du Nord faisaient une consommation importante de la seconde écorce d'espèces locales.

Il ne s'agit certes pas de l'épaisse écorce extérieure de l'arbre, mais de la mince couche interne, blanchâtre et humide, que les botanistes nomment **« cambium »** : c'est, en fait, la seule partie vivante du tronc d'un arbre, l'assise génératrice des cellules qui produit le bois vers le centre et l'écorce protectrice vers la périphérie. Il ne faut jamais retirer le cambium tout autour du tronc d'un arbre sous peine de le tuer en empêchant la sève de circuler. Ne le ramassez donc que sur un arbre qui a été fraîchement abattu : la sève doit encore être présente, sinon le cambium sera impossible à enlever.

Il existe deux façons principales de préparer la seconde écorce des conifères[1]. La première consiste à la couper en morceaux qui sont mis à bouillir dans de l'eau jusqu'à réduction en une masse glutineuse dont les fibres de bois qui auraient pu être ramassées avec le cambium sont plus ou moins aisément retirées. Malheureusement, ni la texture, ni la saveur de cette préparation ne sont très agréables, même si d'autres ingrédients (légumes, condiments, etc.) peuvent y être ajoutés – un goût de térébenthine et une amertume un peu trop prononcés persistent.

La seconde méthode consiste à faire soigneusement sécher l'écorce jusqu'à ce qu'elle soit friable et puisse être réduite en une poudre que l'on mélangeait généralement avec de la farine de céréales (avoine, seigle ou blé) pour faire des galettes ou du pain. Vous pouvez par exemple la faire sécher dans un four puis la broyer dans un moulin à café et la tamiser, mais si cette poudre est un peu sucrée et mucilagineuse au premier abord, elle ne tarde pas à devenir amère

---

[1] *Celle d'autres essences, tels tilleul, peuplier, érable, etc., a été employée.*

et astringente. Et il est dommage que ces qualités dominent dans le produit fini (galette, gâteau, pain), car le cambium des conifères passe pour être nutritif. Il contient en effet des sucres et de l'amidon et serait riche en vitamine C. Il ferait une bonne nourriture de survie, mais guère plus.

La **résine** des conifères est également nutritive, mais sa consistance poisseuse n'en fait pas une nourriture très appréciée. La saveur de la résine est variable suivant les espèces : dans certains cas elle est amère et désagréable, alors que chez d'autres arbres elle est presque sucrée. C'est le cas chez un pin originaire de l'ouest de l'Amérique du Nord, le *sugar pine* ou pin à sucre, *Pinus lambertiana,* dont les Indiens mangeaient la résine comme friandise.

Si vous connaissez les bonbons au « sapin des Vosges », vous admettrez certainement que, correctement préparée, la résine peut avoir des qualités comestibles appréciables – à condition d'y ajouter beaucoup de miel et de sucre.

Le meilleur reste à venir... Au printemps apparaissent à l'extrémité des rameaux des sapins, des épicéas, des cèdres et du douglas de **jeunes pousses** tout juste sorties des bourgeons. Leur couleur vert clair tranche nettement sur la teinte sombre du feuillage des années passées. Tant qu'elles sont tendres, ces jeunes pousses peuvent être consommées crues dans les salades. La saison se prolonge jusqu'au début de l'été en montagne et l'on peut les récolter en grandes quantités.

Outre leur texture tendre, ces jeunes pousses possèdent un agréable goût acidulé de citron ou d'orange, selon les cas. Cette saveur d'agrume s'explique lorsqu'on sait que ces arbres majestueux renferment une essence aromatique dont l'un des composants, le limonène, est également présent dans l'essence de citron *(Citrus limonium,* qui a donné son nom au limonène). Cela s'avère d'autant plus curieux que citronniers et conifères sont botaniquement, et géographiquement, très éloignés. Et pour compléter la ressemblance, les jeunes pousses de conifères, de même que les feuilles plus âgées, sont très riches en vitamine C, au moins autant que le citron.

La meilleure façon de profiter de cette indispensable vitamine est de consommer les pousses crues lorsqu'elles sont en saison, ou bien de préparer une infusion de feuilles : c'est ainsi, raconte-t-on, que l'équipage de Jacques Cartier aurait été sauvé du scorbut par les Indiens lorsque ses navires remontaient le Saint-Laurent, au Canada.

Les bourgeons de « sapin », en fait les jeunes pousses d'épicéa, ramassés au printemps, servent à préparer un sirop expectorant d'un goût agréable.

Quant aux **feuilles** des conifères, couramment nommées « aiguilles », elles sont également très parfumées. Celles du douglas dégagent un étonnant parfum de fruit de la passion et l'on peut en préparer d'étonnants sorbets et d'autres desserts tout à fait exotiques, tel le clafoutis de prunes dont la recette figure ci-dessous.

Il arrive que les pousses et les feuilles de certains conifères soient amères, par exemple chez le sapin. Faites surtout très attention à ne pas confondre avec les jeunes pousses des arbres mentionnés ici celles de l'if *(Taxus baccata,* voir p. 177), qui sont très toxiques et peuvent se montrer mortelles.

Sirop de pousses d'épicéa

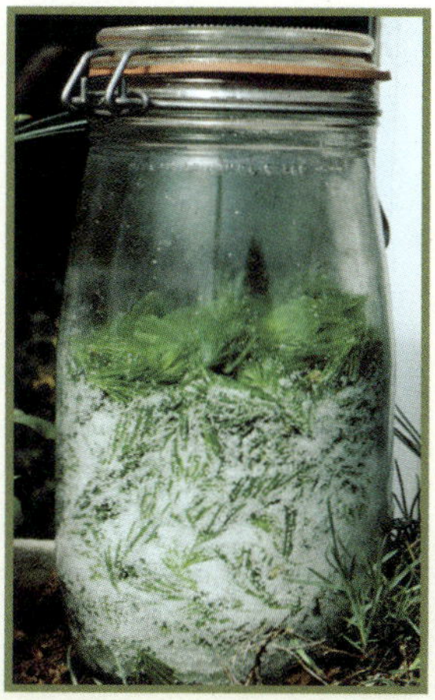

500 g de pousses d'épicéa, 500 g de sucre

- Placez les pousses d'épicéa dans un bocal de verre en couches minces alternant avec la même quantité de sucre.
- Exposez le bocal au soleil, ou à la chaleur douce d'un radiateur, pendant environ trois semaines jusqu'à ce que le sucre ait entièrement fondu.
- Filtrez en passant à travers un linge et en exprimant bien. Versez dans des bouteilles de verre. Conservez au réfrigérateur.

Utilisez ce sirop à la saveur très fraîche pour parfumer des yaourts ou pour confectionner des sorbets.

Clafoutis de prunes au douglas

500 g de prunes, beurre, 100 g de farine, 100 g de sucre, 1 pincée de sel, 3 œufs, 1/4 de litre de lait, 150 g de feuilles de douglas détachées de leurs rameaux

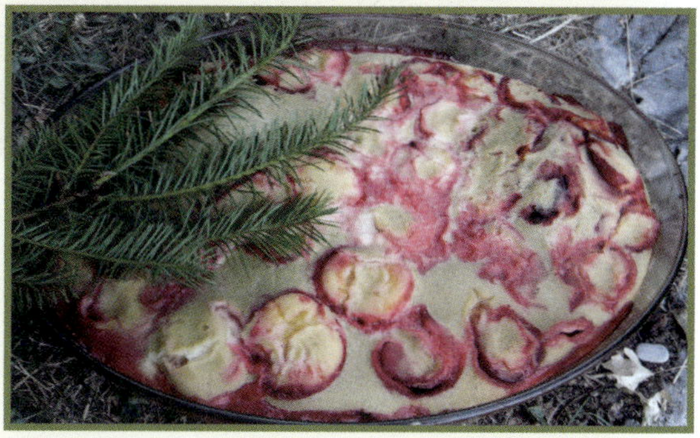

- Disposez les prunes coupées en deux et dénoyautées dans un plat à gratin beurré.
- Dans une terrine, mélangez la farine, le sucre et le sel. Ajoutez les œufs un à un.
- Amenez le lait à ébullition et ajoutez-y la moitié du douglas. Laissez bouillir 5 minutes.
- Retirez du feu, ajoutez le reste du douglas et mixez, puis filtrez.
- Versez progressivement le lait parfumé dans l'appareil précédent en remuant constamment pour obtenir une pâte lisse et assez liquide que vous verserez sur les prunes.
- Faites cuire à four moyen pendant environ 40 minutes. Servez tiède ou froid.

AGAVE

● — Plantes méridionales

Agave americana — **AGAVACÉES**

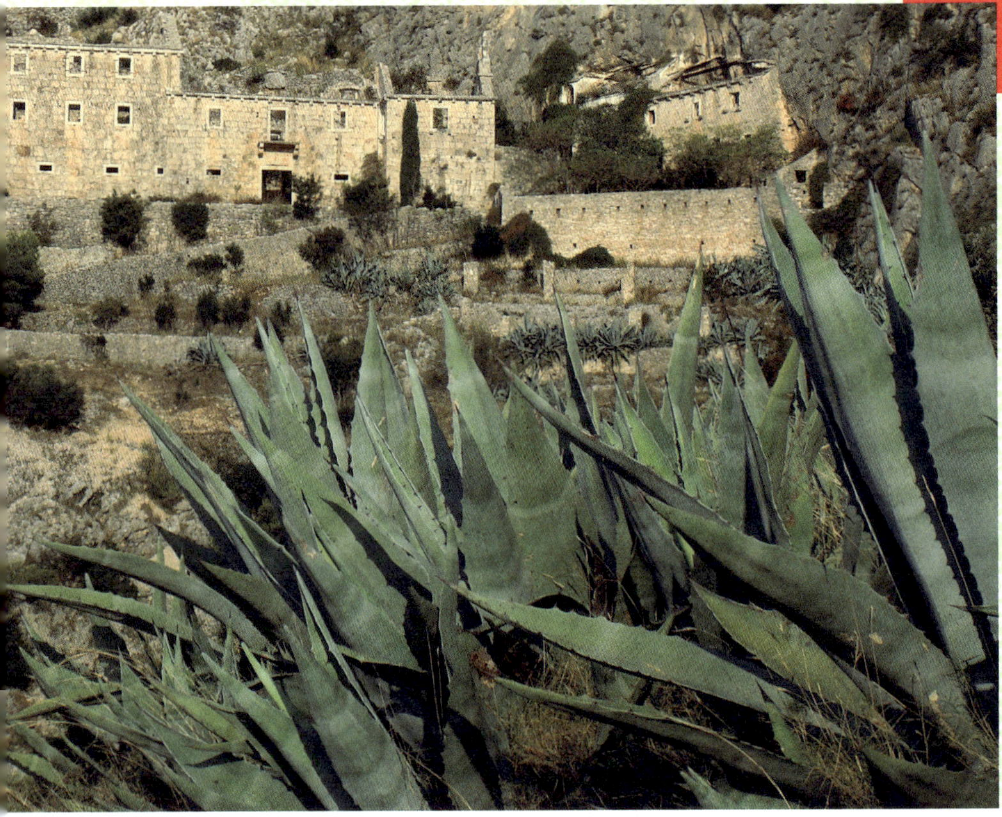

ORIGINE : Mexique
PARTIES UTILISÉES : tronc et suc de la plante
ÉPOQUE DE RÉCOLTE : variable selon la plante
UTILISATIONS : friandises, boisson, alcool

Culture

Les agaves croissent à l'état naturel dans les déserts de l'Amérique centrale, y compris le sud-ouest des États-Unis. Elles supportent donc une terre pauvre et une sécheresse intense. Elles ne peuvent être plantées en pleine terre que dans les régions les plus chaudes de notre pays. Ces plantes sont largement naturalisées dans la région méditerranéenne.

Les agaves se multiplient naturellement par les rejets des racines.

Description

Ces étranges végétaux consistent en un tronc court portant de nombreuses feuilles épaisses et coriaces densément imbriquées les unes dans les autres et qui peuvent atteindre deux mètres de long. Les feuilles sont bordées d'épines recourbées vers la base et se terminent par une épine acérée, extrêmement solide, qui rend la plante très dangereuse. Au bout de huit à dix ans, l'unique hampe florale se développe jusqu'à dix mètres de hauteur. À son sommet s'épanouissent de nombreuses fleurs d'un jaune verdâtre. Dès que les fruits sont mûrs et que les graines ont été produites, la plante périt mais, auparavant, les racines souterraines produisent encore quelques rejets.

Étymologie

Le nom de l'agave vient du grec *agauos* qui signifie admirable. Les explorateurs espagnols qui découvrirent ces plantes les nommèrent en effet *arboles de maravillas*, arbres de merveilles, tant ces végétaux étranges les avaient impressionnés.

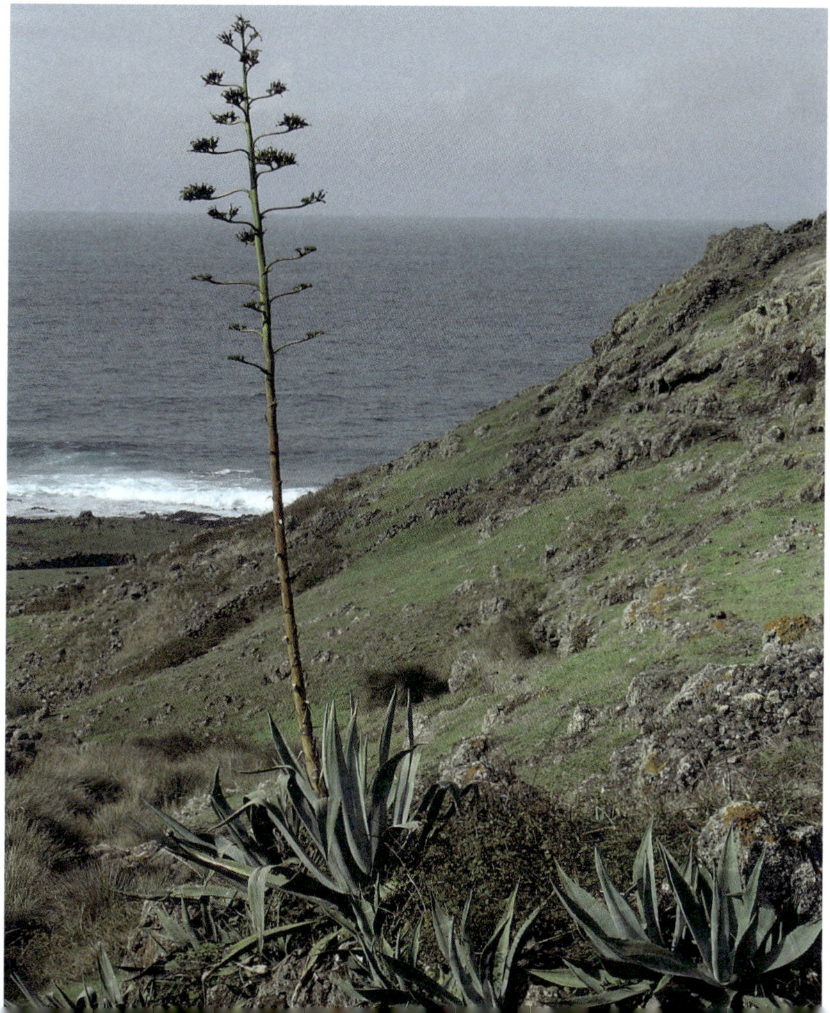

Usages alimentaires

Pour les anciens Mexicains et certains Indiens des déserts du sud-ouest des États-Unis, l'agave était réellement une plante merveilleuse : certaines tribus en dépendaient pour leur subsistance plus que de toute autre substance végétale ou animale. Les Indiens Papagos du sud-ouest de l'Arizona, par exemple, partaient chaque année en bandes nombreuses pour récolter et préparer les agaves sauvages. Ces migrations saisonnières étaient l'occasion de fêtes interminables. D'autres tribus, plus au sud, cultivaient déjà l'agave, que l'on nomme *maguey* en Mexicain, et cette plante est encore de nos jours une culture importante au Mexique.

Ce que l'on consommait avant tout était le **tronc** de l'agave (que l'on appelle botaniquement le « caudex »). La plante était arrachée du sol, ses feuilles coupées à la base, puis le tronc était mis à cuire dans un four souterrain pendant des heures, voire des jours si la quantité à préparer était importante.

Cette méthode de cuisson est certainement celle qui conserve le mieux le goût et les qualités des aliments car ils cuisent à une très faible température. Un trou de taille variable est creusé dans le sol, puis on en tapisse le fond et les parois de pierres, volcaniques de préférence, car elles gardent mieux la chaleur. Un brasier est ensuite allumé sur ces pierres et lorsque tout le bois est consumé, les cendres sont retirées. On place alors sur les pierres très chaudes une épaisseur d'herbes et de feuilles vertes que l'on arrose légèrement d'eau. La nourriture est ensuite disposée sur ce matelas végétal fumant. Elle est à son tour recouverte d'une couche d'herbes et de feuilles et sur l'ensemble est jetée de la terre que l'on tasse. Ce four cuit la nourriture à l'étouffée comme une grande marmite norvégienne hermétique, et les arômes subtils sont préservés intacts, enrichis même par le parfum des herbes et des feuilles. Quand on juge la cuisson terminée, on enlève soigneusement la terre, puis la couche supérieure de feuilles. Les Indiens d'Amérique, les tribus africaines, les peuplades de Polynésie, et d'autres encore employaient couramment le four souterrain. Le tout est d'avoir le lieu pour le préparer et la patience d'attendre que la nourriture soit prête…

Pour en revenir à notre *maguey*, on vend encore ses troncs sur les marchés mexicains. Ils sont brun foncé, présentent un fort goût sucré de caramel et se consomment comme des friandises. Mais plus souvent, et c'est principalement dans ce but que l'on cultive les agaves, les troncs sont écrasés, mélangés avec de l'eau et fermentés. Puis le « vin » obtenu est distillé, pour produire les alcools nationaux du Mexique, le *mezcal*, et la *tequila*[1].

Une autre boisson, le *pulque*, est obtenue à partir de l'agave, de son jus, cette fois. Avant que la hampe florale commence à se développer, on coupe le bourgeon floral à sa base et l'on creuse au sommet du tronc de l'agave une cavité circulaire. Celle-ci se remplit régulièrement d'un liquide sucré, au goût particulier, qui fermente spontanément, mais ne se conserve pas plus de quelques jours. Le *pulque* était autrefois la boisson la plus communément utilisée au Mexique, aujourd'hui supplantée par la bière. Il est en tout cas certain que son odeur et sa saveur ne laissent personne indifférent…

---

[1] *Ainsi nommée d'après la ville de Tequila, dans l'état de Guadalajara, au Mexique.*

ROSE TRÉMIÈRE

● — Fleurs de pleine terre - Nord

Alcea rosea — **MALVACÉES**

ORIGINE : incertaine
PARTIES UTILISÉES : feuilles, fleurs et jeunes fruits
ÉPOQUES DE RÉCOLTE : printemps, été
UTILISATIONS : salades, fondue végétale

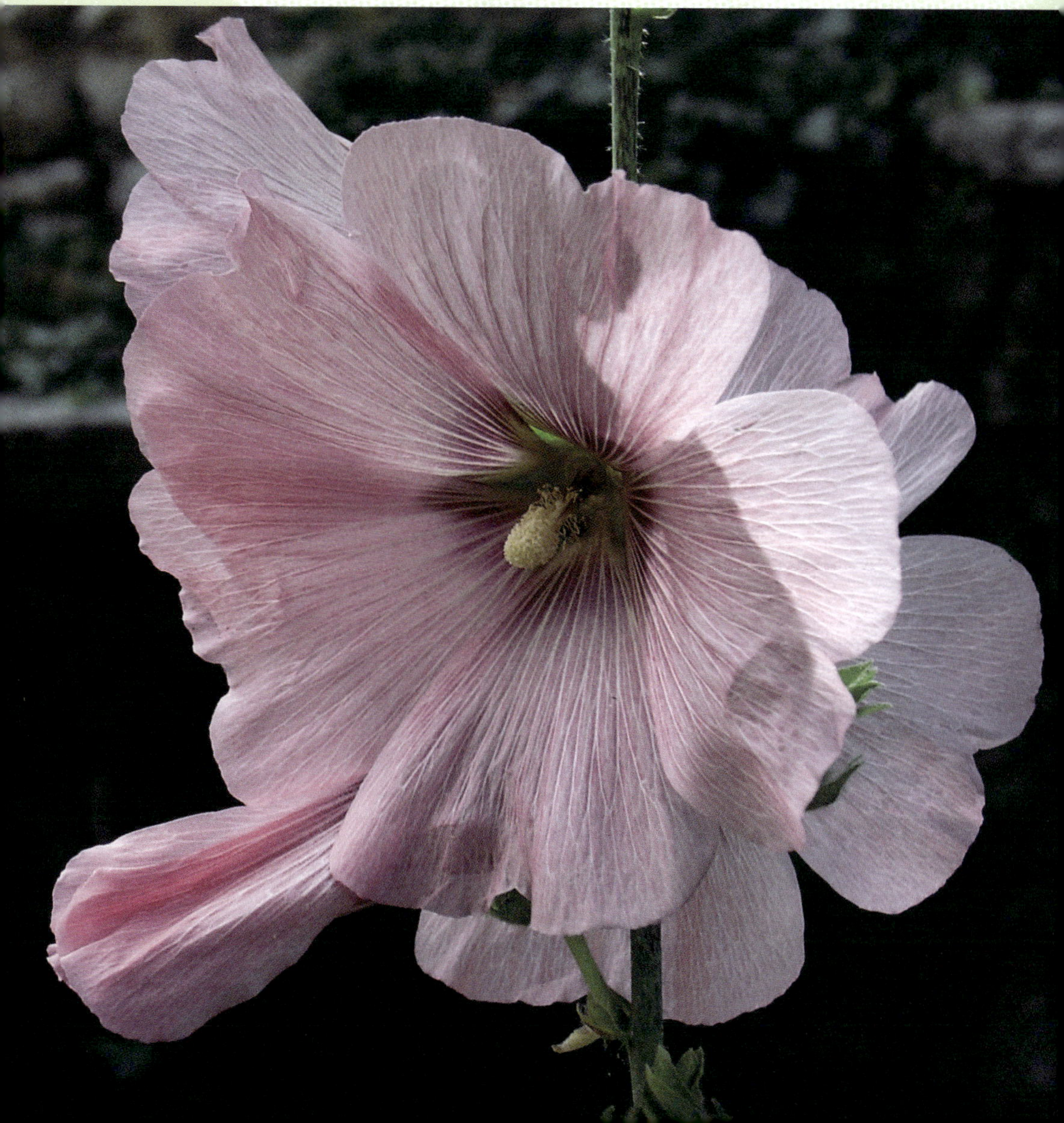

Culture

La rose trémière adore le soleil et la chaleur. Elle ne se plaît pas à l'ombre, ni même en situation demi-ombragée, mais, en revanche, elle résiste bien à la sécheresse. Il lui faut un sol sain, léger et bien drainé. Bien que la plante soit trisannuelle ou même vivace, on ne la cultive généralement que comme bisannuelle, car la première floraison qui suit le semis est presque toujours la plus belle.

On multiplie généralement la rose trémière par semis effectué de juin à juillet pour mettre en place à l'automne ou au printemps suivant. Division des pieds, bouturage et greffage sont également utilisés.

Description

Cette grande plante bien connue possède des tiges peu ramifiées qui atteignent 2 à 3 mètres de hauteur. Elles portent des feuilles alternes, à long pétiole, ressemblant à de gigantesques feuilles de mauve, sa cousine. Car la rose trémière n'a rien à voir avec les véritables roses[1] : elle est apparentée aux mauves, à la guimauve et aux nombreux hibiscus. Ces liens deviennent évidents dès que l'on observe de près les fleurs de notre plante qui peuvent atteindre 10 centimètres ou plus de diamètre. Les pétales, de couleur très variable (blanc, rose, orangé, pourpre, etc.), entourent une colonne formée par les étamines soudées entre elles, caractéristique des fleurs des Malvacées. Ces fleurs sont groupées en un épi terminal qui peut atteindre plus d'un mètre de long.

Quant aux fruits, ils ressemblent aux petits « fromages » des mauves que les enfants grignotent avec enthousiasme lorsqu'ils sont encore tendres. De forme circulaire, ils renferment de nombreuses graines aplaties, fixées les unes aux autres en couronne. Par la culture, on a obtenu des fleurs doubles ou pleines[2] qui ont l'apparence de grosses roses, d'où le nom de notre plante.

La rose trémière est d'origine incertaine, probablement asiatique, et peut-être aussi sud-européenne. Elle se rencontre parfois à l'état subspontané.

Étymologie

Le nom de la rose trémière est une altération de « rose d'outremer », car elle n'est pas indigène à l'Europe. Son nom botanique *Alcea* désignait en latin et en grec *(alkea)* une Malvacée mal identifiée.

Usages alimentaires

Les **jeunes feuilles**, les **fleurs** et les **fruits** avant maturité sont comestibles crus ou cuits. On peut les ajouter aux salades ou les préparer de diverses façons en tenant compte de leur texture mucilagineuse. Leur goût est délicat, très agréable.

La plante est parfois encore cultivée comme légume, pour ses feuilles, en Égypte. C'est de là que vient la recette de la « fondue végétale » ci-contre, généralement préparée dans la vallée du Nil à base de jeunes feuilles de jute

---

[1] *Du genre* Rosa, *dans la famille des Rosacées, voir p. 160.*

[2] *Dans lesquelles un grand nombre d'étamines s'est transformé en pétales.*

ou corette potagère *(Corchorus olitorius)*: c'est le plat national égyptien, la *molokhia*.

Les fleurs des roses trémières pourpres auraient servi à colorer le vin. Elles teignent la laine en bleu.

Feuilles et fleurs contiennent du mucilage. De ce fait, elles sont émollientes et adoucissantes.

La plupart des plantes de la famille des Malvacées sont riches en mucilages et possèdent les propriétés alimentaires et médicinales citées plus haut. On utilise ainsi parmi nos plantes indigènes les mauves *(Malva* spp.) et la guimauve *(Althaea officinalis)*, et parmi les ornementales les hibiscus (voir p. 82).

recette

Fondue végétale

2 cuillerées à soupe d'huile d'olive, 2 oignons hachés, 600 g de feuilles de rose trémière, 1 verre d'eau, sel, 3 gousses d'ail, 1 cuillerée à café de grains de coriandre, 10 g de beurre

- Faites revenir à feu vif dans l'huile les oignons hachés, puis les jeunes feuilles de rose trémière coupées finement.
- Laissez réduire, couvrez d'eau, salez et faites cuire doucement un quart d'heure.
- À la fin de la cuisson, ajoutez un mélange d'ail et de grains de coriandre écrasés que vous aurez fait revenir à feu doux dans du beurre
- Mixez l'ensemble au mixer-plongeur afin d'obtenir une purée épaisse.

Disposez le plat au milieu de la table : chacun y plonge un morceau de pain, comme pour une fondue savoyarde.

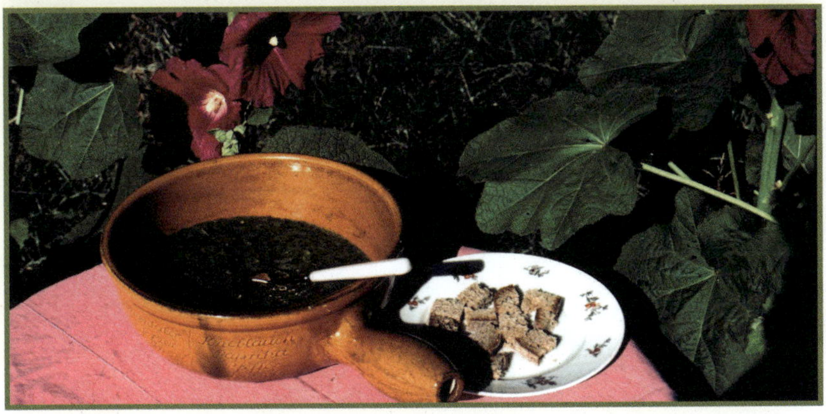

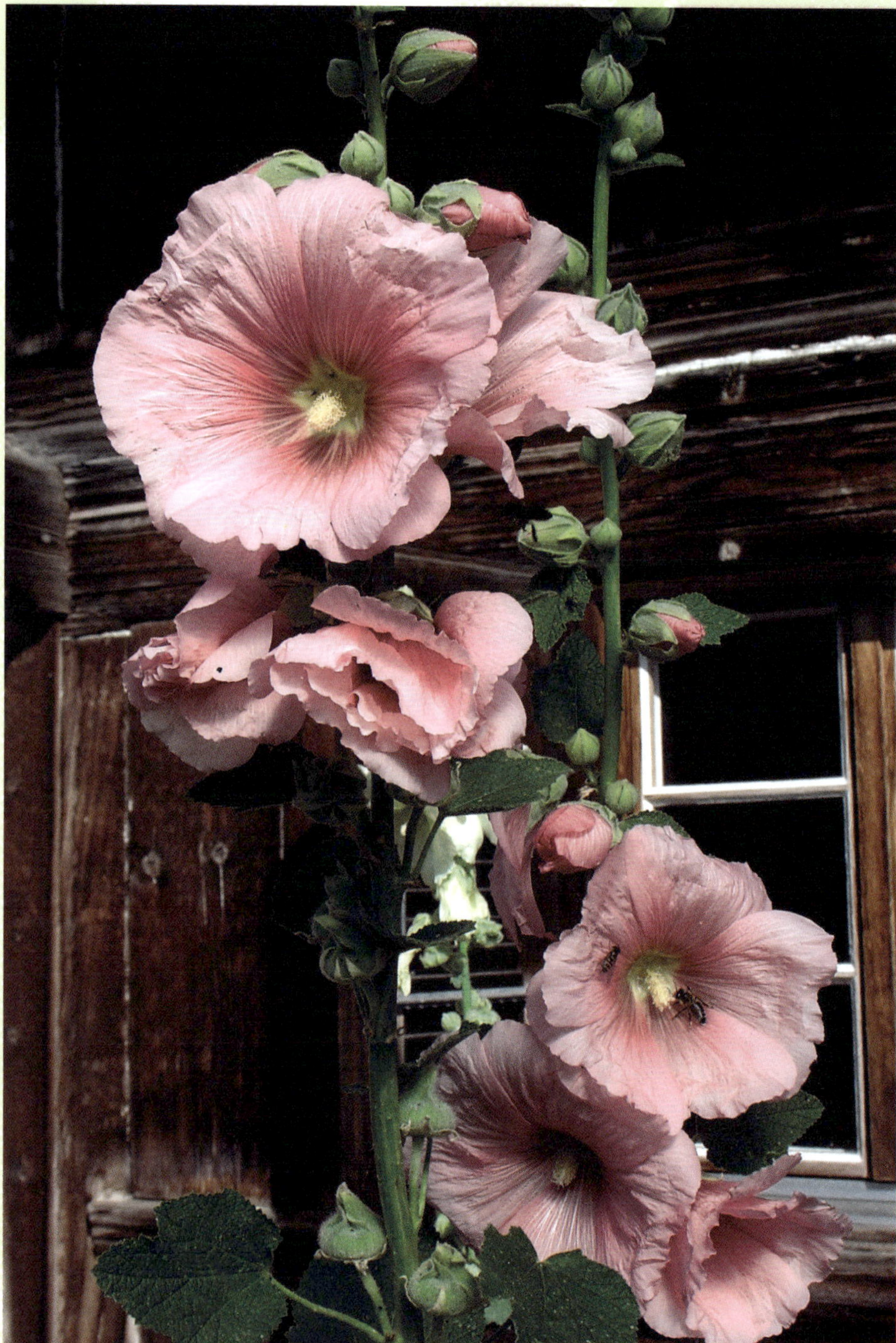

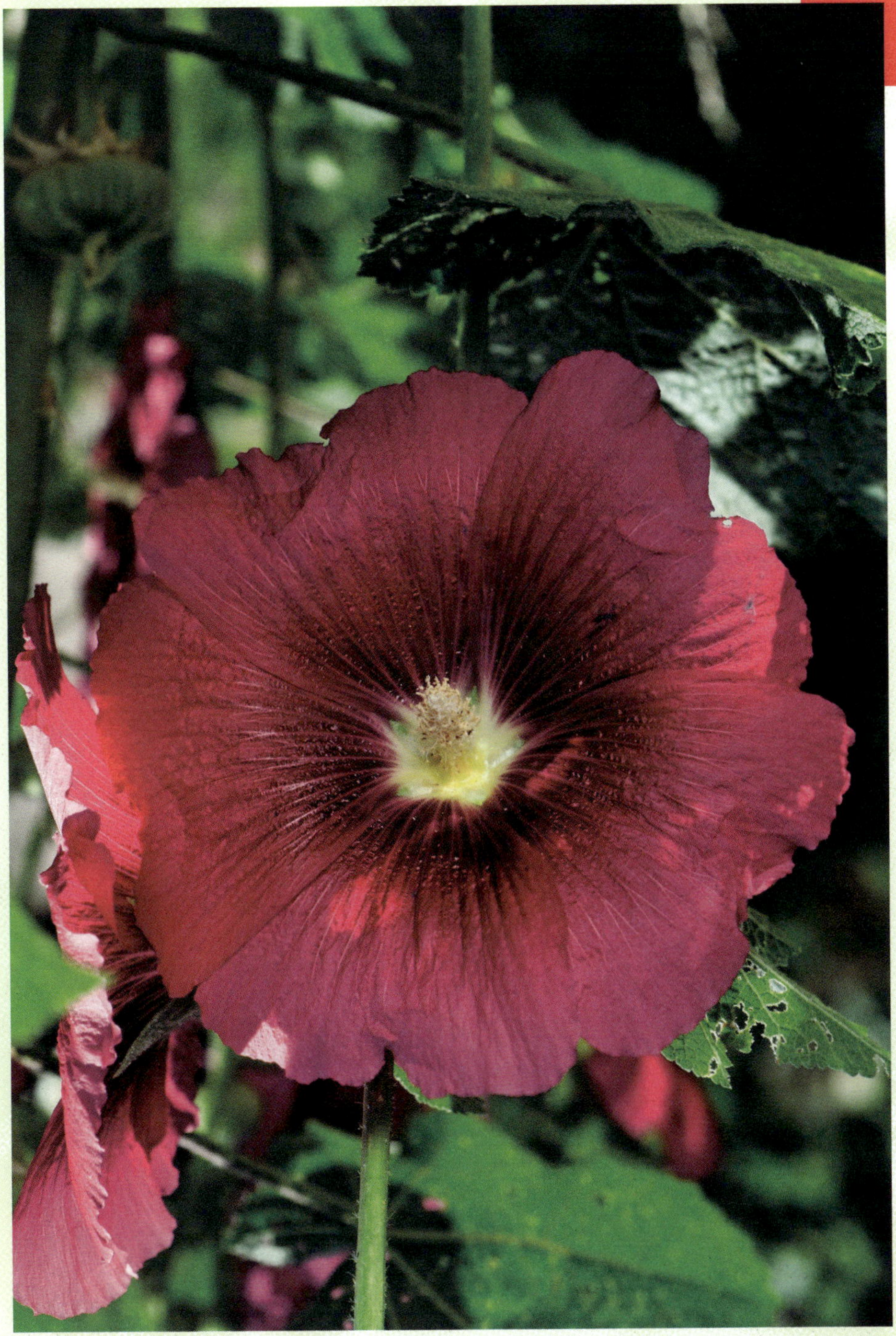

QUEUE-DE-RENARD

● — Fleurs de pleine terre - Nord

AMARANTHE À QUEUE

Amaranthus caudatus — **AMARANTHACÉES**

ORIGINE : régions tropicales du globe
PARTIES UTILISÉES : jeunes pousses, feuilles et graines
ÉPOQUES DE RÉCOLTE : feuilles : mai-juillet ; graines : septembre
UTILISATIONS : feuilles : légume cuit ; graines : céréale

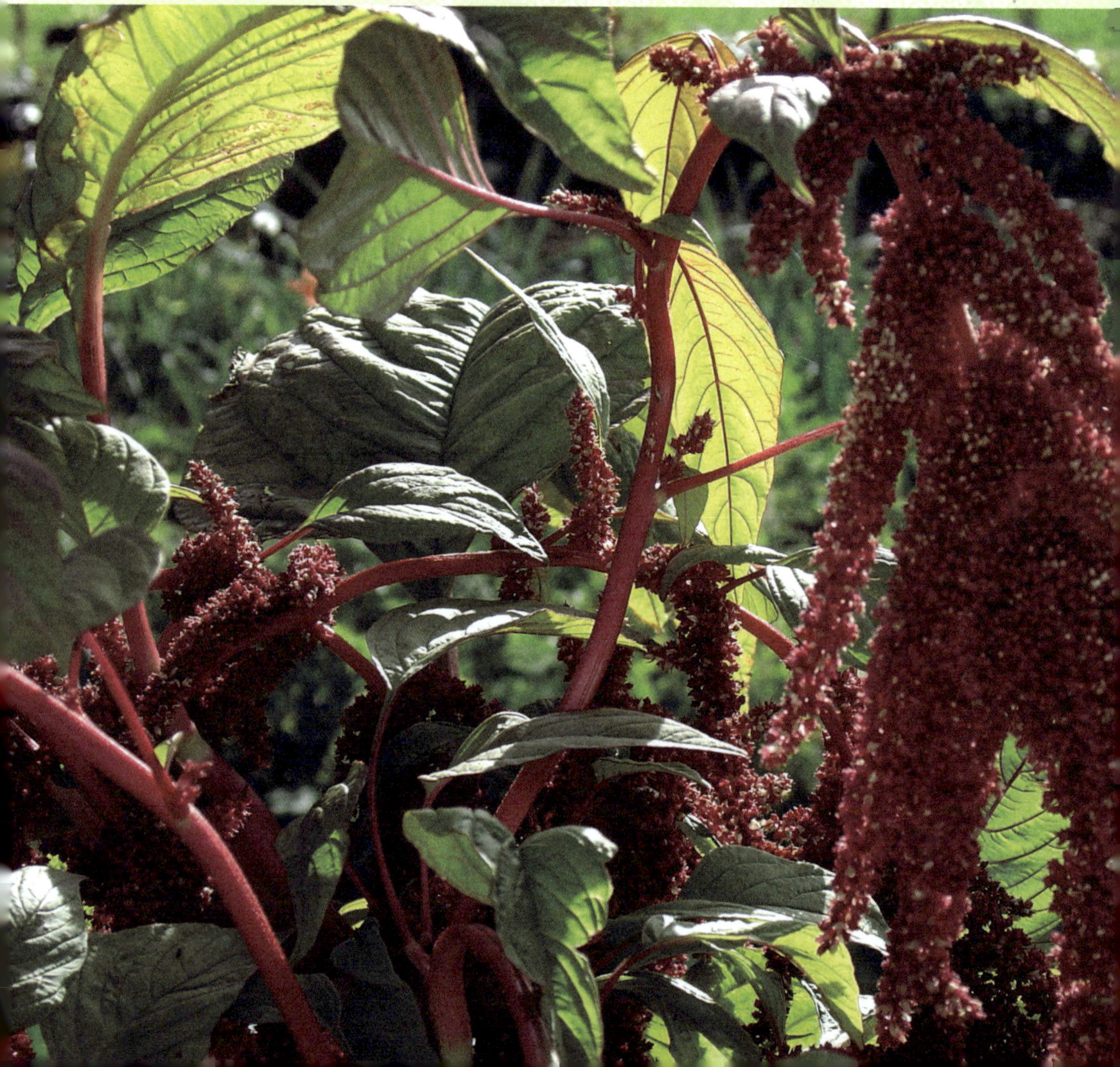

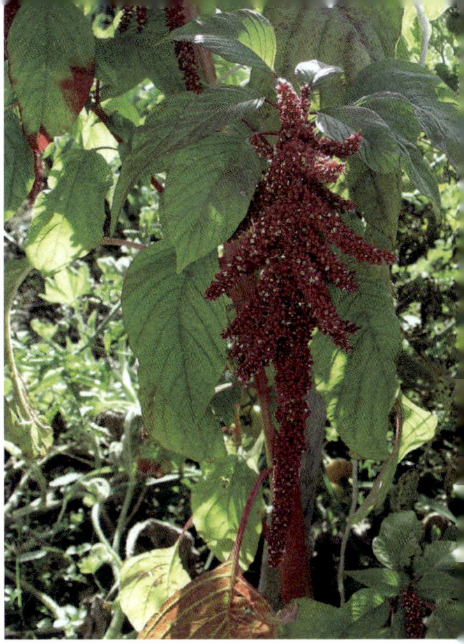

Culture

Cette plante tropicale redoute le froid hivernal et se comporte comme une annuelle dans nos régions. Elle n'est pas exigeante quant au sol, à condition qu'il soit bien drainé, mais elle a besoin de soleil.

On peut semer les graines en place au printemps, sauf dans les zones les plus froides où il faudra semer sous châssis à la même époque pour mettre en place au début de l'été.

Description

La queue-de-renard possède une tige dressée, épaisse, qui meurt chaque année. Elle mesure jusqu'à un mètre de hauteur et porte des feuilles alternes, ovales, d'un beau vert. Les minuscules fleurs sont agglomérées en longs épis cylindriques pendants de couleur « amarante ». L'épi terminal est plus long que les autres. Elles s'épanouissent tout l'été.

Étymologie

Le nom d'amaranthe provient du grec *a* privatif et *marainô* se flétrir, car les fleurs sèchent en gardant longtemps leur couleur. On devrait l'écrire « amarante », mais un « h » s'y est glissé, par analogie avec *anthos,* la fleur. Quant à « queue-de-renard », il décrit poétiquement l'aspect de l'inflorescence…

Usages alimentaires

Ce sont ses longs épis rouge violacé qui ont fait admettre cette étrange plante dans nos jardins d'ornement. Cependant, les Aztèques cultivaient la queue-de-renard non pas comme ornementale, mais comme céréale. Ses petites **graines** roses, ainsi que celles, blanches ou noires, d'espèces voisines, venaient au second rang après le maïs en ce qui concerne les grains comestibles[1].

Si les graines d'amaranthe sont de petite taille, elles sont produites en grande quantité et se détachent aisément de leur support. Il est donc facile d'en ramasser suffisamment pour préparer un pâté ou des *muffins* d'amaranthe (voir recette page suivante).

Les graines d'amaranthe sont extrêmement riches en protéines.

En outre, les **jeunes pousses** et les **feuilles** de la queue-de-renard, tout comme celle des autres amaranthes, sont comestibles crues ou cuites. Simplement passées à la vapeur quelques minutes et servies avec un filet d'huile d'olive, un jus de citron et une pincée de sel, elles sont, à mon goût, excellentes.

Plusieurs cousines de notre plante sont d'ailleurs cultivées dans les potagers tropicaux. Certaines, d'origine asiatique, sont connues sous le nom de « brèdes

---

[1] *Les Aztèques faisaient aussi grand usage des graines d'une sauge (*Salvia hispanica*).*

de Malabar ». Quelques espèces ont été introduites dans ce but en Europe, mais, n'ayant pas acquis la célébrité d'autres exotiques, elles ont été oubliées. Cependant, comme notre climat leur convenait, elles se sont parfaitement adaptées et certaines amaranthes font maintenant partie de nos « mauvaises herbes » les plus communes, en particulier l'amaranthe réfléchie *(Amaranthus retroflexus)*, originaire d'Amérique centrale.

Jeunes pousses et tiges tendres, feuilles et graines de ces plantes délaissées à tort sont délicieuses crues ou cuites. Aussi, lorsque vous désherbez autour de vos queues-de-renard, cherchez ses petites cousines et ne manquez pas de les incorporer à votre menu. Des dizaines d'autres « mauvaises herbes » peuvent d'ailleurs suivre le même chemin. Aussi, apprenez à les reconnaître et faites d'une pierre deux coups : ramassez votre dîner tout en désherbant.

recettes

Pâté d'amaranthe

200 g de graines d'amaranthe, 1/4 de litre d'eau, sel

- Faites cuire les graines d'amaranthe à l'eau salée.
- En fin de cuisson, versez-les dans un plat huilé ayant une jolie forme.
- Laissez refroidir puis démoulez.

Servez avec une sauce vinaigrette ou gribiche.

Muffins d'amaranthe

200 g de graines d'amaranthe, 180 g de farine de blé, 1 cuillerée à soupe de poudre levante, 1/2 cuillerée à café de sel, 2 œufs, 125 ml de lait, 3 cuillerées à café d'huile de tournesol non raffinée

- Réduisez en poudre les graines d'amaranthe dans un moulin à café, puis tamisez-les de façon à obtenir une farine très fine que vous mélangerez avec la même quantité de farine de blé.
- Ajoutez la poudre levante et le sel.
- Dans un autre bol, mélangez les œufs, le lait et l'huile.
- Versez dans la préparation précédente et mélangez en remuant le moins possible, sans vous soucier des grumeaux.
- Déposez des boules de pâte de 6 cm sur une plaque et faites cuire 20-25 minutes dans un four à 200 °C environ.

Les muffins ainsi obtenus ont une couleur sombre et un goût particulier que leur apporte l'amaranthe. Ils sont excellents avec la confiture de violettes (voir p. 193).

BÉGONIA

◆ — Plantes d'intérieur

BÉGONIA TOUJOURS FLEURI

Begonia semperflorens — BÉGONIACÉES

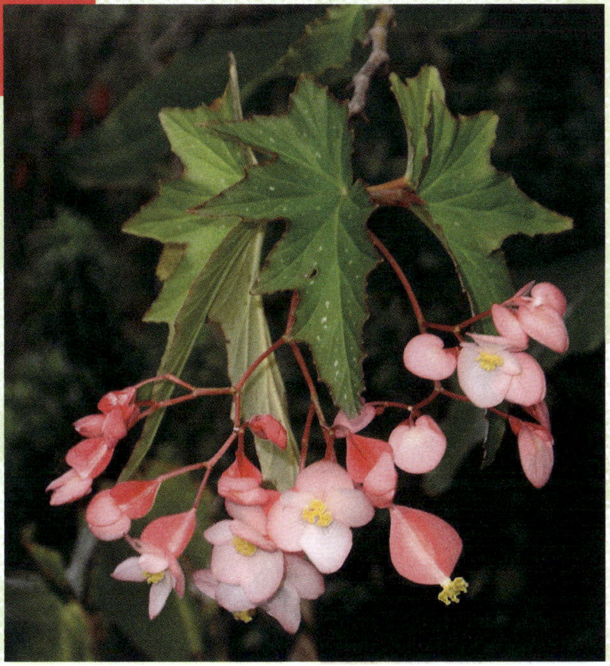

ORIGINE : Brésil
PARTIES UTILISÉES : feuilles et fleurs
ÉPOQUE DE RÉCOLTE : toute l'année en appartement
UTILISATIONS : salade

Culture

Le bégonia toujours fleuri convient bien pour les appartements, à condition que ceux-ci ne soient pas trop chauffés. Il se plaît encore mieux à l'extérieur – dans un bac à fleurs, une jardinière de balcon ou en pleine terre – pendant la belle saison. Il en existe de nombreuses variétés.

La multiplication de cette plante annuelle se fait en général par graines semées de décembre à avril sur couches ou, de préférence, en serre. On peut aussi préparer des boutures en automne et les conserver en serre tempérée.

Description

Il s'agit d'une plante haute de 25 à 40 cm portant de nombreux rameaux dressés. Ses feuilles ont un contour arrondi, denté, et une couleur verte luisante. Elles sont développées jusqu'au niveau des fleurs. Ces dernières sont formées de deux grands pétales et de deux plus petits de couleur blanche, rose ou rouge suivant les variétés, mais toujours avec de nombreuses étamines jaune d'or.

Plusieurs autres espèces de bégonias, originaires d'Asie, d'Afrique et d'Amérique tropicales, sont cultivées comme plantes ornementales dans nos régions. Et puisque cette diversité ne suffisait pas, on a créé une multitude d'hybrides horticoles, de toutes les formes et de toutes les couleurs imaginables.

Étymologie

Le nom de ces plantes vient de Michel Bégon (1638-1710), intendant général de l'île de Saint-Domingue, alors française, qui s'intéressait particulièrement à la botanique.

Usages alimentaires

Les **feuilles** de différentes espèces de bégonia, dont le bégonia toujours fleuri, ont été consommées crues ou cuites dans les régions d'où ces plantes sont originaires. Elles sont tendres et charnues, avec une saveur acidulée très agréable. Il en est de même des **fleurs** qui décorent joliment les plats.

La meilleure façon de déguster les bégonias est simplement de les ajouter crus aux salades composées.

recette

Salade de bégonia

Diverses feuilles de plantes sauvages, 1 laitue, 20 feuilles de bégonia, 1 avocat, 1 cuillerée à café de jus de citron, 1 cuillerée à soupe d'huile d'olive, 1/2 cuillerée à café de miel, une pincée de sel, deux pincées de cumin en poudre, 20 fleurs de bégonia

- Faites un savant mélange de feuilles de violette (pour leur texture mucilagineuse – p. 191), de jeunes pousses de lilas d'Espagne (pour avoir un peu d'amertume – p. 51), de feuilles de laitue (pour le volume… et pour vous rassurer) et de carottes râpées (pour la couleur).
- Ajoutez-y des feuilles de bégonias qui apporteront leur note acidulée caractéristique et leur texture croquante.
- Pour harmoniser ces goûts et ces textures, préparez la sauce suivante :
  - écrasez la chair de l'avocat avec le jus de citron ;
  - ajoutez l'huile d'olive, le miel, le sel et le cumin.
- Si la sauce est trop épaisse, délayez-la avec de l'eau.
- Décorez de fleurs de bégonias, charnues et acidulées.

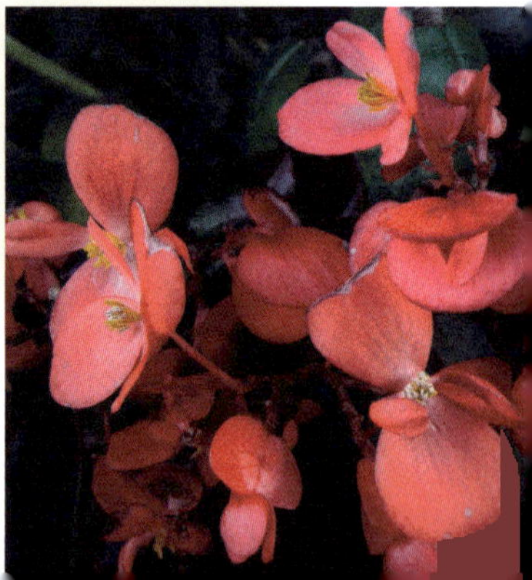

PÂQUERETTE

● — Fleurs de pleine terre - Nord

Bellis perennis — **ASTÉRACÉES (COMPOSÉES)**

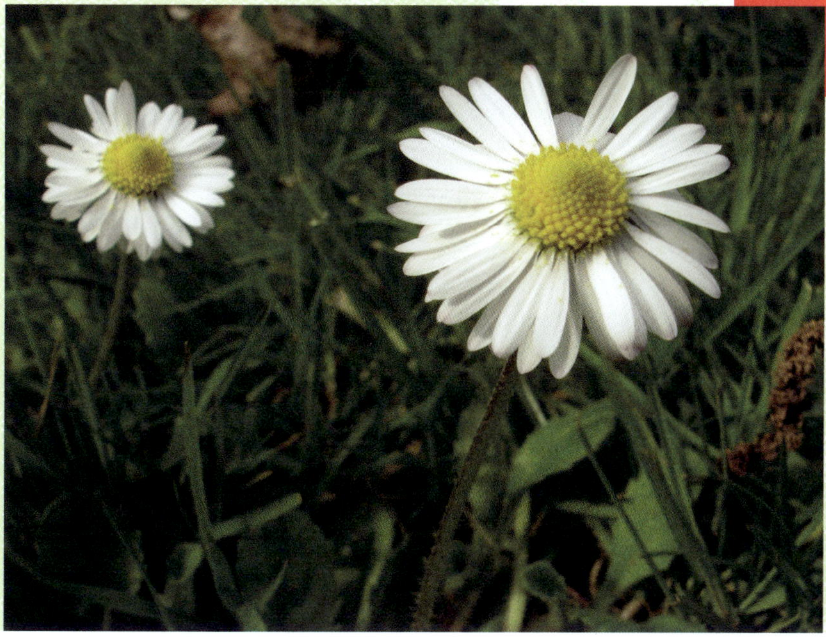

ORIGINE : Europe
PARTIES UTILISÉES : feuilles, boutons floraux et capitules
ÉPOQUES DE RÉCOLTE : feuilles : toute l'année ; capitules : mars-octobre
UTILISATIONS : feuilles : salade, légume cuit ; capitules : vin

Culture

Comme l'épithète latine *perennis* le suggère, il s'agit d'une plante vivace. La pâquerette affectionne les terrains lourds et bien fumés (les pâtures par exemple) où elle croît spontanément.

On la propage par division des touffes ou par semis.

Description

La pâquerette est une petite plante dont toutes les feuilles, spatulées et crénelées, forment une rosette à la base des pédoncules. Ceux-ci dépassent à peine 10 cm de hauteur et portent chacun un capitule terminal. Les fleurs extérieures, ligulées, sont ordinairement blanches, souvent rosées en dessous. Les fleurs centrales, tubulées, sont jaune d'or.

Il existe des variétés de pâquerettes dites « à fleurs doubles[1] », généralement cultivées comme plantes bisannuelles, qui sont moins rustiques que les variétés simples et semi-pleines.

Étymologie

Bellis viendrait du latin *bellus,* beau, en allusion à l'élégance de la pâquerette. Ce dernier nom lui a été donné parce qu'elle est toujours en fleurs à Pâques – en fait, elle l'est presque toute l'année…

Usages alimentaires

Les **feuilles** de cette jolie plante sont comestibles crues. Leur texture tendre, mais croquante, et leur saveur légèrement aromatique se marient très bien à celles de divers végétaux pour former des salades composées. Il est préférable de ne pas les consommer seules à l'état cru car elles ont généralement un arrière-goût un peu âcre et tendent à irriter la gorge. Fort heureusement, ce désagrément disparaît lorsqu'on les mélange à d'autres plantes, ou si on les fait cuire.

Les variétés cultivées possèdent des feuilles de plus grande taille que celles des plantes sauvages. Toutes sont comestibles. Un des gros avantages des pâquerettes est que leurs feuilles peuvent être cueillies en toutes saisons car elles résistent au gel, s'il n'est pas excessif.

Du centre des rosettes de feuilles jaillit au printemps une hampe florale portant à son sommet un bouton qui éclôt bientôt pour donner la « fleur » si caractéristique. Ces **boutons floraux** peuvent être conservés au vinaigre : il faut les choisir les plus fermes possible et les mettre tout simplement à macérer dans un bocal rempli de bon vinaigre avec des aromates, par exemple du fenouil et de la sarriette.

Quant aux **capitules**, puisque c'est ainsi que se nomment les « fleurs » des pâquerettes et de ses cousines de la famille des Composées[2], ils ont servi à faire un pseudo-vin semblable à celui que l'on prépare traditionnellement avec les capitules de pissenlit dans les pays anglo-saxons.

recette

Vin de pâquerette

2 litres de fleurs de pâquerette, 2 litres d'eau, 1 orange et 1 citron non traités, 1 fragment de rhizome de gingembre frais, 1 kg de sucre, 1 tranche de pain de seigle, 1 cube de levure de bière fraîche

- Placez les fleurs de pâquerettes dans un récipient (en grès si possible) de taille suffisante, puis versez dessus l'eau bouillante. Couvrez et laissez macérer 3 jours.

---

[1] *Le terme est botaniquement inexact dans ce cas, car les fleurs doubles sont généralement constituées de multiples pétales, alors que dans le cas de la pâquerette, il s'agit de fleurs en languettes, normalement confinées à la périphérie, qui prennent la place des fleurs en tube du cœur du capitule.*

[2] *Il s'agit en fait d'un ensemble de petites fleurs accolées les unes aux autres, les « pétales » étant des fleurs en forme de languette et le « cœur » composé de fleurs en forme de tube.*

- Passez à travers un linge en exprimant le liquide et recueillez ce dernier dans une casserole. Ajoutez-y le jus et le zeste de l'orange et du citron et parfumez d'un peu de gingembre frais.
- Faites fondre le sucre dans le liquide, portez à ébullition et laissez bouillir doucement 15 minutes.
- Versez la décoction dans le récipient en grès que vous aviez utilisé et lorsqu'elle a refroidi au-dessous de 35 °C, posez à sa surface un morceau de pain de seigle tartiné de levure de bière[1].
- Couvrez le récipient et gardez-le à une température de 20 °C environ pendant 6 jours. Filtrez alors le « vin » et mettez en bouteilles que vous fermerez hermétiquement.

Oubliez son existence pendant quelques mois pour ne pas être tenté de vider vos bouteilles avant que le breuvage n'ait acquis tout son bouquet. Dégustez frais en apéritif ou comme vin de dessert.

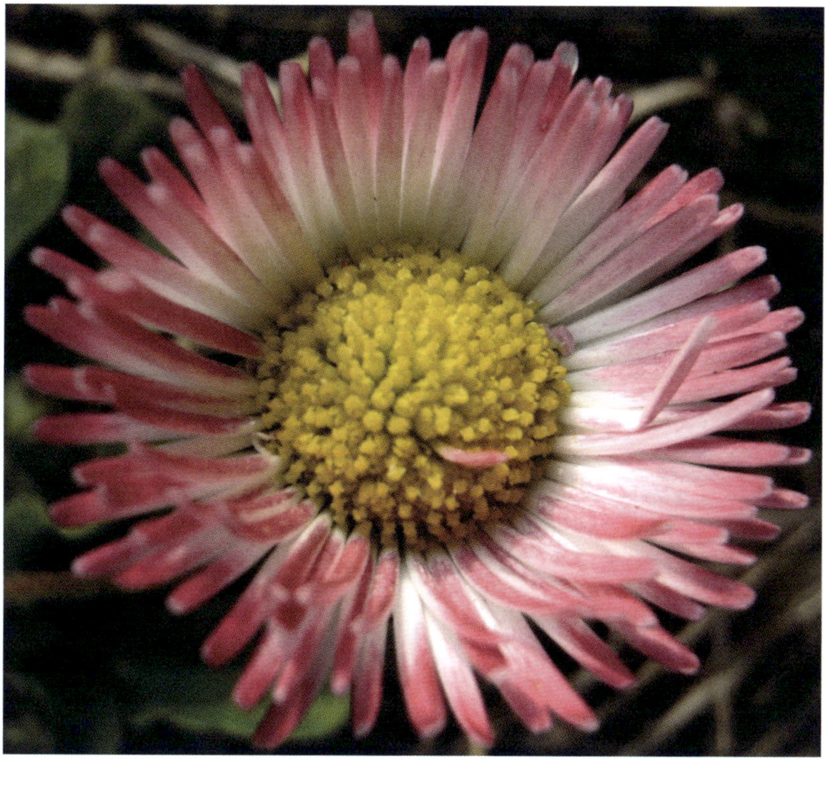

[1] *C'est la méthode traditionnelle, mais le résultat sera tout aussi bon si vous dissolvez la levure dans un peu du liquide tiède.*

MAHONIA

— Plantes ligneuses - Nord

Berberis aquifolium — **BERBÉRIDACÉES**

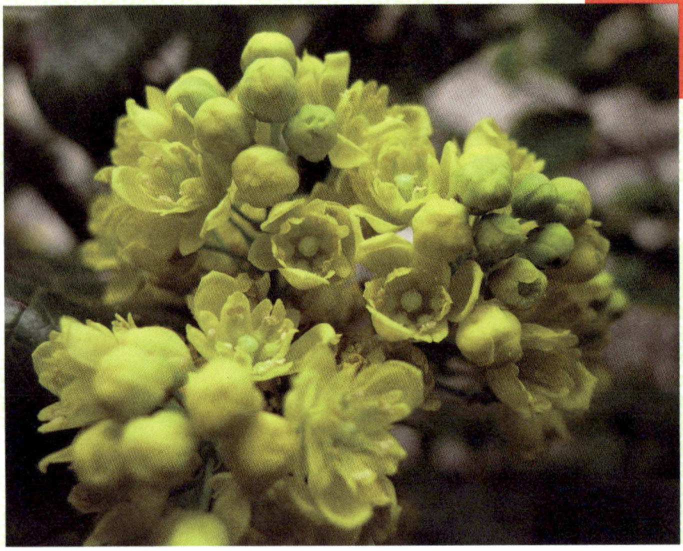

ORIGINE : **nord-ouest de l'Amérique du Nord**
PARTIES UTILISÉES : **jeunes feuilles et fruits**
ÉPOQUES DE RÉCOLTE : **jeunes feuilles : printemps ; fruits : juillet-novembre**
UTILISATIONS : **jeunes feuilles : salades ; fruits : desserts, crème**

Culture

Le mahonia est très décoratif par son feuillage persistant d'un vert sombre sur lequel tranchent au printemps les taches jaunes des fleurs. Il est peu exigeant quant à la nature du terrain, à condition que celui-ci soit bien drainé, et supporte l'ombre comme la lumière – mais il fleurit mieux en exposition ensoleillée, à découvert.

La multiplication se fait par repiquage des drageons, produits en abondance, ou par semis des graines.

Description

Il s'agit d'un arbrisseau d'environ un mètre de hauteur, portant de grandes feuilles composées de 5 à 9 folioles ovales, coriaces, de couleur vert sombre, luisantes sur leur face supérieure et bordées de dents épineuses espacées. Les fleurs jaunes, légèrement odorantes sont réunies en une grosse grappe terminale dressée et s'épanouissent en mars-avril. Elles sont suivies par de petits fruits d'un noir bleuté couverts d'une pruine blanchâtre.

Étymologie

Le nom botanique de ce berbéris, proche parent de notre épine-vinette indigène *(Berberis vulgaris)*, était anciennement *Mahonia aquifolium* et, bien qu'il ait été changé, le nom générique est resté d'un usage courant pour désigner l'arbrisseau. Il évoque la mémoire de Bernard MacMahon (1775-1816), horticulteur américain et auteur de *The American Gardener's Calendar.* L'épithète, *aquifolium*, est le nom qu'employait l'auteur latin Pline pour désigner le houx de nos forêts *(Ilex aquifolium)*: on remarque au premier coup d'œil la ressemblance entre les feuilles de ces deux végétaux, qui appartiennent cependant à des familles très éloignées.

Quant au nom anglais du mahonia, *Oregon grape*, il dénote à la fois l'origine de la plante[1] et l'aspect des fruits, suggérant même qu'ils peuvent être comestibles, car *grape* signifie en anglais « raisin ».

Usages alimentaires

Effectivement, les **fruits** bleus du mahonia sont parfaitement comestibles, du moins après cuisson. Crus, ils sont acides et ne peuvent être mangés qu'en petites quantités. On en prépare principalement des confitures et des desserts. Comme c'est aussi le cas pour les autres berbéris[2], les toutes **jeunes feuilles** du mahonia sont tendres et comestibles, avec un goût acidulé qui les rend très agréables, crues, dans les salades composées.

recette

Crème de mahonia

500 g de fruits de mahonia, 2 cuillerées à soupe de maïzena, 1 verre d'eau, 4 cuillerées à soupe de miel, 1/2 cuillerée à café de grains d'anis, 3 cuillerées à soupe de crème fraîche, 1 orange, 50 g de pignons de pin

- Placez les fruits de mahonia dans une casserole, couvrez juste d'eau et faites cuire quelques minutes.
- Passez au moulin à légumes pour éliminer graines et peaux et remettez le jus dans la casserole.
- Faites bouillir et ajoutez la maïzena[3] délayée dans un peu d'eau froide. Retirez du feu au premier bouillon.
- Sucrez avec le miel et aromatisez avec les grains d'anis pulvérisés. Pour les gourmands, ajoutez hors du feu la crème fraîche.
- Versez dans le plat de service et décorez avec des rondelles d'orange et des pignons de pin (voir p. 143-144). Placez quelque temps au réfrigérateur et servez froid.

La crème possède une intéressante couleur bleu violacé.

---

[1] *La zone de répartition naturelle du mahonia déborde néanmoins largement les frontières de l'Oregon.*

[2] *Par exemple l'épine-vinette* (Berberis vulgaris), *arbrisseau épineux fréquent dans certaines de nos régions, surtout en montagne.*

[3] *Ou de l'arrow-root que vous aurez préparé vous-même avec des tubercules de balisier – voir p. 48.*

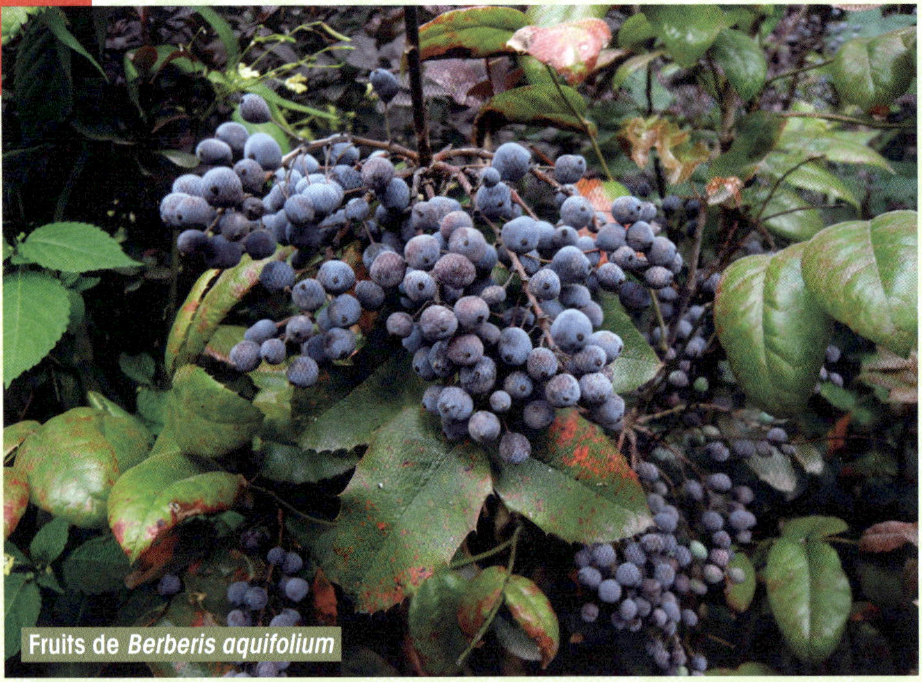

Fruits de *Berberis aquifolium*

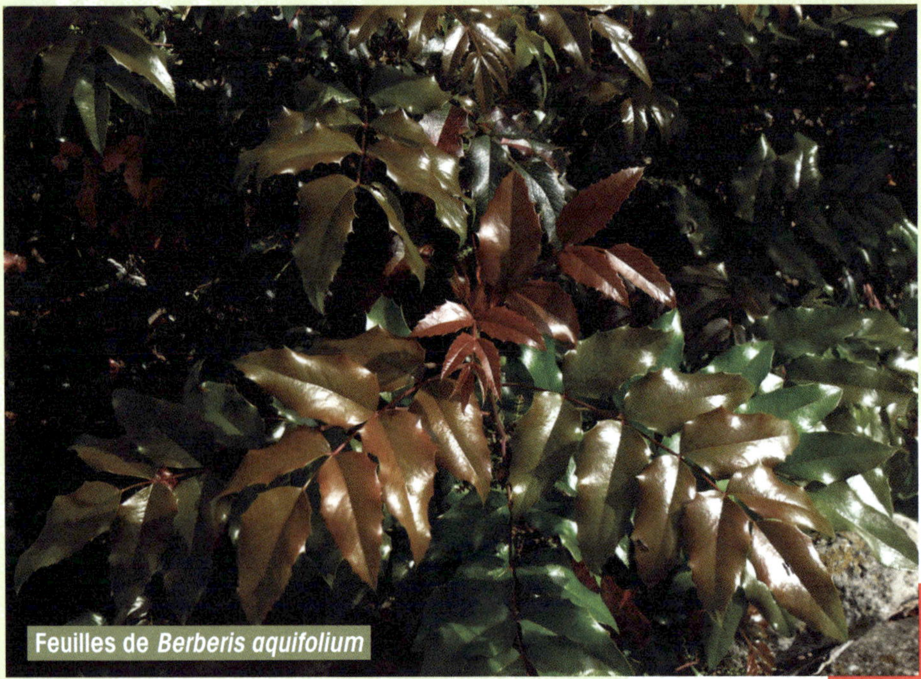

Feuilles de *Berberis aquifolium*

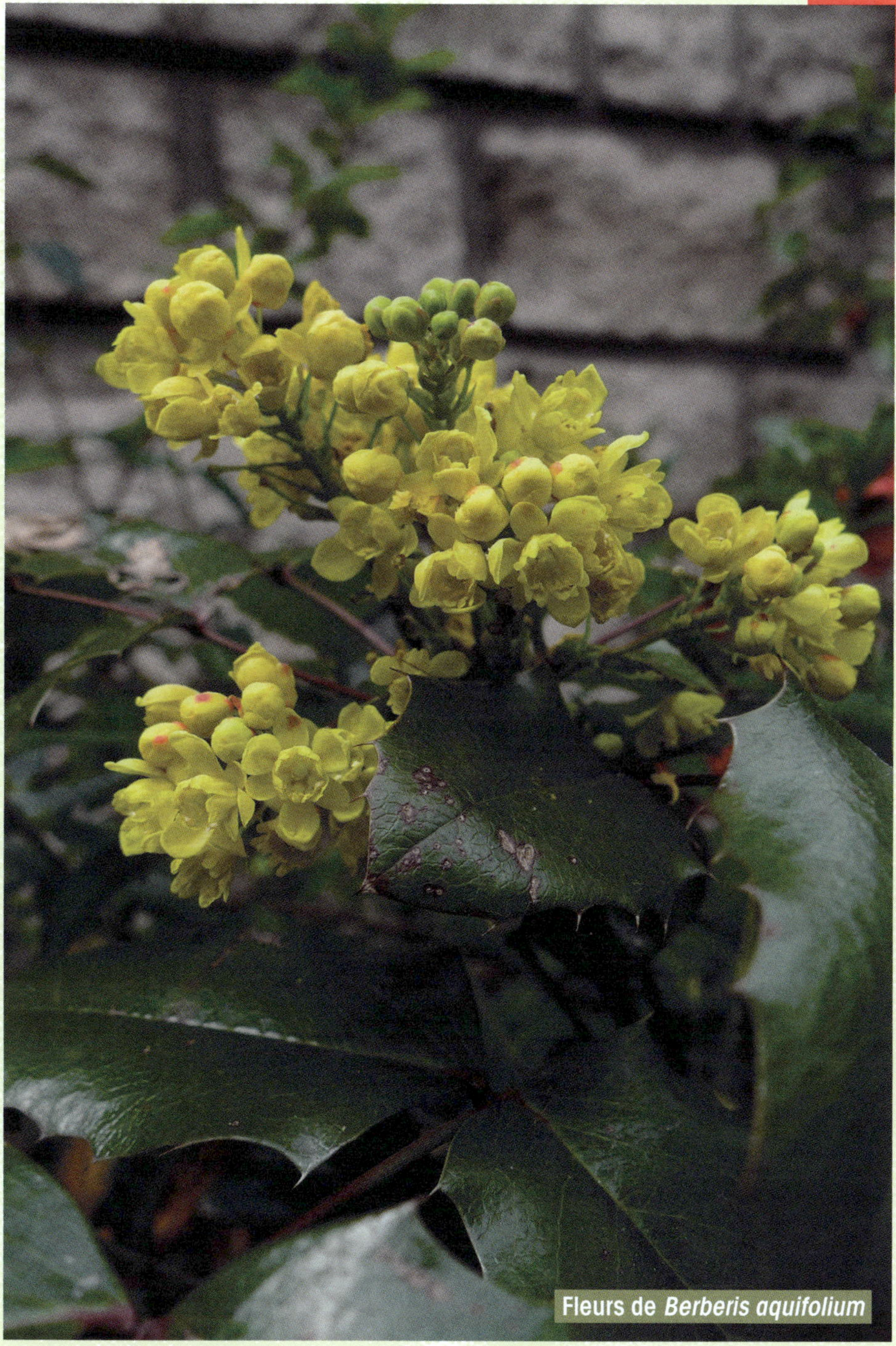

Fleurs de *Berberis aquifolium*

BOURRACHE

— Fleurs de pleine terre - Nord

Borago officinalis — **BORAGINACÉES**

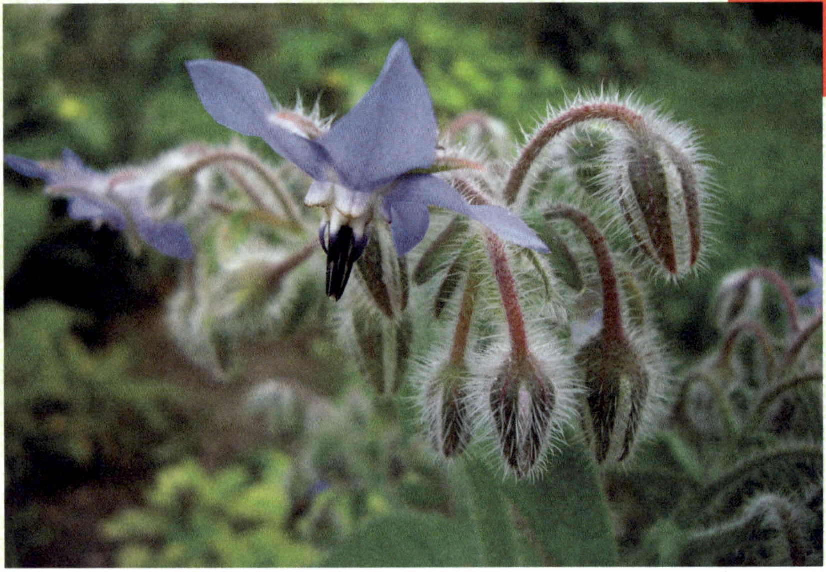

ORIGINE : est de la région méditerranéenne
PARTIE UTILISÉE : feuilles et fleurs
ÉPOQUE DE RÉCOLTE : presque toute l'année
UTILISATIONS : feuilles : légumes ; fleurs : décoration, condiment

Culture

La bourrache est cultivée dans nos régions depuis des siècles, et s'y rencontre couramment à l'état subspontané, en particulier dans le Midi. Elle croît surtout dans les décombres, dans les terrains vagues et au bord des chemins. La bourrache aime les sols riches et profonds, en plein soleil.

La plante se propage par ses graines, qui tombent dès qu'elles sont mûres. Une fois semée dans le jardin, la bourrache revient toute seule chaque année un peu partout car les fourmis en transportent les graines.

Description

C'est une plante annuelle couverte de poils blanchâtres raides, voire piquants. La tige, épaisse et rameuse, porte des feuilles un peu charnues à limbe ondulé, d'un vert mat. Les feuilles de la base sont très larges et portées par un long pétiole. Les supérieures, plus étroites, sont dépourvues de pétiole et embrassent la tige par leur base.

La bourrache se reconnaît avant tout à ses jolies fleurs formées de cinq pétales bleus d'une étonnante intensité. Les pétales sont soudés par leur base en un tube très court et les étamines forment au centre de la fleur un tube saillant caractéristique. Il existe des variétés de bourrache à fleurs blanches. Les fruits mûrs sont divisés en quatre akènes bruns ou noirâtres munis d'un appendice blanchâtre dont raffolent les fourmis.

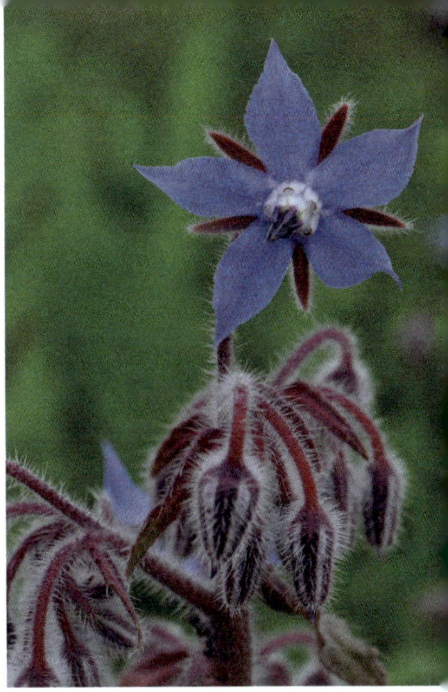

Étymologie

Le nom de la plante provient du latin médiéval *borrago,* lui-même issu du bas latin *burra,* qui désignait une étoffe de laine grossière, la bure, du fait de la texture rêche des feuilles et des tiges de bourrache.

Usages alimentaires

Dans l'Antiquité, les Grecs appréciaient déjà la bourrache. Ils la nommaient poétiquement *euphrosunê,* ce qui signifie « joie dans les festins », car ses **fleurs** macérées dans le vin étaient supposées rendre joyeux ceux qui en buvaient... La tradition de parfumer les boissons grâce aux splendides étoiles d'azur de la bourrache s'est d'ailleurs maintenue depuis les temps anciens, surtout en Angleterre. On les emploie aussi pour décorer de nombreux plats, auxquels elles apportent une saveur rafraîchissante particulière, iodée, qui n'est pas sans rappeler celle des huîtres ! Dans la région de Sienne en Italie, les inflorescences trempées dans de la pâte sont frites en beignets.

Les toutes **jeunes feuilles** de bourrache font de bonnes additions aux salades. Leur léger goût de concombre et leur texture douce et croquante sont très agréables. Finement hachées, elles servent également à aromatiser les potages. Mais les feuilles deviennent piquantes avec l'âge et devront alors être cuites. Il existe autant de façons de les préparer que pour les épinards. Les **feuilles** de bourrache sont populaires dans la plupart des pays méditerranéens. Dans le Comté de Nice et en Italie, on en confectionne des beignets croustillants et savoureux. En Grèce et en Turquie, elles servent à envelopper une farce de riz et d'oignon pour préparer des boulettes farcies *(dolmades)* comme on fait couramment avec les feuilles de vigne. En Toscane, elles sont utilisées pour préparer des pâtes vertes ou, plus simplement, elles se cuisent en soupe ou dans des tourtes. En Espagne, on cultive une variété de bourrache à fleurs blanches dont on consomme spécifiquement les **pétioles** des feuilles.

La plante contient beaucoup de mucilage, qui la rend adoucissante, et un peu de tanin, à qui elle doit des vertus astringentes. La bourrache est utilisée en médecine populaire depuis l'Antiquité pour ses propriétés émollientes, expectorantes, diurétiques et sudorifiques. La décoction de ses feuilles ou de ses fleurs est efficace contre la toux, les rhumes, les bronchites, etc. C'est aussi une excellente plante mellifère, très visitée par les abeilles qui en tirent un miel clair. On la cultive même en grand dans ce but aux États-Unis.

Canapés de bourrache

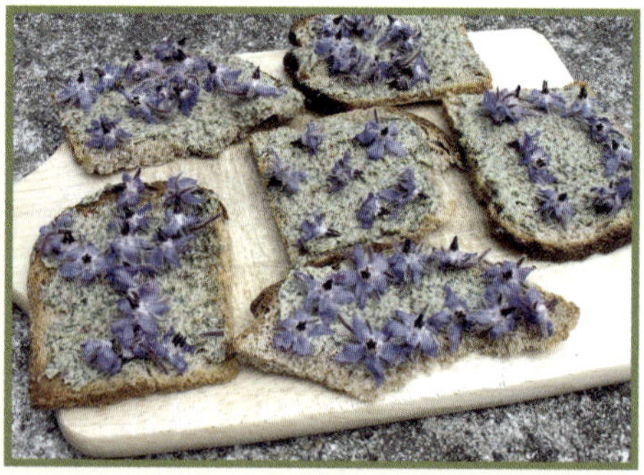

100 g de beurre, 1 cuillerée à soupe d'huile d'olive, 1 citron, 1 gousse d'ail, sel, 150 g de jeunes feuilles de bourrache, quelques tranches de pain de campagne, fleurs de bourrache et de souci

- Malaxez le beurre ramolli en crème avec l'huile d'olive, le jus du citron, la gousse d'ail pressée et un peu de sel.
- Hachez très finement les jeunes feuilles de bourrache crues et incorporez-les au mélange précédent.
- Tartinez de beurre de bourrache de belles tranches de pain de campagne et détaillez-les en morceaux.
- Décorez de fleurs de bourrache – et éventuellement de souci pour le contraste.

Servez en apéritif ces superbes canapés fleuris.

Dolmades de bourrache

30 feuilles de bourrache, 200 g de riz, 1 œuf, 2 oignons, 50 g d'olives noires dénoyautées, 3 gousses d'ail, 60 g de fromage râpé, sel, aromates, eau, huile d'olive

- Prenez de grandes feuilles de bourrache et lavez-les soigneusement.
- Préparez une farce avec le riz, l'œuf entier, les oignons, les olives noires, l'ail haché, le fromage râpé, le sel et les aromates.
- Prenez une feuille de bourrache et passez-la trente secondes dans de l'eau bouillante jusqu'à ce qu'elle s'assouplisse sans se déchirer.
- Étalez la feuille et déposez une boule de farce en son centre, puis roulez-la sur elle-même comme une feuille de vigne. Placez la feuille farcie dans un plat creux allant au four et préalablement huilé.
- Préparez ainsi toutes les feuilles, disposez-les l'une à côté de l'autre dans le plat, versez un filet d'huile d'olive et mettez à cuire au four une demi-heure.

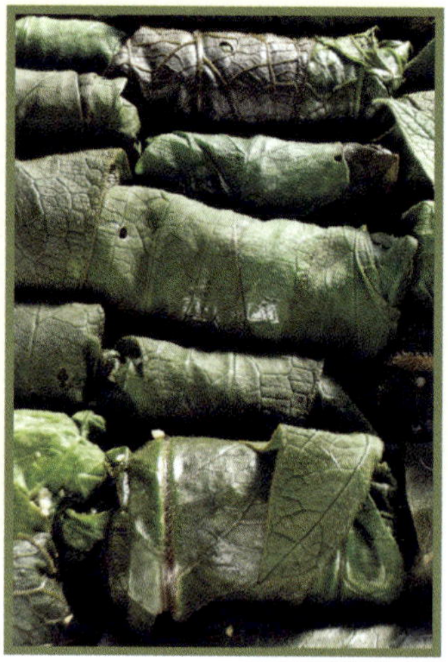

SOUCI DES JARDINS

— Fleurs de pleine terre - Nord

SOUCI OFFICINAL

Calendula officinalis — **ASTÉRACÉES (COMPOSÉES)**

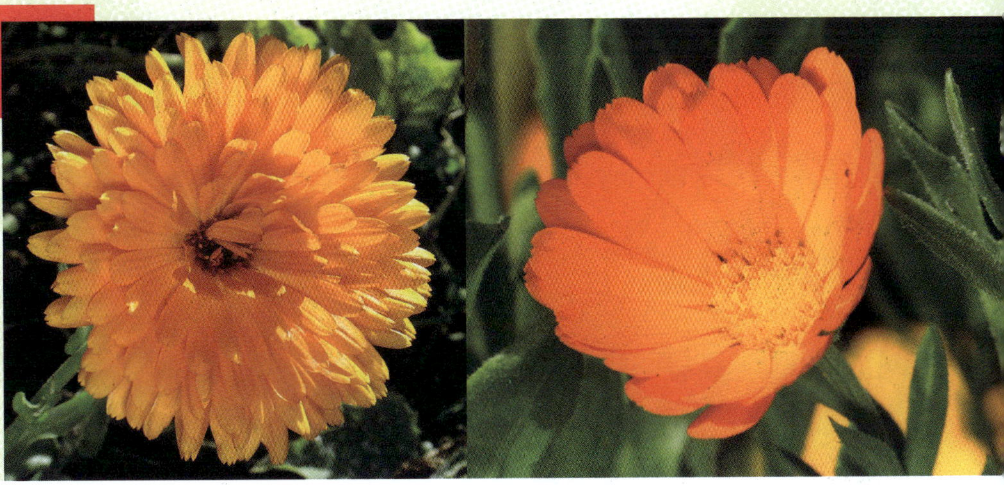

ORIGINE : Europe méridionale
PARTIE UTILISÉE : fleurs et boutons floraux
ÉPOQUE DE RÉCOLTE : juillet-octobre
UTILISATIONS : condiment

Culture

Le souci, très rustique, se plaît dans une bonne terre ensoleillée. On le mélange fréquemment à d'autres plantes, tant annuelles que vivaces.

On sème les « graines » du souci[1] en place de mars à mai, ou en pépinière en septembre-octobre pour mettre en place au printemps. C'est l'une des plantes annuelles les plus faciles à cultiver.

Description

Cette plante herbacée de 25 à 30 cm de hauteur possède des tiges très rameuses, étalées puis dressées. Les feuilles, oblongues, sont attachées directement sur les tiges, sans pétiole. Comme chez toutes les Composées, les fleurs sont groupées en capitules. Chez le souci, ces derniers sont portés solitairement à l'extrémité des tiges. Les fleurs extérieures, ligulées, sont généralement d'un jaune orangé très vif, ou parfois jaune pâle, alors que les fleurs centrales, tubulées, sont d'un pourpre noir.

---

[1] *D'un point de vue botanique, il s'agit de fruits et non pas de graines.*

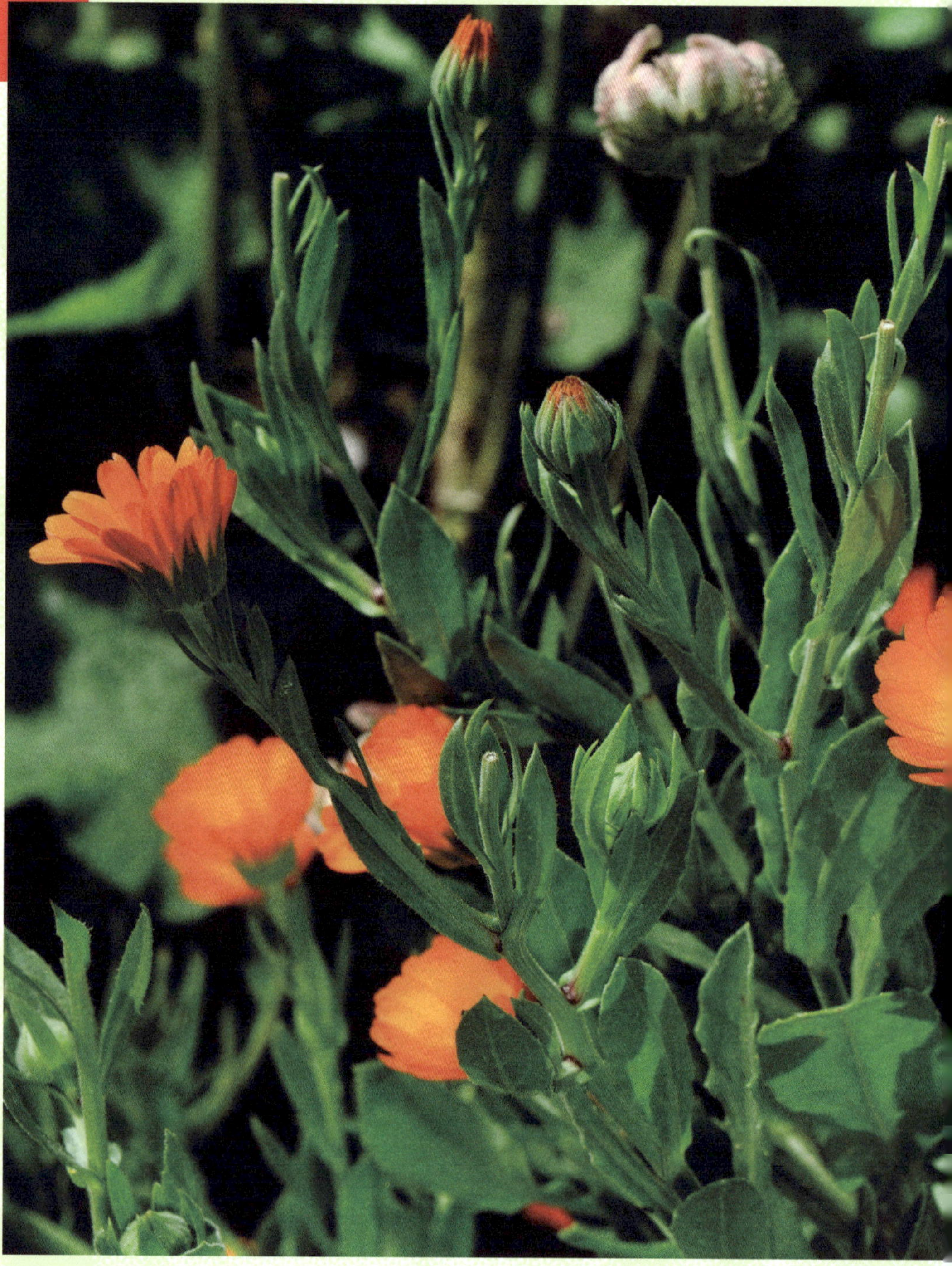

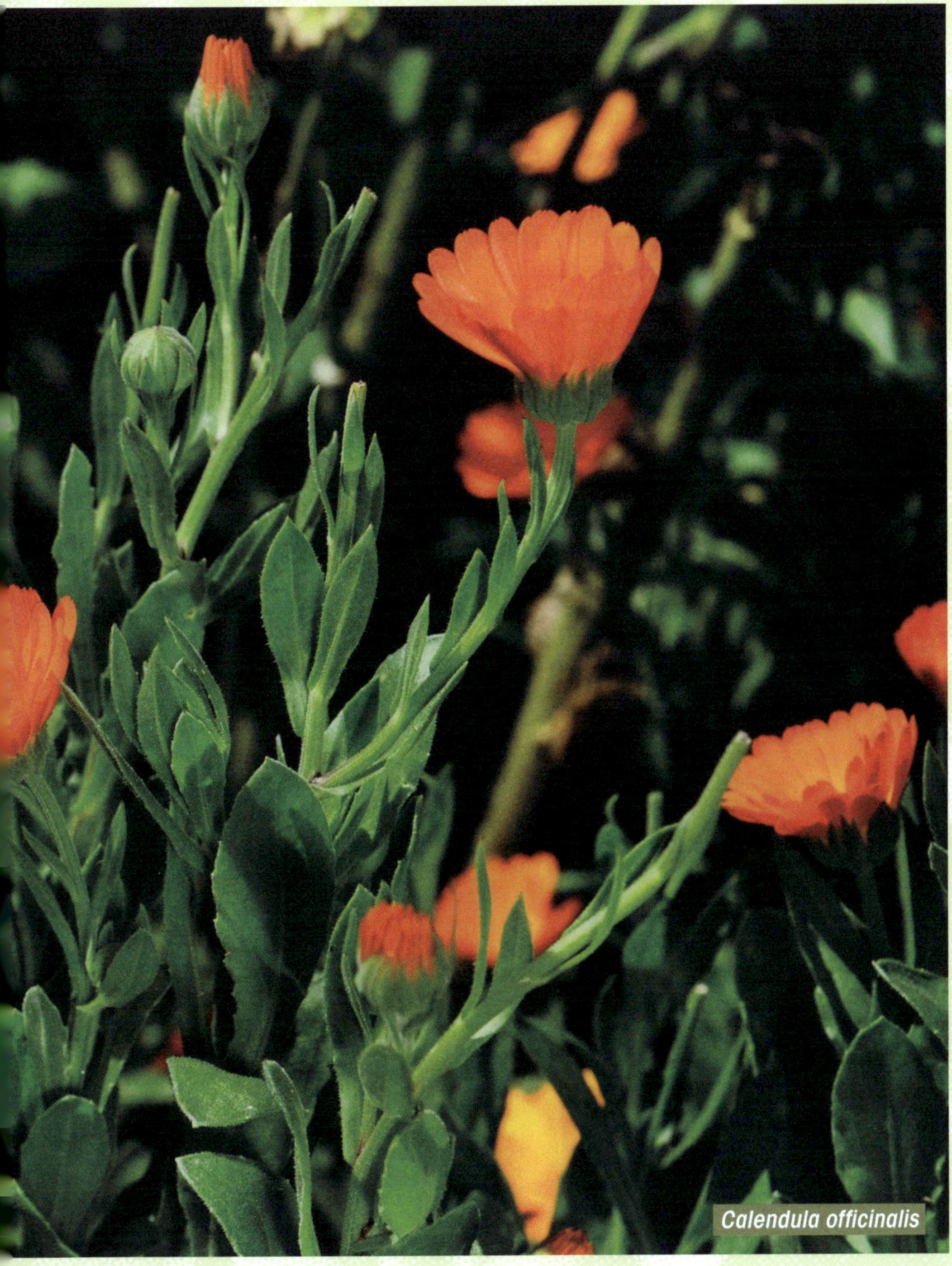
Calendula officinalis

Étymologie

Le nom latin vient de *calendae,* le premier jour du mois chez les Romains, car dans son habitat naturel, le souci est en fleur le premier de chaque mois, c'est-à-dire toute l'année. Le souci des jardins, originaire du sud de l'Europe, est cultivé plus au nord depuis le Moyen Âge.

Usages alimentaires

C'est presque exclusivement pour l'ornementation qu'on plante de nos jours le souci, mais dans les siècles passés, il était réputé, et cultivé, pour ses vertus médicinales et condimentaires.

Les **fleurs ligulées** étaient employées comme succédané du safran à la fois pour colorer et aromatiser les mets. Mais malgré leur belle couleur et leur saveur légèrement aromatique, elles ne sauraient rivaliser avec les stigmates du *Crocus sativus,* l'épice la plus chère du monde[1]… On peut aussi voir les choses du bon côté : peut-être est-ce heureux après tout car le safran est toxique à dose moyenne alors qu'il n'y a aucun danger à user libéralement des fleurs de souci pour agrémenter ses repas.

En Grande-Bretagne et en Hollande, les fleurs de souci servaient parfois à colorer le beurre ou à parfumer les soupes, mais on peut aussi les ajouter aux salades, aux céréales ou aux desserts (crèmes, salades de fruits, etc.). Elles peuvent être employées fraîches ou séchées.

La belle couleur des fleurs de souci est due au carotène, substance que notre organisme transforme en vitamine A. Ce condiment bien facile à se procurer possède donc également des vertus nutritionnelles intéressantes. En effet, la vitamine A est indispensable à la santé de notre organisme[2] et les déficiences, sinon les carences, en cette vitamine ne sont pas rares.

Quant aux **boutons floraux** du souci, ils peuvent être conservés au vinaigre de la même façon que ceux des pâquerettes (voir p. 34).

recette

Beurre de souci

50 de fleurs de souci orange vif, 100 g de beurre, une pincée de sel

- Hachez finement les fleurs de souci.
- Malaxez le beurre ramolli en crème avec les fleurs hachées et le sel.

Tartinez ce beurre sur de belles tranches de pain de campagne ou décorez-en les plats. Pour le contraste, vous pouvez préparer de la même manière un beurre bleuté avec les fleurs de bourrache (voir p. 42).

---

[1] *Le safran est formé de la partie supérieure, les stigmates, des organes sexuels femelles d'un crocus originaire du Proche-Orient,* Crocus sativus, *dont chaque fleur ne donne que quelques milligrammes.*

[2] *Notamment en ce qui concerne une croissance normale, la vision nocturne, le bon état des muqueuses, etc.*

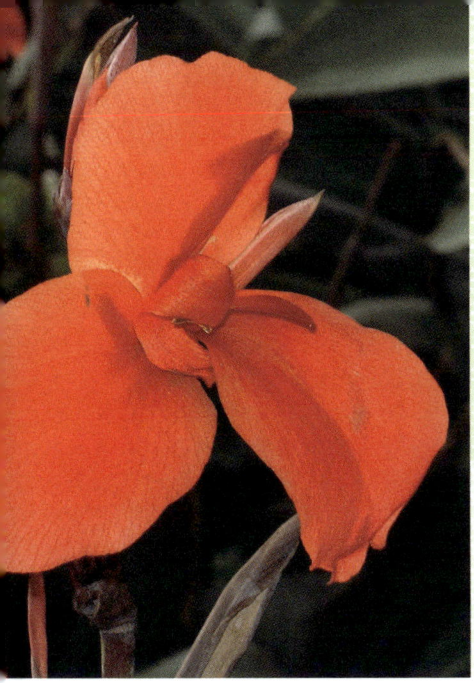

BALISIER D'INDE

● — Plantes méridionales

Canna indica

CANNACÉES

ORIGINE : Antilles, Amérique tropicale
PARTIE UTILISÉE : tubercule
ÉPOQUE DE RÉCOLTE : hiver
UTILISATIONS : légumes, fécule

Culture

Cette plante tropicale vivace nécessite une terre très riche en humus, une exposition chaude et des arrosages abondants en été, époque où sa végétation s'effectue rapidement. On arrache les pieds en octobre-novembre pour leur faire passer l'hiver à l'abri des gelées et de l'humidité.

La multiplication des balisiers s'opère généralement par division des rhizomes en automne ou au printemps. Dans le nord de la France, on peut les mettre en place en mai.

Description

Du rhizome épais s'élèvent plusieurs tiges herbacées qui montent à plus de 1 m 50 et portent de grandes feuilles alternes, ovales-lancéolées à nervures parallèles, engainant la tige par leur pétiole. Les grandes fleurs irrégulières, groupées en épis terminaux, sont formées de plusieurs pièces colorées soudées à leur base. Leur couleur est généralement jaune et rouge carmin, mais elle peut être différente (rose, rouge vif) chez d'autres variétés et chez les nombreux hybrides.

Étymologie

Kanna est le nom que les Grecs donnaient aux roseaux qu'ils utilisaient pour tresser les nattes. Le balisier d'Inde est originaire des Antilles et d'Amérique tropicale : c'est ce que signifie en fait son nom *indica,* car les Antilles furent longtemps nommées les « Indes Occidentales ». *West Indies* est d'ailleurs aujourd'hui encore leur nom anglais.

Usages alimentaires

Plusieurs espèces de balisiers sont cultivées en Amérique tropicale et surtout aux Antilles pour leurs **tubercules** comestibles. Dans certains cas, ils sont mangés comme les pommes de terre, cuits à l'eau, sous la cendre ou de différentes autres façons, mais plus généralement, les tubercules des balisiers (en particulier de la *Canna edulis)* servent à préparer une fécule connue sous le nom d'*arrow-root* dans les pays anglo-saxons[1]. Aux Antilles françaises la fécule est nommée « tous-les-mois », d'après son nom indien de *toloman,* antérieur à la colonisation.

Cette fécule sert en particulier à épaissir les sauces ou les soupes, mais aussi à préparer des bouillies pour les bébés et les invalides. Elle passe pour être digestible et nutritive. L'arrow-root s'utilise comme la maïzena (fécule de maïs) ou la fécule de pomme de terre.

Notre *Canna indica* est utilisée à la préparation d'arrow-root, ainsi que d'autres espèces que nous cultivons comme ornementales, telles les *Canna discolor* et *edulis*[2].

Pour être consommés tels quels, les tubercules doivent être ramassés avant la floraison de la plante, car, par la suite, ils deviennent trop fibreux. Il s'agit d'organes de réserve qui permettent au végétal de repartir plus rapidement au printemps. Gardez-en quelques-uns pour l'expérimentation la prochaine fois que vous transplanterez vos balisiers.

recette

« Arrowroot » de balisier

500 g de tubercules de balisier, 1 litre d'eau

- Coupez les tubercules en morceaux assez petits et placez-les avec de l'eau dans un mixer. Procédez en plusieurs fois pour pouvoir passer tous vos tubercules sans que l'eau déborde…
- Broyez-les ainsi quelques minutes, puis filtrez à travers un linge et recueillez le liquide. Éliminez le résidu de filtration.
- Laissez reposer le liquide pendant plusieurs heures pour que les particules de fécule se déposent au fond.
- Lorsque l'eau qui surnage est devenue claire, décantez-la doucement en ayant soin de ne pas remuer le résidu. Lorsque celui-ci commence à venir avec l'eau, versez dans des plats peu profonds et faites évaporer au soleil, ou au four si votre soleil est trop timide.
- Quand la fécule est bien sèche, cassez-la grossièrement en morceaux, placez ceux-ci dans un moulin à café et réduisez en poudre.

---

[1] *Ce nom qui signifie racine-flèche a été attribué à certaines espèces de plantes qui avaient la réputation de guérir les blessures occasionnées par des flèches empoisonnées. L'arrow-root est également obtenu de la racine de plantes du genre* Maranta.

[2] *Le nom spécifique de cette dernière signifie d'ailleurs « comestible ».*

FIGUE DES HOTTENTOTS

● — Plantes méridionales

FICOÏDE COMESTIBLE

Carpobrotus edulis — AIZOACÉES

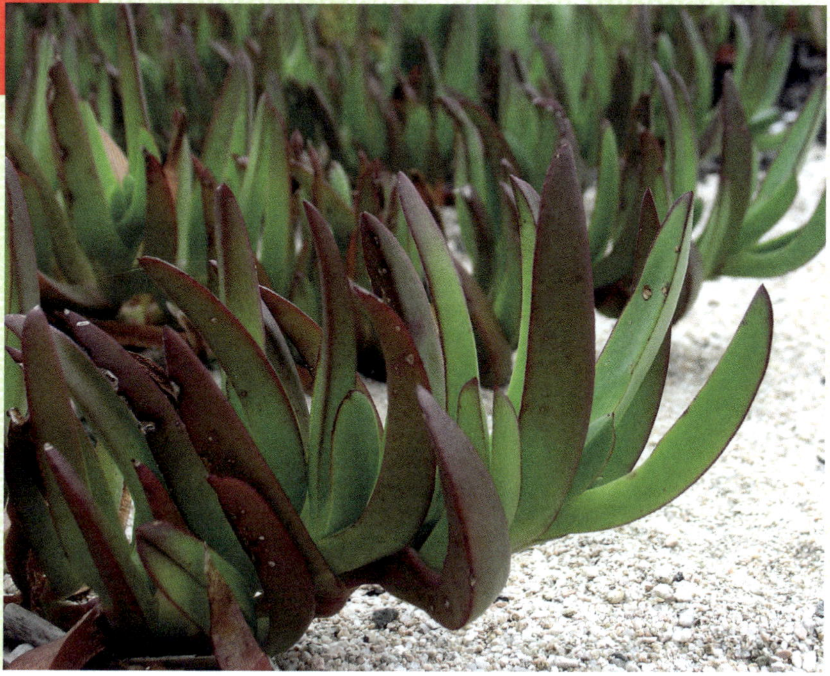

ORIGINE : Afrique du Sud
PARTIES UTILISÉES : jeunes tiges, feuilles et fruits
ÉPOQUE DE RÉCOLTE : jeunes tiges et feuilles : de préférence au printemps ; fruits : août-septembre
UTILISATIONS : feuilles : légume en sauce ; fruits : tels quels

Culture

Cette superbe plante vivace forme d'épais tapis verts sur lesquels ses fleurs ressortent comme autant de bijoux. Elle convient admirablement pour garnir les talus ensoleillés des régions chaudes. La ficoïde comestible réussit parfaitement et fleurit en pleine terre dans les climats où l'oranger peut vivre. Elle est peu exigeante sur la nature du terrain et ne réclame pas beaucoup de soins.

On la multiplie facilement par boutures, mises en place au printemps, et par semis en février-mars sur couche, que l'on repique dès que la plante est suffisamment développée.

Description

La ficoïde possède de longues tiges traînantes, très ramifiées, qui portent des feuilles opposées de section triangulaire et d'un vert profond. Les nombreuses fleurs, solitaires à l'aisselle des feuilles, comportent d'innombrables pétales longs et étroits qui, d'un blanc jaunâtre lorsqu'ils s'ouvrent, deviennent rose pâle en vieillissant. La floraison a lieu de mars à mai. Les fleurs donnent naissance à des capsules mucilagineuses remplies de petites graines noires.

Étymologie

Carpobrotus vient du grec *karpos,* fruit, et *brôtos,* comestible – *edulis,* en latin, signifie également « comestible ». L'étymologie laisse donc à supposer que le fruit a été consommé, en particulier par les Hottentots – nom donné jadis par les Boers aux Khoins d'Afrique du Sud, un peuple de chasseurs-cueilleurs pratiquement exterminé aujourd'hui par les guerres successives.

Usages alimentaires

Les Khoins mangeaient le **fruit** de notre plante, une capsule qui devient molle et comestible à maturité. Mais il est loin d'être excellent car sa saveur est insipide et sa texture est visqueuse... La figue des Hottentots n'a malheureusement de figue que le nom. Elle n'a, en fait, rien à voir avec le figuier.

Les étranges **feuilles** charnues, de section triangulaire, peuvent aussi servir de nourriture, mais elles sont très astringentes. La meilleure façon de les utiliser est de les faire bouillir dans une eau, puis de les servir avec une sauce béchamel épicée.

Vous remarquerez que les **jeunes tiges** sont moins astringentes que les feuilles : il est possible de les utiliser seules, ou bien de mélanger les unes et les autres avec des légumes de votre choix.

recette

Légume des Hottentots

400 g de feuilles et de jeunes tiges bien tendres de ficoïde, 50 g d'huile d'olive, 50 g de farine, 1/2 litre de lait, 50 g de fromage (beaufort, comté ou véritable gruyère), sel, noix de muscade, cumin, coriandre en poudre, feuilles de thym, piment de Cayenne

- Faites cuire à deux eaux les feuilles et les jeunes tiges tendres de ficoïde.
- Égouttez soigneusement et servez avec la sauce suivante :
- Faites chauffer l'huile d'olive et la farine dans une casserole en remuant constamment jusqu'à ce que le mélange soit bien homogène.
- Versez alors le lait en l'incorporant petit à petit.
- Ajoutez le fromage râpé, salez à votre goût et aromatisez avec une pincée de noix de muscade, de cumin et de coriandre en poudre, des feuilles de thym détachées de leurs rameaux et un petit peu de piment de Cayenne.

LILAS D'ESPAGNE

● — Fleurs de pleine terre - Nord

CENTRANTHE ROUGE, VALÉRIANE ROUGE

Centranthus ruber — VALÉRIANACÉES

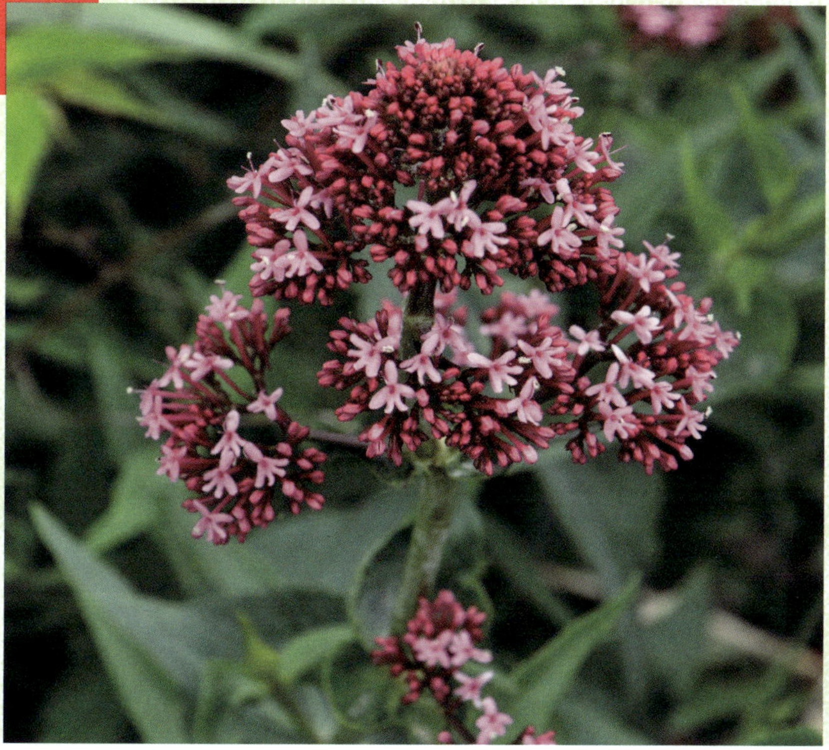

ORIGINE : Europe méridionale
PARTIES UTILISÉES : jeunes pousses, feuilles, boutons floraux et fleurs
ÉPOQUE DE RÉCOLTE : avril-septembre
UTILISATIONS : salade composée, légume cuit

Culture

Cette plante vivace aime les emplacements secs et ensoleillés. Elle est extrêmement rustique. La floraison peut se prolonger assez tard dans la saison si l'on prend soin de supprimer les premières hampes florales en juillet.

On multiplie le centranthe par éclats des racines et par graines, semées en place en avril-mai. Il est également possible de semer en pépinière en été pour mettre en place en automne ou au tout début du printemps.

Description

Le lilas d'Espagne est une plante herbacée qui n'a botaniquement rien à voir avec l'arbuste à fleurs odorantes connu sous le nom de lilas *(Syringa vulgaris)*. C'est par contre un proche parent de la valériane *(Valeriana officinalis)*.

Les tiges, étalées puis dressées, atteignent près d'un mètre de hauteur. Elles sont, de même que les feuilles, glabres et d'un vert bleuté. Les feuilles, opposées, possèdent un pétiole lorsqu'elles croissent à la base de la plante, puis le perdent progressivement à mesure qu'elles s'élèvent le long de la tige. Au sommet de ces dernières, les petites fleurs rouges à éperon sont groupées pour former une inflorescence très décorative.

Le centranthe rouge est originaire du sud de l'Europe, mais sa culture comme plante d'ornement lui a permis de se répandre plus au nord et on le rencontre à l'état subspontané dans la plupart de nos régions. Il affectionne particulièrement les vieux murs exposés au midi qu'il décore de son feuillage et de ses panaches de fleurs de couleur vive. Le centranthe aime à vivre en colonies, ce qui ne peut d'ailleurs que faciliter sa récolte.

Étymologie

Le nom de « centranthe » vient du grec *« kentron »*, éperon et *« anthos »*, fleur, car cette dernière se caractérise par la présence d'un court éperon. Les inflorescences ressemblent un peu à celles du lilas et la plante croît, entre autres, en Espagne – d'où son nom commun le plus usité.

Usages alimentaires

Les **jeunes pousses**, les **feuilles**, les **boutons floraux** et les **fleurs** de cette jolie plante sont comestibles crus, mais leur amertume rend nécessaire de les mélanger avec d'autres végétaux au goût moins prononcé. Leur texture tendre et croquante est, par contre, très agréable. Il est tout à fait possible de les rendre moins amers en les mettant à bouillir dans deux eaux.

Une espèce voisine, le centranthe macrosiphon *(Centranthus macrosiphon)*, originaire d'Espagne, était parfois cultivée en France pour la salade. De nos jours, on ne le considère plus que comme une plante ornementale.

La mâche *(Valerianella olitoria)*, si appréciée comme salade d'hiver, est une proche parente des centranthes puisqu'elle appartient à la même famille dont le type est la valériane officinale, un excellent rééquilibrant du système nerveux. Le centranthe rouge est fréquemment nommé « valériane rouge » et ses racines possèdent également des propriétés sédatives.

recette

Centranthe en sauce

400 g de pousses et de feuilles de centranthe, 3 cuillerées à soupe de beurre, 3 cuillerées à soupe de farine, 25 cl d'eau, sel, poivre, une poignée de fleurs de souci

- Faites bouillir à deux eaux les pousses et les feuilles de centranthe.
- Égouttez-les soigneusement et servez ces légumes avec la sauce suivante :

- mélangez dans une casserole le beurre et la farine en évitant les grumeaux ;
- faites chauffer et ajoutez progressivement assez d'eau pour obtenir une bouillie consistante ;
- salez, poivrez, colorez si vous le désirez avec une poignée de fleurs de souci (voir p. 43).

Si votre sauce n'est pas aussi lisse qu'elle devrait l'être, trichez un peu et après l'avoir retirée du feu plongez-y un mixer à soupe. Ajoutez alors 2 cuillerées à soupe de boutons de pâquerettes confits au vinaigre (voir p. 34) et un peu de crème fraîche. Nappez de cette sauce vos pousses et feuilles de centranthe bouillies – dont le goût en sera, il faut l'avouer, bien amélioré.

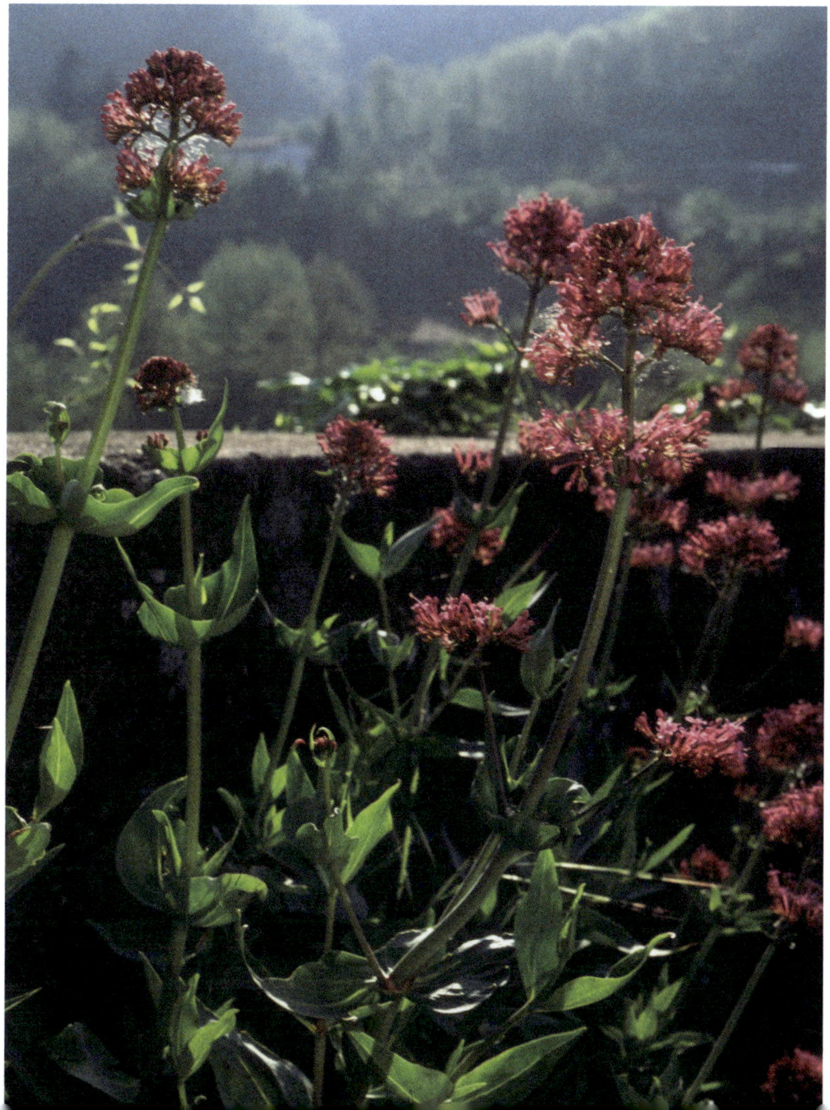

ARBRE DE JUDÉE

● — Plantes méridionales

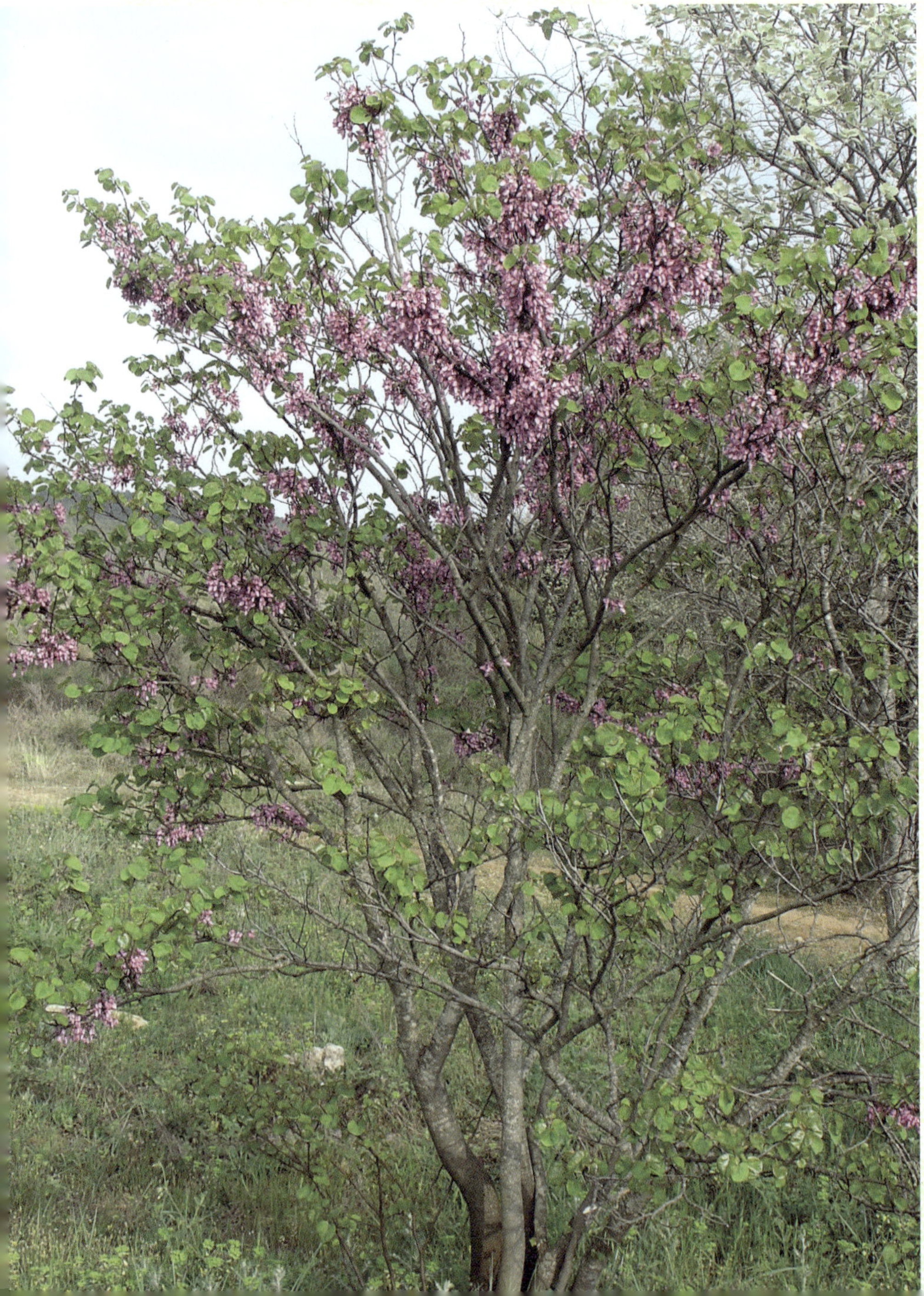

GAINIER

Cercis siliquastrum

FABACÉES (LÉGUMINEUSES) – CÉSALPINOIDÉES

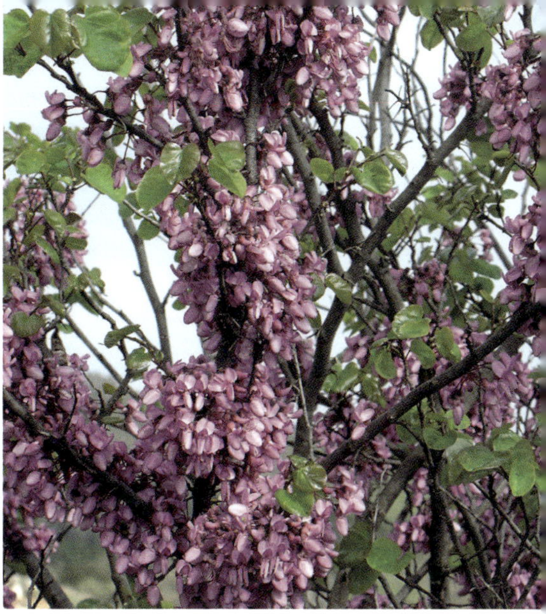

ORIGINE : Europe méridionale
PARTIES UTILISÉES : boutons floraux, fleurs, jeunes fruits
ÉPOQUE DE RÉCOLTE : printemps (mars-juin)
UTILISATIONS : boutons floraux : salades, conserves au vinaigre ; fleurs : salades, crêpes ; jeunes fruits : légume cuit

Culture

Ce petit arbre, très décoratif durant sa floraison, préfère les terrains calcaires, secs. Il est natif, en France, du Languedoc au sud du Dauphiné, mais on le plante couramment dans tout le Midi. Il en existe des variétés à fleurs blanches.

On le multiplie dans son aire naturelle en semant ses graines au printemps, après les dernières gelées, sur planche exposée au sud pour le mettre en place deux ans plus tard.

Description

L'arbre de Judée peut atteindre de 5 à 8 m de hauteur. Il porte des feuilles en forme de rein munies d'un pétiole de la même longueur que le limbe. De mars à mai apparaissent les grappes de fleurs situées au-dessus de la cicatrice laissée par la feuille de la saison précédente. Elles se produisent parfois sur de petits rameaux adventifs et semblent alors naître directement du tronc de l'arbre ou des branches principales. Chaque fleur, de forme irrégulière, est formée de 5 pétales d'un beau rose vif et donne naissance à une gousse plate et allongée.

Les arbres fleuris sont déjà chose rare dans nos régions, mais celui-ci est d'autant plus exceptionnel que ses fleurs éclatantes, produites en abondance, précèdent les feuilles et sont donc exposées sans entrave à notre vue. L'arbre de Judée, squelettique en hiver, se transforme dès le tout début des beaux jours en un bouquet rose, parure incontestée de nos coteaux méridionaux et de nos parcs. La norme chez les plantes veut que les organes végétatifs, les feuilles, qui synthétisent la nourriture, se développent avant les organes reproducteurs, les fleurs puis les fruits. Mais la nature a créé des exceptions : outre l'arbre de Judée, la plus frappante est sans doute le tussilage *(Tussilago farfara)* dont les fleurs jaunes sont les premières à s'épanouir dès le mois de février, bien avant que ne paraissent les feuilles.

Étymologie

Cercis vient du grec ancien *kerkis* qui désignait une navette de tisserand. Ce nom a été donné à l'arbre à cause de la forme de son fruit. Quant à la dénomination courante d'« arbre de Judée », une tradition veut que ce soit sous cet arbre que Judas ait donné à Jésus le baiser fatidique et qu'ensuite il s'y pendit.

Usages alimentaires

Les **boutons floraux** et les **fleurs** roses de l'arbre de Judée sont comestibles crus. Ces dernières décorent joliment les salades. La saveur des boutons et des fleurs est légèrement acidulée, très agréable, et ils sont couramment consommés dans l'est du Bassin méditerranéen, en Grèce et en Turquie par exemple. Avec les fleurs, on peut faire de délicieuses crêpes.

Les boutons floraux sont parfois conservés au vinaigre à la façon des câpres. Il suffit de remplir un bocal avec les boutons en y incorporant, entiers, des grains de coriandre et de cumin, voire quelques baies de myrte. On recouvre de bon vinaigre de vin ou de cidre et on laisse macérer au moins trois semaines.

Quant aux tout **jeunes fruits** encore très tendres (assurez-vous qu'ils n'ont pas commencé à se lignifier), ils peuvent être simplement bouillis ou cuits à la vapeur et servis avec un morceau de beurre et un hachis de fines herbes tel que cerfeuil, ciboulette, estragon et persil frais ou avec de l'huile d'olive et des orties finement ciselées.

recette

Crêpes de fleurs d'arbre de Judée

500 g de farine, 2 œufs, 2 cuillerées à café de miel, une pincée de sel, une cuillerée à soupe d'huile de sésame, une cuillerée à soupe d'eau de fleurs d'oranger, 4 verres d'eau, 200 g de fleurs d'arbre de Judée

- Délayez dans un saladier la farine avec les 2 jaunes d'œufs, le miel, le sel, l'huile de sésame et l'eau de fleurs d'oranger, en ajoutant peu à peu 4 verres d'eau.
- Battez les blancs d'œufs en neige et ajoutez-les à la pâte en travaillant bien. Laissez reposer une ou deux heures.
- Au moment de faire les crêpes, ajoutez à la pâte des fleurs d'arbre de Judée fraîchement cueillies. Mélangez délicatement, puis, une à une, préparez patiemment vos crêpes.
- Prenez soin, à chaque fois que vous remplissez de pâte votre louche, d'y recueillir suffisamment de fleurs, c'est-à-dire d'aller les chercher dans le fond du récipient où, gravité oblige, elles ont tendance à s'accumuler.
- Après avoir retourné chaque crêpe dans la poêle, étendez-y une mince couche de gelée de pommes au géranium odorant (voir p. 131) et roulez-la. Servez et dégustez chaud.

CHRYSANTHÈME DES JARDINS

— Fleurs de pleine terre - Nord

Chrysanthemum coronarium — **ASTÉRACÉES (COMPOSÉES)**

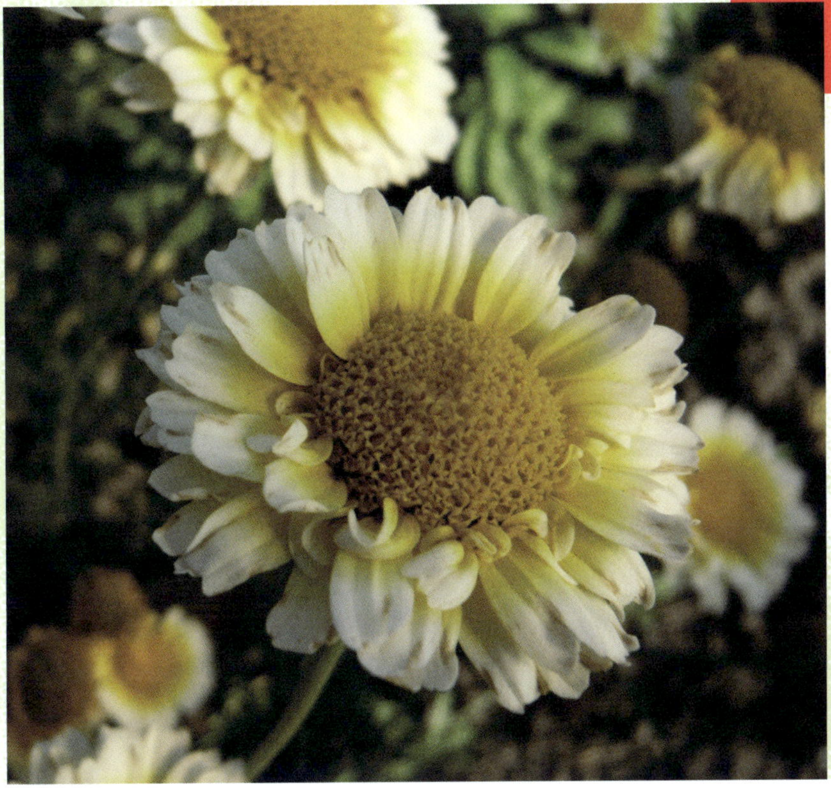

ORIGINE : Europe méridionale, Asie mineure, Afrique du Nord
PARTIE UTILISÉE : feuilles
ÉPOQUE DE RÉCOLTE : printemps (avril-juin)
UTILISATIONS : légume

Culture

Le chrysanthème des jardins est une plante annuelle très rustique, vigoureuse, qui vient à peu près sans soins dans tous les terrains et à toutes les expositions, de préférence au soleil. Il fleurit abondamment.

On sème les graines sur place en mai, ou bien en pépinière à la fin de l'été pour mettre en place au printemps suivant.

Description

Les tiges rameuses, dressées, de 60 cm à un mètre de hauteur, portent des feuilles alternes très divisées. Les feuilles supérieures embrassent la tige par deux petits lobes. Les capitules terminaux, de 4 à 6 cm de diamètre, sont composés de fleurs externes ligulées d'un splendide jaune d'or, et de fleurs tubulées, au centre, d'un jaune moins lumineux.

Il existe des variétés à fleurs ligulées blanches et d'autres, dites « à fleurs doubles » où les fleurs du disque central au lieu d'être en tube sont également en languette, comme les fleurs extérieures.

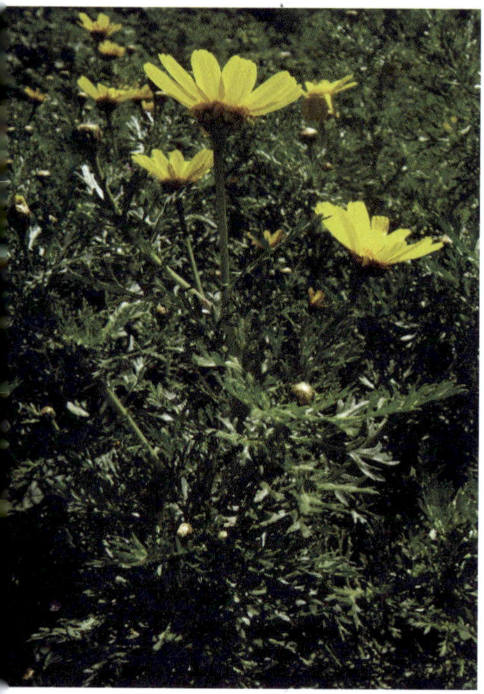

La plante se rencontre à l'état sauvage dans les champs et les endroits incultes du sud de l'Europe, souvent en grandes colonies absolument superbes lorsqu'elles fleurissent.

Étymologie

« Chrysanthème » vient du nom grec de cette plante et de ses proches cousines, *chrysanthemon,* qui leur fut attribué en raison de la belle couleur de leurs fleurs. Il dérive de *chrysos,* or et *anthemon,* fleur et signifie donc « fleur d'or ».

Usages alimentaires

Les **feuilles** du chrysanthème des jardins sont comestibles. Les anciens Grecs les consommaient déjà et cet usage est encore en vigueur dans l'est de l'Asie où les chrysanthèmes[1] sont une nourriture courante. Les feuilles ont une agréable saveur aromatique. Elles peuvent se manger crues dans les salades lorsqu'elles sont jeunes, mais on les fait plus couramment cuire comme légumes.

Le chrysanthème des moissons *(Chrysanthemum segetum),* originaire du sud de l'Europe, est parfois cultivé au jardin d'ornement. Ses feuilles d'un vert bleuté, un peu charnues, sont également comestibles. Leur saveur légèrement sucrée, aromatique, est plaisante.

Un autre chrysanthème, le *Chrysanthemum parthenium,* est connu sous le nom de « grande camomille ». Il faut se garder de le confondre avec la camomille romaine ou noble, *Anthemis nobilis* (= *Chamaemelum nobile)* et la camomille allemande, *Matricaria chamomilla* (= *Chamomilla recutita).* Il ressemble beaucoup au chrysanthème des jardins, mais les fleurs extérieures de ses petits capitules sont toujours blanches et toutes ses parties (feuilles et fleurs) possèdent une odeur pénétrante.

---

[1] *D'autres espèces sont également consommées.*

La grande camomille est employée médicinalement comme ses deux cousines, les camomilles allemande et romaine, pour ses vertus stimulantes et digestives. La plante est aromatique et la tisane qu'on en prépare est agréable à boire, à condition qu'elle soit légère car elle devient vite trop amère. On l'a même utilisée, à dose modérée, pour aromatiser le vin et les pâtisseries.

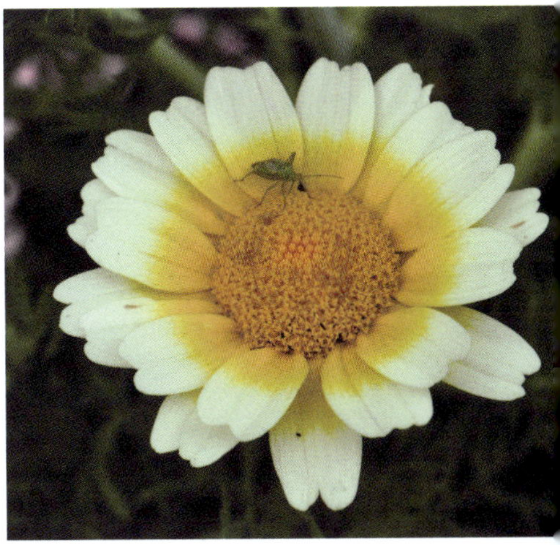

Cette plante est parfois classée avec les tanaisies sous le nom botanique de *Tanacetum parthenium* – genre auquel appartient le pyrèthre *(Tanacetum cinerariifolium)*, un cousin assez proche, originaire des Balkans, que l'on emploie comme insecticide. Le pyrèthre est particulièrement intéressant en ce qu'il n'est pas nocif pour les animaux à sang chaud[1] et que son action polluante sur l'environnement est très faible comparée à celles des insecticides chimiques qui empoisonnent la terre, l'air et l'eau. Pensez-y, amateurs de jardins !

Le pyrèthre est d'ailleurs lui aussi cultivé pour orner nos jardins d'agrément de son feuillage et de ses fleurs.

Les « chrysanthèmes à grandes fleurs » ou « chrysanthèmes d'automne », qui fleurissent les tombes à la Toussaint dérivent du *Chrysanthemum sinense*, originaire d'Extrême-Orient. Ils présentent nettement moins d'intérêt culinaire que les espèces précédentes.

recette

Chrysanthèmes à la japonaise

400 de jeunes feuilles de chrysanthème des jardins, 1 cuillerée à soupe d'huile de sésame, 2 cuillerées à soupe de graines de sésame, 1 cuillerée à café de miso[2], 2 cuillerées à café d'eau

- Coupez en morceaux les feuilles de chrysanthème et faites-les revenir brièvement dans une poêle huilée à feu vif[3].
- Au bout d'une bonne minute, arrêtez le feu et ajoutez les graines de sésame grillées à sec, puis écrasées et le miso délayé dans un peu d'eau pour assaisonner à votre goût.

---

[1] *Mais il ne discerne pas les insectes utiles des nuisibles…*

[2] *Pâte fermentée à base de soja, disponible dans les magasins asiatiques ou les boutiques de produits naturels.*

[3] *On utilise pour cela en Extrême-Orient une sorte de grande poêle concave nommée wok, mais, faute de mieux, un récipient à fond plat fera l'affaire.*

AUBÉPINE ÉPINEUSE

● — Plantes ligneuses - Nord

ÉPINE BLANCHE

Crataegus laevigata — ROSACÉES

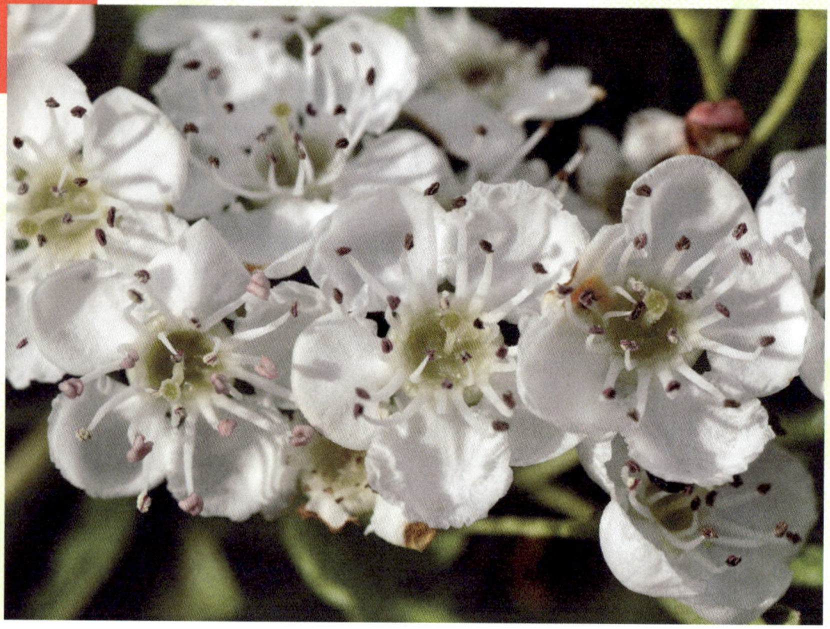

ORIGINE : Europe
PARTIES UTILISÉES : jeunes feuilles et fruits
ÉPOQUES DE RÉCOLTE : jeunes feuilles : printemps ; fruits : automne-hiver
UTILISATIONS : jeunes feuilles : salades, liqueurs ; fruits : purée

Culture

L'aubépine épineuse est commune dans les haies et les lisières des bois de toutes nos régions, qu'elle décore superbement lorsqu'elle fleurit au printemps.

D'une façon générale, les aubépines préfèrent un sol calcaire, pas trop sec, et portent fleurs et fruits en abondance au soleil. Si l'arbuste est placé dans une situation demi-ombragée, ce sont surtout les feuilles qui se développent.

La multiplication se fait par graines, qui mettent un an ou plus pour germer.

Description

L'aubépine est un arbrisseau ou un arbuste épineux de deux à quatre mètres de hauteur, remarquable par sa belle floraison printanière. Son tronc possède une écorce claire et ses rameaux portent de nombreuses épines acérées, assez

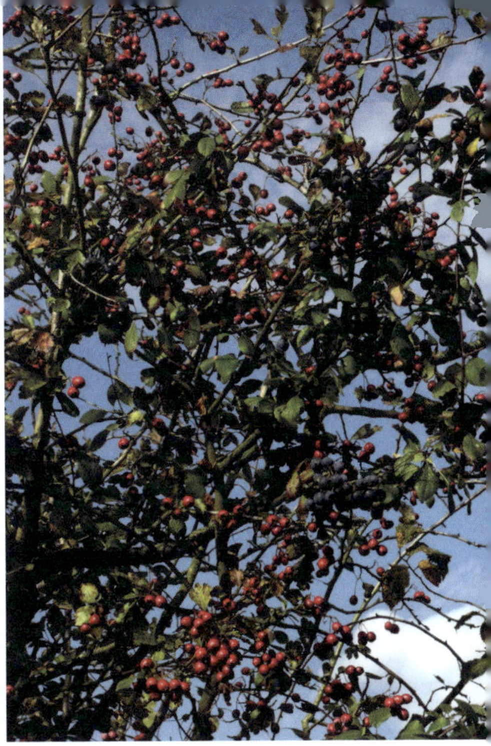

courtes. Les feuilles sont petites, divisées en 3 à 5 lobes peu profonds et dentés en scie. Les jeunes feuilles sont d'un vert clair, plus tard elles deviennent vert foncé et luisantes. Les fleurs, blanches ou rosées, sont groupées le long et au sommet des rameaux. Elles apparaissent en avril-mai et dégagent une odeur forte. Les fruits globuleux et allongés, de la taille d'un pois, sont d'un rouge d'abord vif, puis terne. Leur chair farineuse, fade, renferme 2 ou 3 noyaux.

Il existe d'autres espèces d'aubépines dans nos régions. La plus courante est l'aubépine monogyne *(Crataegus monogyna),* très proche de l'aubépine épineuse. Elle se distingue surtout par ses fruits à un seul noyau. On utilise les fleurs, les feuilles et les fruits comme décrits ci-dessous. Un cousin de l'aubépine, l'azerolier *(Crataegus azarolus)* était autrefois cultivé pour ses fruits dans le sud de l'Europe. Les azeroles sont juteuses, acidulées et aromatiques, avec une saveur de prune. Plusieurs espèces nord-américaines ou asiatiques sont plantées pour l'ornementation.

Étymologie

Le nom botanique de la plante provient du grec *kratos,* force, et *aigos,* chèvre, car on pensait que les chèvres, qui broutent avidement son feuillage dès qu'il apparaît en retiraient une force particulière. L'ancienne épithète de cette espèce était *oxyacantha,* qui signifie en grec, de façon fort appropriée, « à épines aiguës ». Aubépine vient du latin *spina,* épine et *alba,* blanche car les arbustes se couvrent au printemps d'une multitude de petites fleurs blanches – dont l'odeur animale est à vrai dire assez peu agréable. Nos aubépines sauvages sont d'ailleurs couramment appelées « épine blanche[1] ».

Usages alimentaires

Les toutes **jeunes feuilles** vert clair de l'aubépine sont tendres et peuvent s'ajouter crues aux salades. Dans certaines régions les enfants les grignotent telles quelles au passage. On les met parfois à macérer dans de l'alcool pour préparer des liqueurs à goût d'amande amère, délicatement colorées. Plus tard, les feuilles deviennent trop coriaces pour pouvoir être utilisées.

Les délicates **fleurs** blanches ont une odeur particulière, un peu animale, qui surprend. On peut toutefois décorer les plats de leurs pétales. Les fleurs d'aubépine sont un sédatif cardiaque apprécié. Leur infusion permet aussi de faire

[1] *Alors que l'épine noire est le prunellier,* Prunus spinosa, *un petit prunier sauvage aux fruits acerbes.*

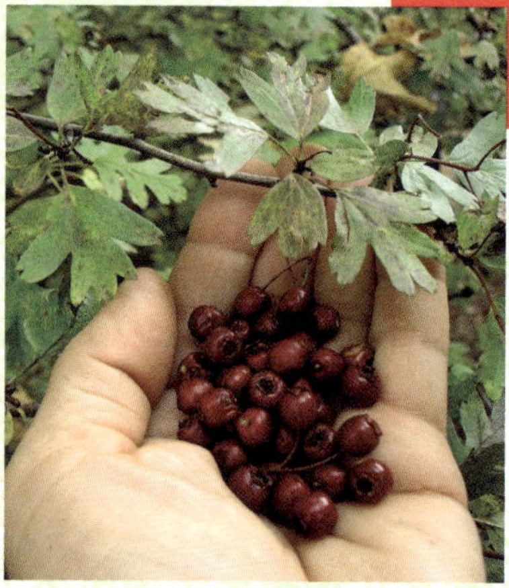

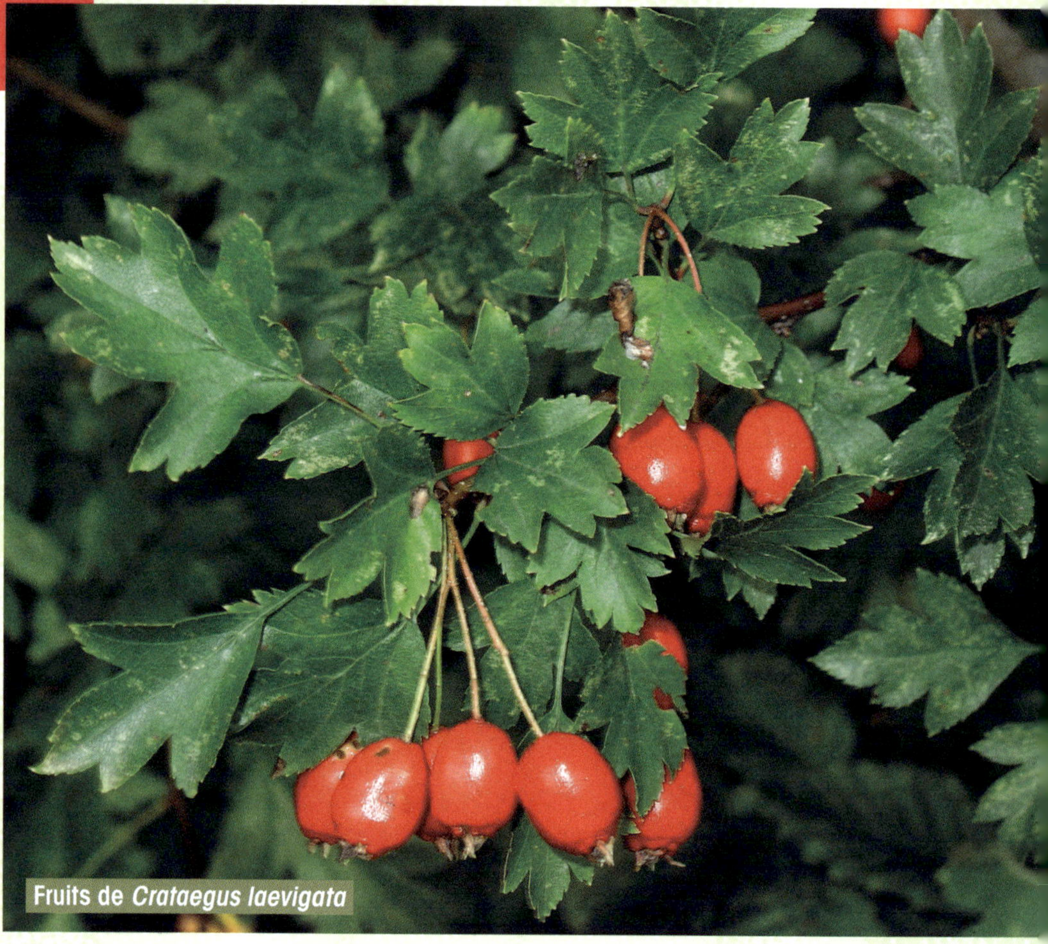

Fruits de *Crataegus laevigata*

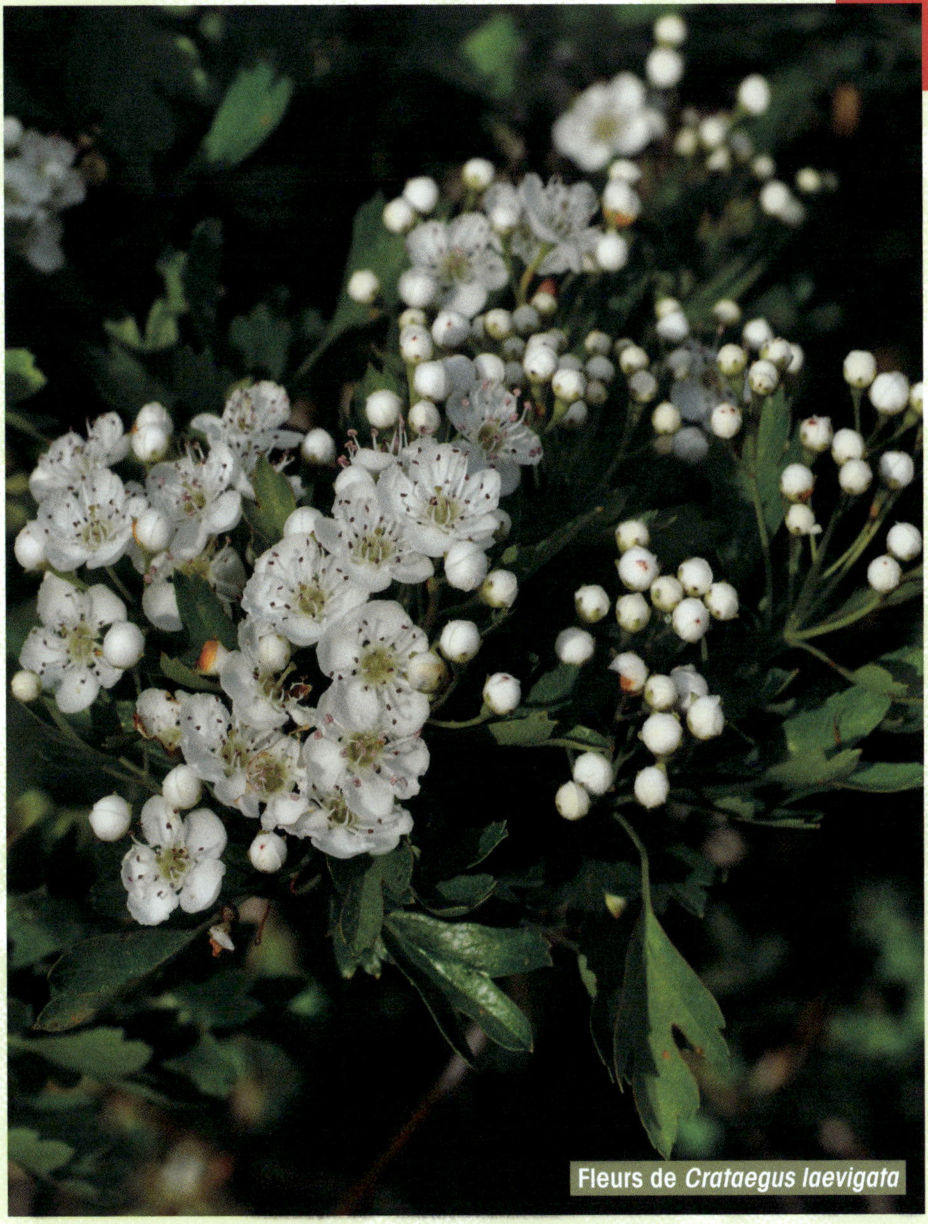

Fleurs de *Crataegus laevigata*

baisser la tension et de calmer les spasmes. Les feuilles et les fruits possèdent, à un moindre degré, leurs vertus.

Quant aux **fruits**, ils sont à peine sucrés, plutôt fades et très farineux. Ils ne sont guère bons crus. On peut les faire cuire puis les passer à travers un moulin à légumes pour éliminer les peaux et les noyaux. La purée obtenue doit ensuite être aromatisée, ou mélangée avec de la farine pour faire des bouillies, des galettes, du pain ou des gâteaux. Les fruits d'aubépine renferment entre autres des sucres, de la pectine et de la vitamine C.

D'après une légende, l'odeur particulière des fleurs d'aubépine serait le souvenir des langes de Jésus que Marie étendit sur les branches de l'arbuste... Dans nos campagnes, la tradition voulait que l'arbuste écarte la foudre. On déposait dans les combles des habitations le premier rameau d'aubépine fleurie pour les protéger des orages. Fixé au-dessus de la porte des étables, ce talisman préservait les animaux des maléfices.

recettes

Liqueur d'aubépine

100 g de feuilles d'aubépine, 80 g de sucre, 1 litre de vin blanc, 1 dl d'alcool de fruits

- Placez dans un bocal les feuilles d'aubépine fraîchement cueillies.
- Versez le sucre, puis recouvrez du vin blanc et de l'alcool de fruits.
- Laissez macérer pendant trois mois, en exposant au soleil chaque fois que possible.
- Filtrez, mettez en bouteilles et laissez encore reposer environ six mois avant de déguster.

Vous pouvez également ajouter quelques fleurs d'aubépine, mais sans excès, car leur saveur est prononcée.

Quenelles de purée d'aubépine et cynorrhodon au caramel

300 g de fruits d'aubépine, 150 g de cynorrhodons (voir p. 162), 1/2 litre d'eau, 100 g de sucre, 1 dl de vinaigre de cidre, 1 fromage blanc

- Faites cuire l'aubépine et les cynorrhodons dans de l'eau.
- Passez au moulin à légumes et récupérez la pulpe.
- Préparez un caramel avec le sucre.
- Déglacez le caramel avec le vinaigre (faites très attention aux éclaboussures).
- Mélangez la purée d'aubépine avec la moitié du caramel.
- Formez des quenelles et disposez-les sur une assiette avec le fromage blanc.
- Nappez de caramel.

DAHLIA

● — Fleurs de pleine terre - Nord

Dahlia pinnata — ASTÉRACÉES (COMPOSÉES)

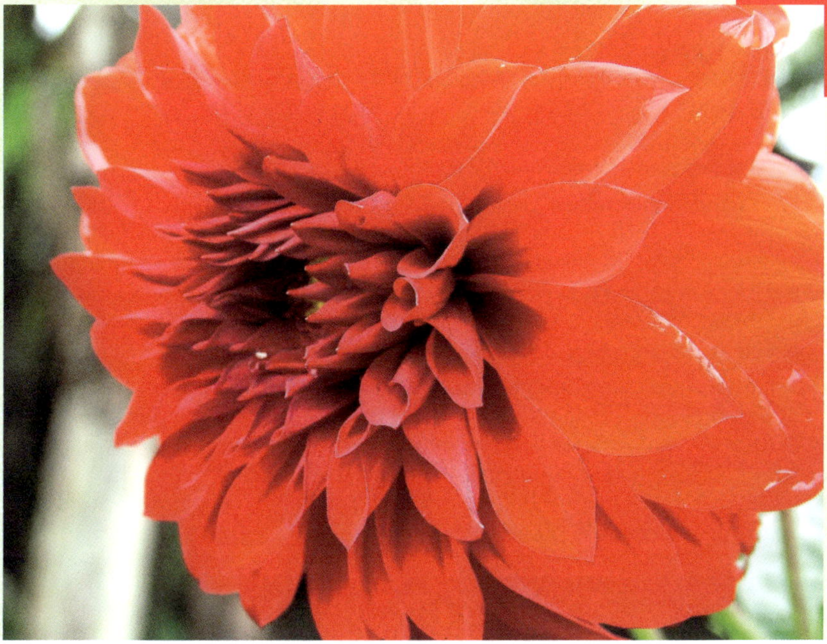

ORIGINE : Mexique
PARTIE UTILISÉE : racines et fleurs
ÉPOQUES DE RÉCOLTE : automne, hiver
UTILISATIONS : légume cuit

Culture

Les dahlias sont des plantes vivaces très rustiques qui s'accommodent de la plupart des sols et n'ont que le gel pour ennemi sérieux. Ils sont devenus extrêmement populaires comme plante d'ornement depuis la première moitié du XIXe siècle et il en existe actuellement d'innombrables variétés de toutes les couleurs (sauf le bleu) et à fleurs simples ou doubles, de formes diverses.

La multiplication s'effectue par bouturage ou par division des touffes. On sépare les tubercules les uns des autres une semaine avant de les planter. Ces derniers se conservent bien pendant l'hiver, à condition de les garder à l'abri du gel.

Description

Les tiges robustes des dahlias peuvent s'élever jusqu'à deux mètres. Elles portent des feuilles opposées, irrégulièrement découpées, et des capitules larges de 8 à 15 cm portés par des pédoncules naissant à l'aisselle des feuilles supérieures. Dans l'espèce primitive, les capitules sont plus petits, avec une seule rangée externe de fleurs ligulées.

Étymologie

Ces plantes ont été dédiées au botaniste Suédois Andréas Dahl, élève de Linné (1751-1789).

Usages alimentaires

Les **racines fasciculées**[1] des dahlias sont renflées et charnues, comme il est facile de s'en rendre compte en les transplantant. Les Mexicains les consommaient après les avoir cuites. Les racines de dahlia restent fermes, même après une cuisson prolongée, et leur texture n'est pas désagréable. Il faut choisir les jeunes racines, tendres et croquantes, tandis que les plus âgées sont fibreuses et peu agréables.

Servez-les tout simplement, accompagnées d'un morceau de beurre et de quelques feuilles de capucines hachées (voir p. 187-189) pour les relever, car leur saveur, qui évoque le topinambour, est un peu fade. Une bonne préparation consiste à les faire revenir dans une poêle avec un peu d'huile d'olive jusqu'à ce qu'elles soient dorées et d'y ajouter alors un copieux hachis d'ail et de thym. Quant au poulet au dahlia, il mérite qu'on le déguste.

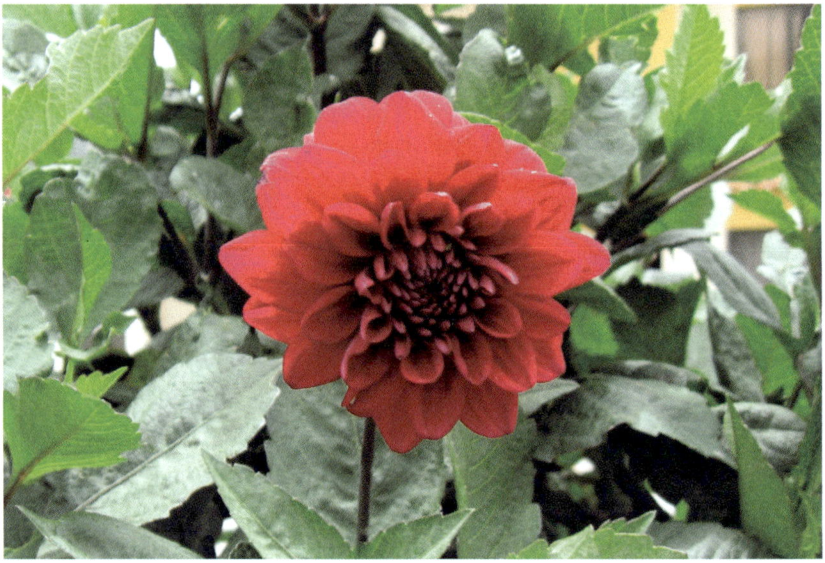

---

[1] *En faisceau, c'est-à-dire sans racine principale.*

Le goût légèrement sucré des racines de dahlia est dû à une substance particulière, l'inuline, caractéristique de la famille des Composées : on retrouve ce sucre, entre autres, dans les fonds d'artichaut[1], dans les racines de salsifis, dans les topinambours et dans l'énorme racine de l'aunée *(Inula helenium)* dont l'inuline tire son nom.

Il s'agit d'un hydrate de carbone intermédiaire entre un sucre simple[2], au goût nettement sucré, et un amidon[3] qui ne possède pas cette saveur caractéristique. Les sucres simples[4] sont rapidement assimilés par l'organisme et leur abus y entraîne des désordres qui peuvent se révéler très graves. En particulier, ils sont interdits aux diabétiques. Les amidons eux ne sont absorbés que très progressivement et forment ainsi d'excellentes réserves d'énergie. Quant à l'inuline, elle se situe à mi-chemin : elle possède un agréable goût sucré, mais forme quand même une réserve d'énergie appréciable car elle n'est pas métabolisée immédiatement et, chose importante, elle est tolérée par les diabétiques, car elle se décompose en lévulose et non pas en glucose. Vous ne soupçonniez certainement pas que vos dahlias avaient de telles vertus : souvenez-vous en l'hiver prochain en les retirant de terre et vous saurez comment mettre à profit votre surplus de racines.

Les **fleurs** extérieures des capitules, ces jolis « pétales » colorés, peuvent être ajoutées telles quelles dans les salades pour les décorer.

recette

Poulet au dahlia

1 poulet, 400 g de jeunes racines de dahlia, sel, aromates

- Préparez votre poulet et mettez-le dans une cocotte en fonte ou en terre.
- Choisissez de jeunes racines de dahlia, tendres et croquantes. Grattez-les soigneusement pour en enlever la peau qui se détache facilement, puis lavez-les à grande eau.
- Coupez-les en tranches assez fines et disposez-les dans la cocotte avec le poulet. Salez et aromatisez à votre goût.
- Faites cuire environ 40 minutes et servez immédiatement.

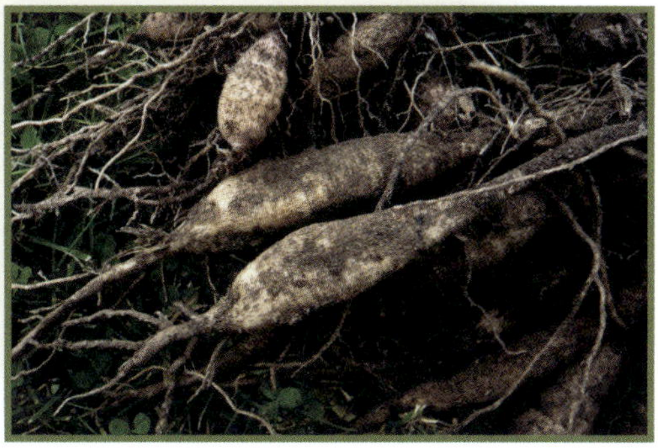

---

[1] *Les racines de dahlia ont un arrière-goût « d'artichaut ».*

[2] *Comme le glucose ou le saccharose.*

[3] *Que l'on rencontre, par exemple, dans la pomme de terre, le blé, le riz, etc.*

[4] *Les diététiciens parlent plutôt de substances « à index glycémique élevé ».*

HÊTRE POURPRE

— Plantes ligneuses - Nord

Fagus silvatica var. *atropunicea* — **FAGACÉES**

ORIGINE : Europe
PARTIES UTILISÉES : jeunes feuilles, amande de la graine
ÉPOQUE DE RÉCOLTE : jeunes feuilles : printemps ; graines : automne
UTILISATIONS : jeunes feuilles : salade ; graines : condiment, huile

Culture

Le hêtre est l'une des essences feuillues les plus importantes en France où on le rencontre à peu près partout, sauf dans la région méditerranéenne. Le hêtre pourpre en est une variété au feuillage coloré, très ornemental. Il est plus résistant à la sécheresse que le hêtre commun. D'autres variétés existent, à feuilles découpées, à port pleureur, etc.

L'arbre se multiplie par semis des graines mûres mises en terre après les gelées. Le jeune plant a besoin d'ombre et de fraîcheur, conditions naturellement présentes dans le sous-bois des hêtraies.

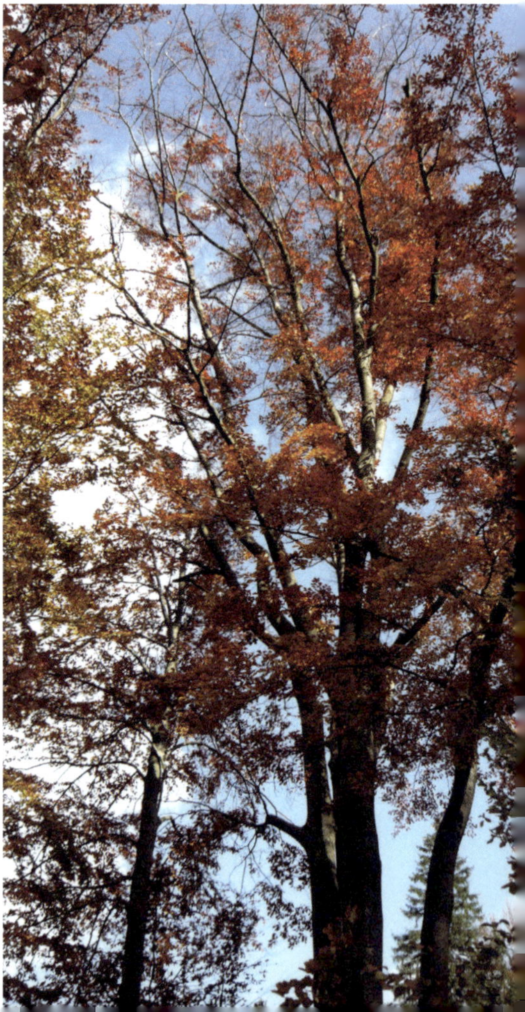

Description

Le hêtre est un grand arbre atteignant 40 m de hauteur dont le tronc droit et cylindrique est revêtu d'une écorce gris clair et lisse, même sur les individus âgés. Les bourgeons qui donnent naissance aux feuilles sont caractéristiques : ils forment un fuseau étroit, aigu, d'un brun rougeâtre. Les feuilles sont alternes, ovales, entières et bordées de longs cils blancs. Leur couleur, habituellement verte, est pourpre foncé dans notre variété. Les fleurs paraissent avant les feuilles et sont soit mâles, soit femelles. Les fleurs mâles sont groupées en chatons globuleux et les fleurs femelles réunies par deux. Ces dernières produisent des fruits bruns, luisants, à 3 côtés, enfermés dans une coque dure hérissée de pointes émoussées.

Étymologie

Antérieurement « hestre », le nom de cet arbre de nos forêts est issu du francique[1] *haistr,* qui le désignait. Le hêtre est parfois nommé « fayard » dans le sud de la France, « foyard » en Savoie et en Suisse romande. Ces termes, plus couramment employés autrefois qu'aujourd'hui, viennent du nom latin de l'arbre, *fagus,* dérivé lui-même du grec *phêgos* qui servait à désigner des chênes à glands doux (non amers) – *phagein* en grec ancien signifie manger.

Usages alimentaires

Nous pouvons donc nous attendre à ce que les hêtres produisent, tout comme les chênes, des fruits dont l'amande est comestible. Pas d'erreur, les « **faînes** » sont consommées depuis des millénaires dans nos régions, et le hêtre pourpre de nos parcs produit lui aussi en automne ces graines savoureuses. Mais le hêtre ne fructifie qu'après avoir atteint une soixantaine d'années !

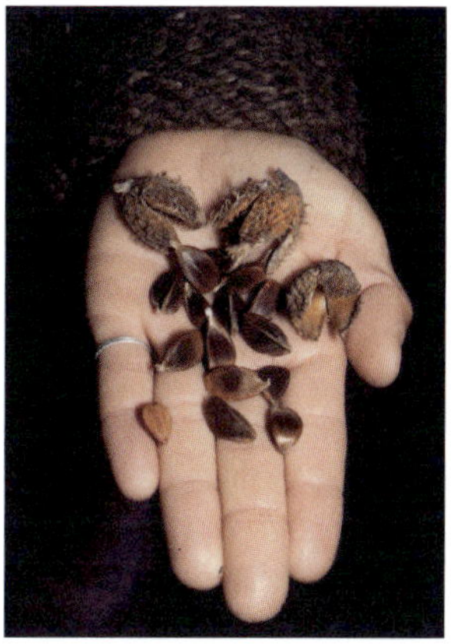

Les faînes ont un goût de « noisette » agréable lorsqu'on les consomme crues. Elles sont entourées d'une fine peau brune, astringente, qu'il est préférable de retirer. Leur arôme est rehaussé si on les fait légèrement griller. Ajoutez-les ainsi à des légumes cuits à la vapeur et vous aurez tout simplement, à peu de frais, un plat excellent.

Les faînes renferment une substance légèrement toxique, la fagine, contenue principalement dans la pellicule externe. On signale que la consommation de grandes quantités de ces amandes crues risque de provoquer des maux de tête. La dose limite dépend des sensibilités individuelles. Elle est certainement élevée pour certaines personnes, car je n'ai jamais ressenti le moindre problème.

En revanche, l'huile exprimée des faînes est absolument inoffensive, les principes toxiques restant dans le tourteau. On employait fréquemment cette huile pour la table jusqu'au début du XXe siècle, avec une recrudescence au cours de la Seconde Guerre mondiale. L'huile de faînes était très appréciée, entre autres parce qu'elle se conserve particulièrement bien et se bonifie même en vieillissant. Mais l'obtention de cette huile demande beaucoup de temps, et surtout de main-d'œuvre, car il faut ramasser des centaines de milliers de ces petites graines triangulaires[2]… Et elles ne sont produites en quantité que tous les 5-6 ans. Combien de milliers de litres d'huile se perdent chaque année dans nos forêts ?

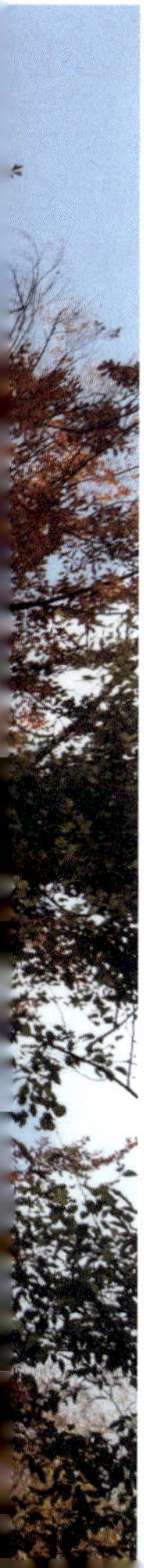

[1] *Une langue germanique parlée par les Francs.*

[2] *Jadis les enfants, en rentrant de l'école, remplissaient des sacs de faînes qu'ils rapportaient à la maison. Au fil des jours, la récolte devenait suffisante pour permettre la production d'huile.*

Plus faciles à utiliser que les faînes, les **jeunes feuilles** de hêtre sont produites en abondance au printemps. Il faut les ramasser lorsqu'elles sont bien tendres, délicatement translucides : dès qu'elles se développent, les feuilles deviennent rapidement coriaces et inutilisables. Elles forment d'excellentes salades, seules ou en mélange avec d'autres plantes, sauvages ou cultivées (laitue, carottes râpées, feuilles de primevère, d'orpin, etc.) : assaisonnez simplement d'huile d'olive, de jus de citron[1], de sel et de poivre. Dégustez, puis imaginez combien de saladiers vous pourriez remplir avec un seul arbre, avec une forêt de hêtre… Cela s'avère d'autant plus intéressant que les feuilles, en général, sont riches en protéines, en sels minéraux, en vitamines, en antioxydants, etc. Sachant qu'il existe à travers le monde des milliers d'arbres à feuilles tout aussi comestibles, s'agirait-il là d'une solution encore méconnue à la malnutrition ?

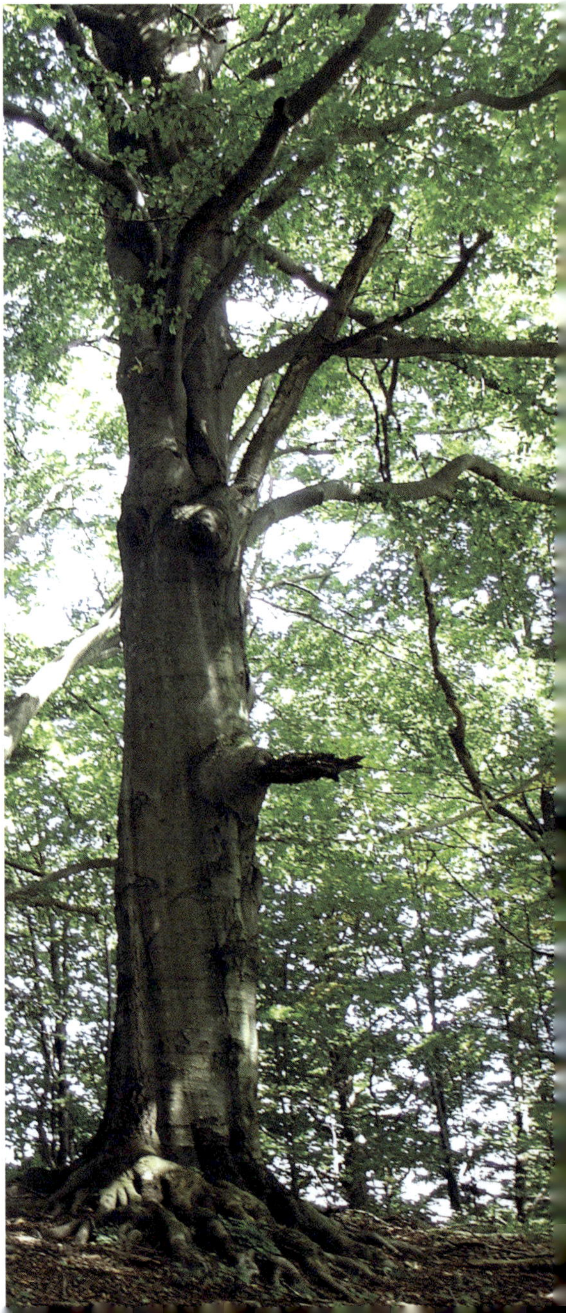

recette

Caramel de faînes

250 g de faînes, 100 g de sucre, 35 g de beurre

- Faites griller les faînes pour en faciliter le décorticage, puis retirez-en l'écorce dure.
- Faites fondre le sucre avec le beurre dans une poêle et laissez brunir une dizaine de minutes.
- Lorsque le caramel est à bonne consistance, ajoutez les faînes décortiquées.
- Laissez cuire encore une ou deux minutes et versez sur une plaque huilée ou sur du papier sulfurisé.

---

[1] *Ou bien essayez le jus d'argousier, p. 85.*

GINKGO

● — Plantes ligneuses - Nord

ARBRE AUX QUARANTE ÉCUS

Ginkgo biloba — GINKGOACÉES

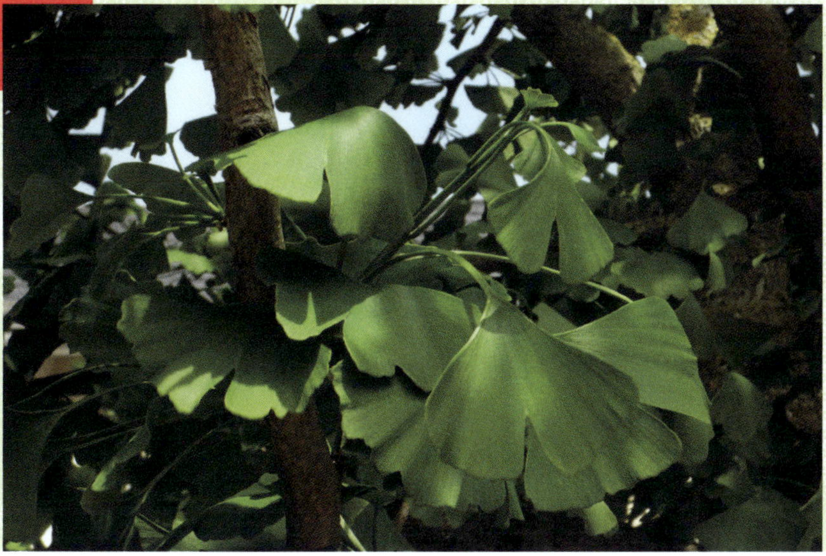

ORIGINE : Chine
PARTIE UTILISÉE : amande
ÉPOQUE DE RÉCOLTE : automne
UTILISATIONS : grillée, huile

Culture

Le ginkgo est particulièrement décoratif en automne, lorsque son feuillage prend une magnifique teinte jaune d'or. Cet arbre n'est guère exigeant en ce qui concerne le terrain et il supporte généralement bien l'atmosphère polluée des villes.

Description

Le ginkgo est un arbre à port droit qui peut atteindre 20 mètres de hauteur ou plus et vivre plusieurs centaines d'années. Il est dioïque, c'est-à-dire que certains pieds ne portent que des fleurs mâles et d'autres que des fleurs femelles. Les pieds mâles ont des branches dressées et des rameaux pendants, tandis que les arbres femelles portent des branches horizontales, plus grosses, et des rameaux semi-retombants. Chez les deux sexes, les feuilles ont une forme très caractéristique d'éventail profondément échancré au centre. Les spécimens femelles produisent leurs gros « fruits » jaunes par grappes de deux ou trois.

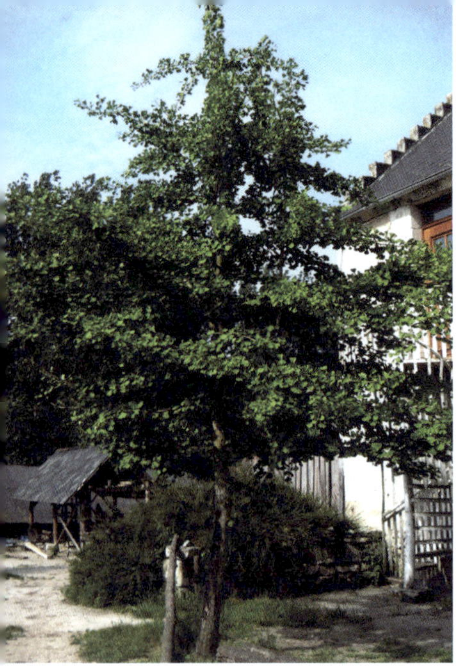

Ce curieux arbre est originaire de la Chine mais, en fait, on ne le connaît pas à l'état sauvage. Les témoignages les plus anciens ne mentionnent le ginkgo que cultivé comme arbre sacré dans les parcs et les jardins des monastères chinois et japonais. Il fut introduit en France à la fin du XVIIIe siècle, en passant par l'Angleterre et les Pays-Bas. Comme il était très rare, et donc très cher, on lui donna le surnom d'« arbre aux quarante écus ».

Le ginkgo est souvent qualifié de « fossile vivant », à juste titre car il était déjà présent sous sa forme actuelle il y a quelque 200 millions d'années durant l'ère du Trias. C'est donc le plus ancien arbre connu. La famille à laquelle il appartient était très riche en espèces à l'époque tertiaire, mais seul le ginkgo a survécu.

Étymologie

Son nom difficile à épeler vient du japonais *yin-kuo* qui signifie « abricot d'or » et dénote l'aspect du « fruit », en réalité un énorme ovule nu qui n'a pas forcément été fécondé. Seuls les arbres femelles portent des ovules bien sûr, mais comme ces derniers tombent à terre en abondance et « salissent » le sol en pourrissant, on a tendance à ne planter que des arbres mâles. Quant à l'épithète *biloba,* il provient du fait que les feuilles sont profondément divisées en deux lobes.

Usages alimentaires

Si par hasard vous rencontrez un ginkgo femelle, vous ne manquerez pas de remarquer ces gros **ovules** jaunes. Ils ressemblent un peu à des mirabelles et sont comestibles. En Extrême-Orient, l'**amande** est consommée après avoir été grillée ou frite et on la vend couramment sur les marchés. Une huile alimentaire en est extraite par pression. Cette huile sert également à l'éclairage là où l'usage des lampes est encore courant.

L'enveloppe charnue des ovules a une odeur désagréable et on signale même qu'elle provoque des irritations cutanées chez certains individus. L'amande elle-même ne peut être consommée qu'après préparation. Crue, elle est trop âcre pour pouvoir être utilisée.

D'un point de vue médicinal, les feuilles du ginkgo ont une action favorable sur le système circulatoire. On les utilise sous forme d'infusions ou d'extraits en cas de varices, œdèmes des membres inférieurs, hémorroïdes, etc.

Un arbre bien étrange que le vénérable ginkgo !

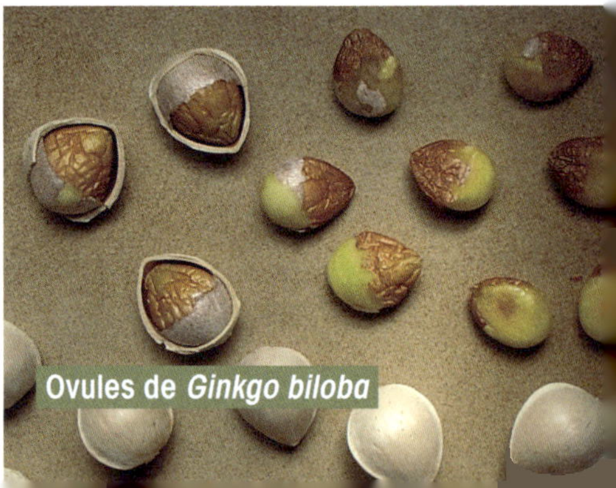

Ovules de *Ginkgo biloba*

HÉMÉROCALLE FAUVE

• — Fleurs de pleine terre - Nord

LIS ROUGE

Hemerocallis fulva — **LILIACÉES**

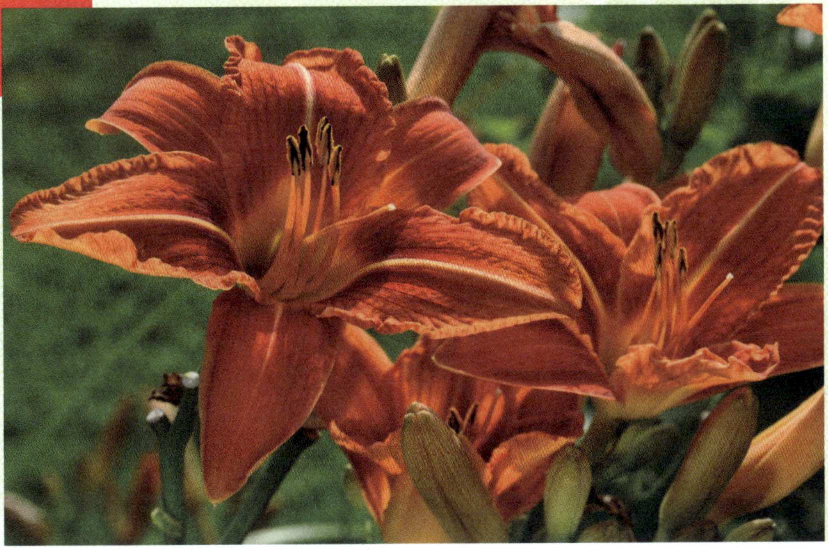

ORIGINE : sud-est de l'Europe, Asie
PARTIES UTILISÉES : tubercules, jeunes pousses, boutons floraux et fleurs
ÉPOQUES DE RÉCOLTE : tubercules : hiver ; jeunes pousses : mars-avril ; boutons floraux : mai-juin ; fleurs : juin-juillet
UTILISATIONS : légumes crus ou cuits

Culture

Les hémérocalles s'accommodent de tous les sols et de toutes les expositions, mais ils préfèrent une terre fraîche et profonde et une situation demi-ombragée. Ils sont extrêmement rustiques et demandent peu de soins. Il en existe de nombreuses variétés horticoles.

La multiplication se fait ordinairement par division des touffes à l'automne, dès que les feuilles sont flétries, ou bien au printemps lors de la reprise de la végétation. On peut également reproduire la plante par semis – en pépinière à l'automne, ou en place au printemps.

Description

Les hampes florales de l'hémérocalle fauve peuvent atteindre jusqu'à 1 m 20 de hauteur. Les feuilles partent toutes de la base de la plante. Elles sont

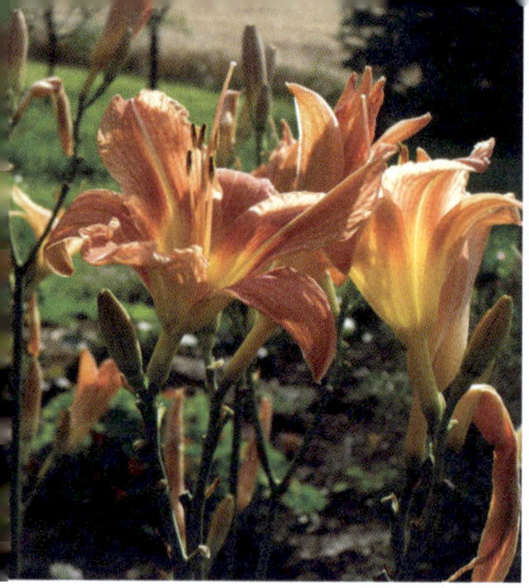

très longues, arquées, pliées en long et d'un beau vert clair. Quant aux fleurs, groupées au sommet des tiges, elles sont grandes, jaune orangé fauve et inodores, contrairement à celles d'une espèce voisine, le lis jaune *(Hemerocallis flava),* qui possèdent un délicieux parfum.

Bien qu'on la nomme parfois « lis rouge », cette plante n'est qu'une cousine des véritables lis et n'appartient pas au même genre[1]. Les lis se reproduisent au moyen de bulbes[2] souterrains, tandis que les hémérocalles forment de nombreux petits tubercules à leur base.

Étymologie

Le nom de ces plantes provient du grec *hêmera,* jour, et *kallos,* beauté. En effet, les grandes fleurs, jaunes ou orangées selon les espèces, ne durent qu'un jour. Le latin *fulvus* signifie « fauve » et *flavus* « jaune ».

Usages alimentaires

Les **tubercules** des hémérocalles sont comestibles lorsqu'ils sont jeunes et fermes, mais ils deviennent mous avec l'âge et sont alors peu agréables à manger. On peut les ramasser toute l'année, sauf lorsque le sol est gelé. Après les avoir soigneusement lavés, en éliminant les petites racines qui y sont attachées, on les coupe en morceaux pour les ajouter, crus, aux salades ou les faire

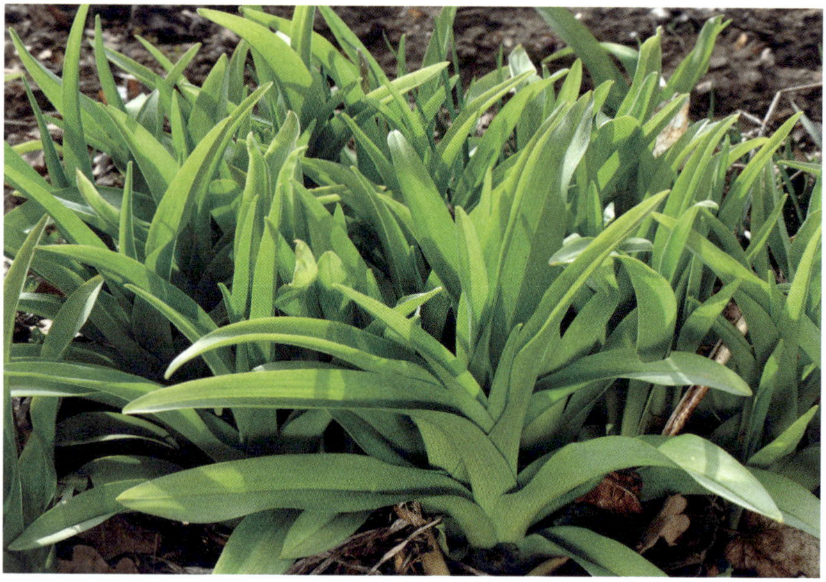

[1] *Les lis forment le genre* Lilium, *voir p. 96.*

[2] *Structures du type de l'oignon, formées d'écailles charnues.*

bouillir 15 minutes dans de l'eau salée ou les cuire à la vapeur. Crus, ils croquent sous la dent et rappellent un peu la noisette par leur goût. Lorsqu'ils sont cuits, leur texture et leur saveur se rapprochent plutôt de celles du maïs sucré.

Les **jeunes pousses** des hémérocalles ramassées au printemps, alors qu'elles sont encore très tendres, peuvent également être consommées crues ou cuites. Leur texture est agréable et leur saveur extrêmement délicate. Les feuilles cessent d'être utilisables dès qu'elles sont devenues coriaces.

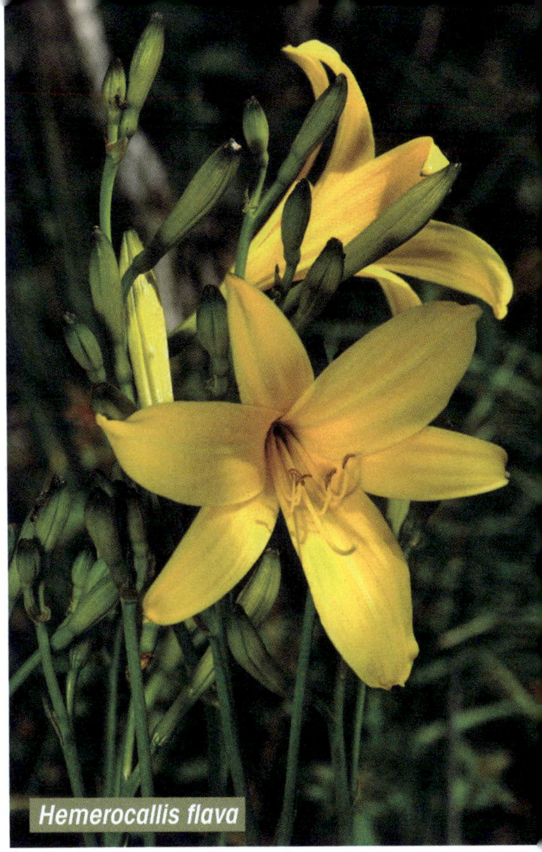

Hemerocallis flava

Fleurs et **boutons floraux** de nombreuses hémérocalles, dont le lis rouge, sont couramment employés comme légumes en Extrême-Orient. Juste avant qu'ils ne s'ouvrent, les boutons sont bouillis ou cuits à la vapeur quelques minutes dans de l'eau salée. Vous pourrez les servir comme les haricots verts, avec un peu de beurre et un hachis d'ail et de persil, ou à l'orientale, avec un filet d'huile de sésame grillé et quelques gouttes de sauce de soja. Fraîchement cueillies, les fleurs peuvent être coupées en morceaux et ajoutées aux salades ou aux omelettes. Elles ont une délicieuse saveur aromatique et sucrée.

En Chine et au Japon, les fleurs fraîches ou fanées sont ajoutées aux soupes, que leurs qualités mucilagineuses permettent d'épaissir. Comme elles sont produites en abondance durant la période de floraison, les Orientaux les font également sécher ou les conservent dans le sel, et peuvent ainsi les utiliser toute l'année. Les fleurs séchées ou salées sont mises à tremper quelques heures avant d'être utilisées. On les ajoute généralement quelques minutes avant la fin de la cuisson pour ne pas détruire leur délicate texture.

recette

Omelette d'hémérocalle

400 g de boutons floraux d'hémérocalle, 4 œufs, huile d'olive, sel, poivre

- Coupez les boutons floraux d'hémérocalle en morceaux de quelques centimètres et faites-les revenir dans une poêle avec un fond d'huile d'olive. Gardez-leur un peu de croquant.
- Battez les œufs en omelette avec sel et poivre et versez sur les boutons floraux.
- Faites cuire l'omelette à votre goût.

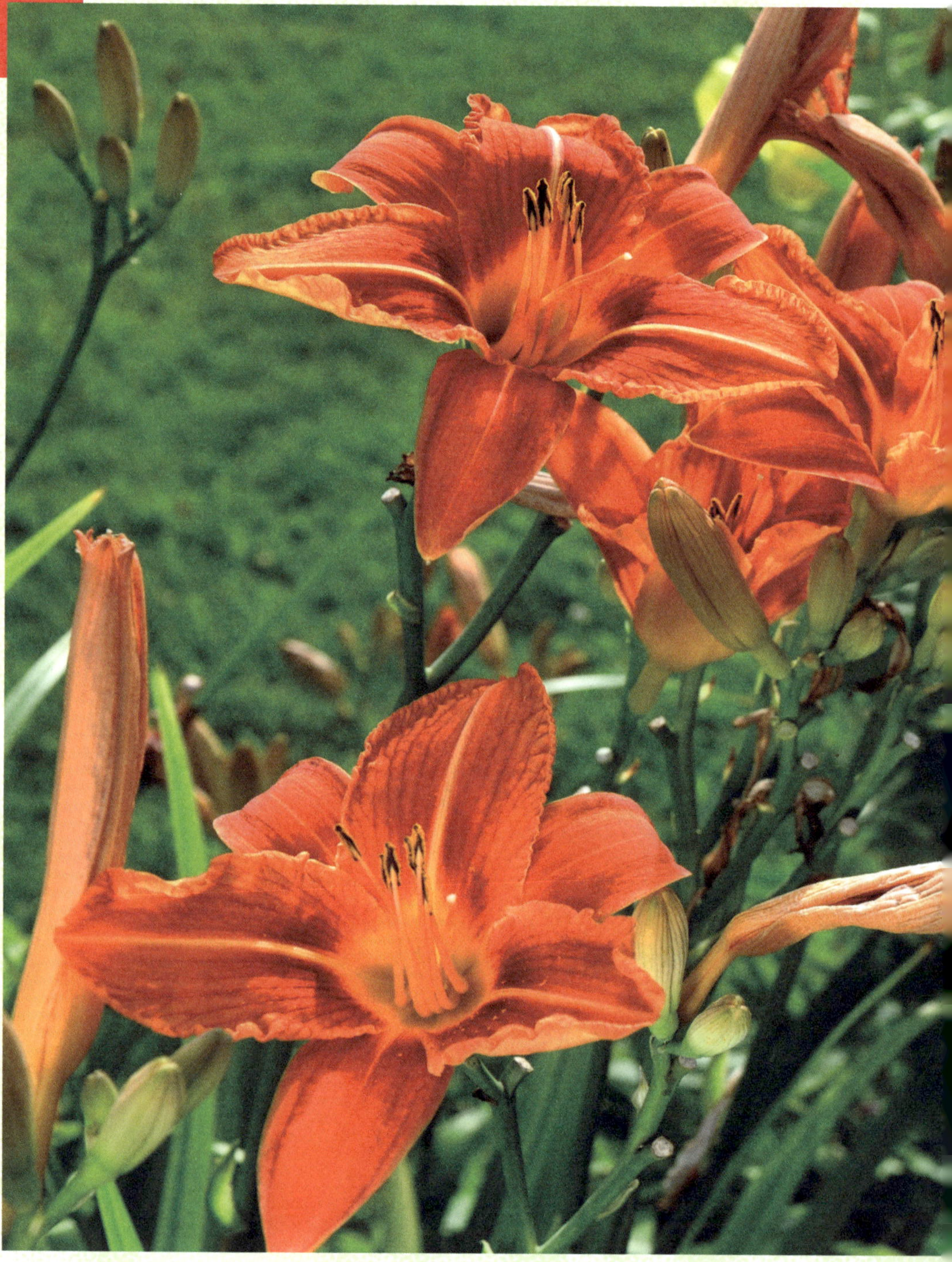

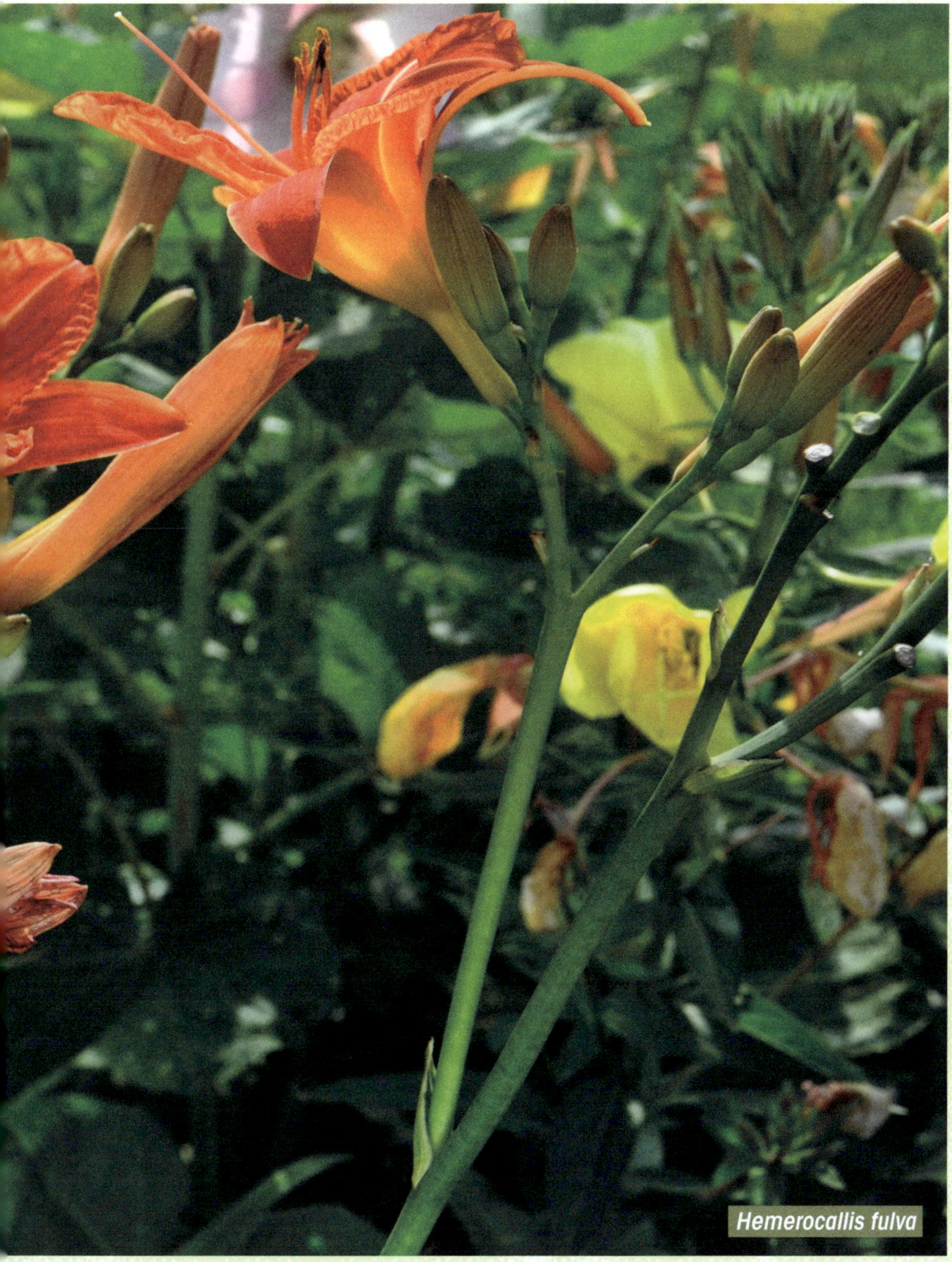

Hemerocallis fulva

BERCE DU CAUCASE

● — Fleurs de pleine terre - Nord

BERCE GÉANTE

Heracleum mantegazzianum — APIACÉES (OMBELLIFÈRES)

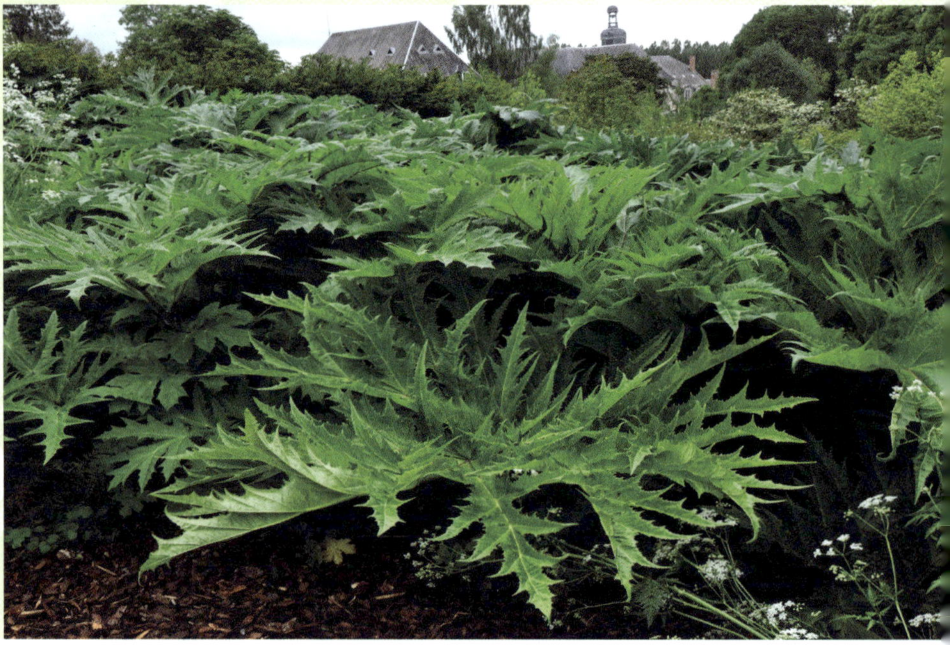

ORIGINE : Caucase
PARTIES UTILISÉES : jeunes pousses et tiges, feuilles, boutons floraux et fruits
ÉPOQUES DE RÉCOLTE : jeunes pousses et tiges : mars-juin ;
feuilles : mai-octobre ; boutons floraux : mai-juin ; fruits : juin-septembre
UTILISATIONS : légumes crus ou cuits

Culture

La berce du Caucase croît vigoureusement dans tous les terrains frais. Elle affectionne les sols argileux, humides et profonds. On isole ces plantes sur les pelouses ou au bord des pièces d'eau, où elles produisent de fin mai à fin juillet un effet majestueux. Plus tard, leurs feuilles jaunissent. Leur culture ne demande aucun soin particulier.

La multiplication s'effectue par semis et par éclats de touffes. Les semis ont lieu soit au printemps en pépinière, soit de préférence en automne en pleine terre. Les plantes se reproduisent facilement par semis naturel. À tel point d'ailleurs que la berce du Caucase a tendance à s'échapper des jardins et à former, en particulier en Suisse et en Allemagne, d'imposantes colonies.

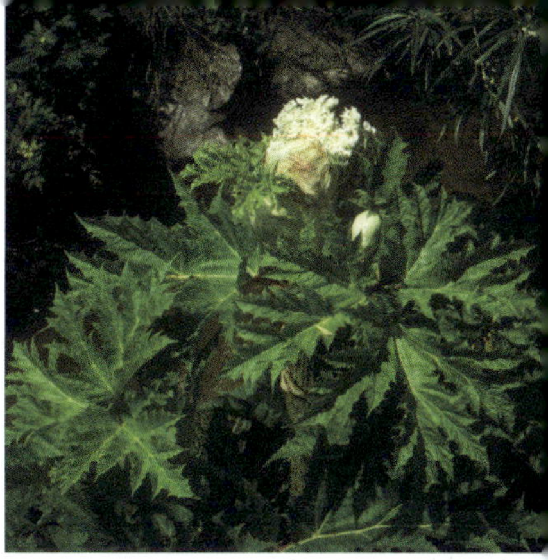

Description

La berce du Caucase est une plante herbacée géante, vivace, qui peut atteindre plus de trois mètres de hauteur. Elle est couverte de poils raides. Ses tiges robustes, creuses et sillonnées, rameuses, portent d'immenses feuilles. Celles de la base mesurent souvent plus d'un mètre de longueur. Les feuilles sont divisées en trois lobes distincts, chacun profondément incisé en lobes aigus. Les petites fleurs blanches sont groupées en immenses ombelles aplaties atteignant facilement plus de 50 cm de diamètre. La floraison de la berce du Caucase est impressionnante. Chaque fleur produit un fruit aplati, obovale, d'un peu plus de 1 cm de longueur.

Le feuillage ample et retombant de la berce du Caucase est très décoratif. Il forme de larges touffes qui occupent parfois près de quatre mètres de diamètre. Cette plante ne convient donc pas aux petits jardins !

On cultive plus rarement pour l'ornementation la berce de Perse *(Heracleum persicum),* d'Iran, et la berce pubescente *(Heracleum speciosum),* d'Asie Mineure. Mais il existe surtout une espèce sauvage plus petite, la berce spondyle ou « patte d'ours » *(Heracleum sphondylium),* extrêmement commune dans nos prairies. Également très décorative, c'est l'espèce à préférer pour toutes les utilisations culinaires.

Étymologie

Heracleum provient d'*Hêraklês,* Hercule, du fait de l'aspect massif de ces végétaux. C'était dans l'Antiquité le nom d'une plante consacrée à Hercule. « Berce » provient du germanique *bär,* ours, du fait de l'apparence « mal léchée » de ces plantes. La berce du Caucase *(Heracleum mantegazzianum)* est dédiée à Paolo Mantegazzi (1831-1910), anthropologue et explorateur italien.

Usages alimentaires

Diverses espèces de berce ont été d'importants légumes de cueillette en Europe, en Asie et en Amérique du Nord. Les toutes **jeunes feuilles** peuvent s'ajouter, hachées, aux salades qu'elles parfument agréablement. Elles se cueillent au début du printemps lorsqu'elles sont d'un joli vert tendre, luisantes sur leur face supérieure et toutes fripées.

Une fois développées, les **feuilles** sont meilleures cuites. Les gratins, les soufflés et les quiches conviennent parfaitement à leur goût aromatique marqué. Les soupes sont à éviter car la texture trop rêche des feuilles risque d'irriter les gorges sensibles. En Pologne, les feuilles de la berce spondyle étaient jadis conservées pour l'hiver par lactofermentation. Elles donnaient ainsi une sorte de choucroute dont on préparait une soupe acide, le « bortsch[1] ».

---

[1] Barszcz *en polonais. Il est aujourd'hui préparé avec de la betterave rouge, de la crème et du vinaigre…*

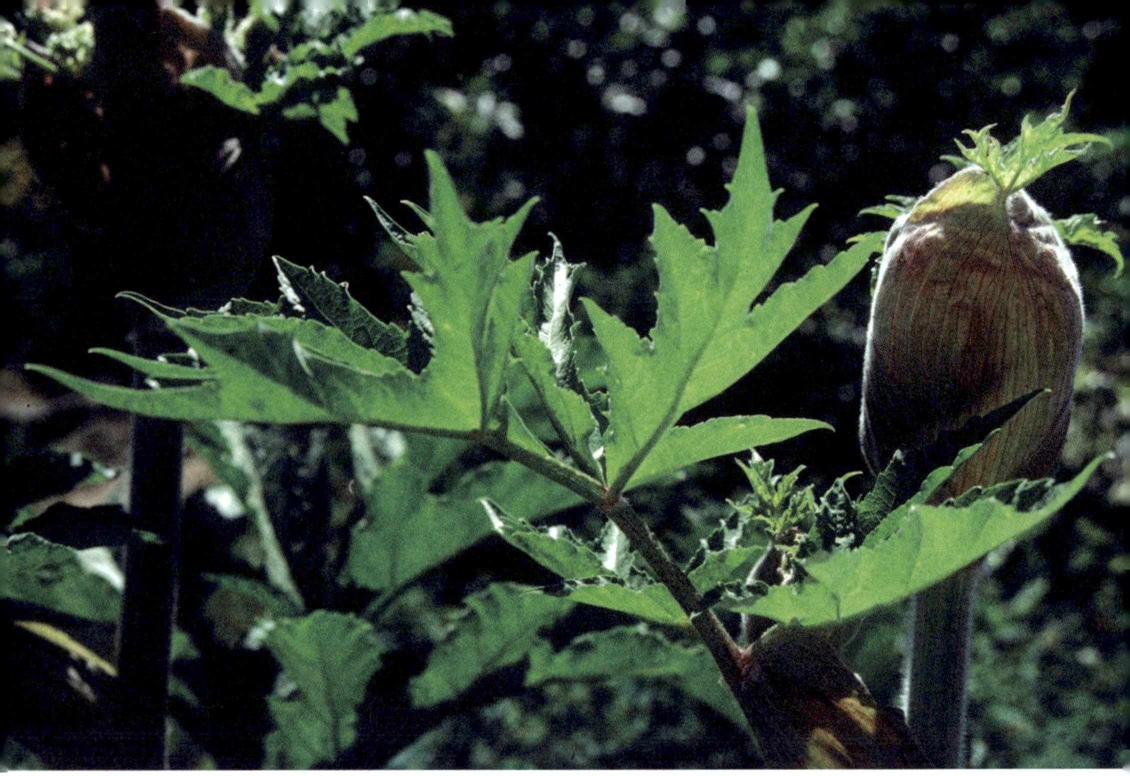

Les **pétioles** charnus se préparent comme les côtes de bette, au naturel, en sauce blanche ou au gratin. Ils peuvent devenir très grands et épais. Leur saveur parfumée est agréable, mais il faut au préalable cuire les pétioles de la berce du Caucase dans une eau que l'on éliminera, car les différentes parties de cette espèce présentent souvent une amertume marquée. Cette précaution est inutile pour les pétioles de la berce spondyle.

La **tige** en cours de développement, récoltée d'avril à juin, est tendre, croquante et juteuse. Celle de la berce spondyle possède un goût aromatique et sucré et une délicieuse odeur de mandarine agrémentée de noix de coco ! Il faut la couper lorsqu'elle est encore bien souple entre les doigts, avant qu'elle ne devienne dure. Le mieux est de la peler et de la déguster telle quelle, comme un véritable bonbon végétal. On peut aussi la couper en morceaux et l'ajouter aux salades comme du concombre dont elle possède la consistance. En Russie, les tiges étaient mises à sécher, puis mélangées à de l'eau. Riches en sucres simples, elles fermentaient pour produire une boisson pétillante et faiblement alcoolisée.

Avant qu'elles ne s'épanouissent, les **inflorescences** forment de gros boutons cachés dans la base renflée des pétioles. Récoltées de la fin du printemps à l'été, elles se font cuire à la vapeur ou à l'eau et se servent comme les asperges, avec du beurre, un filet d'huile ou une sauce légère. Celles de la berce spondyle sont sans doute l'une des meilleures productions du règne végétal.

Les **fruits**, aplatis et ailés, dégagent lorsqu'on les froisse un arôme puissant. Leur saveur piquante et leur goût marqué en font un condiment intéressant, en particulier avec les céréales ou les pommes de terre. Mais il faut prendre soin de les broyer, de les disséminer dans la nourriture et de les utiliser avec modération. On peut aussi extraire leur arôme et s'en servir pour relever divers plats, des soupes aux desserts.

Les **racines**, aromatiques, piquantes et amères peuvent aussi servir de condiment, en très petites quantités.

Mais attention, la berce du Caucase peut provoquer de graves brûlures si son suc vient en contact avec la peau et que l'on s'expose ensuite au soleil. Cela est dû à des substances photodynamisantes, du groupe des furanocoumarines. En Allemagne, la plante *(Herkulesstaude)* a été déclarée ennemi public et fait l'objet d'une campagne systématique de destruction… et les autres pays suivent. C'est évidemment exagéré, mais tenez-vous en plutôt à la berce spondyle, moins virulente, dont la saveur est d'ailleurs bien plus fine et agréable – ou alors, couvrez-vous les bras avant de vous exposer au soleil…

recette

« Asperges » de berce sauce gribiche

400 g de jeunes inflorescences de berce, 3 œufs durs, 1 pincée de sel, 2 cuillerées à café de moutarde, 1 cuillerée à café de vinaigre, 3 cuillerées à soupe d'huile d'olive, 2 cornichons, 1 gousse d'ail, 1 brin de persil

- Récoltez de jeunes inflorescences bien tendres, encore entourées de la gaine du pétiole des feuilles.
- Faites-les cuire à la vapeur ou à l'eau[1],en les gardant légèrement croquantes.
- Écrasez dans un bol les jaunes des œufs durs. Ajoutez le sel, la moutarde, le vinaigre et montez en mayonnaise avec l'huile en filet. Mélangez-y les blancs des œufs, les cornichons, l'ail et le persil, le tout finement haché.
- Nappez de cette sauce les inflorescences bien chaudes et servez immédiatement.

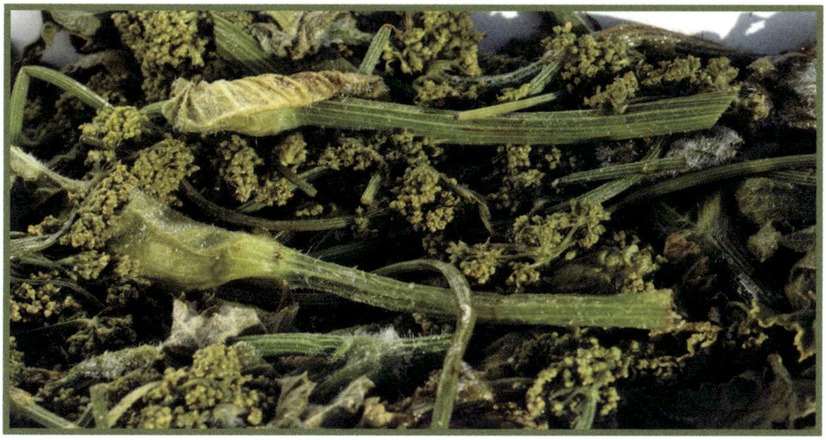

---

[1] *À la vapeur s'il s'agit d'inflorescences de berce spondyle, à l'eau dans le cas de la berce du Caucase, plus forte et amère.*

HIBISCUS ROSE DE CHINE

● — Plantes méridionales

Hibiscus rosa-sinensis — **MALVACÉES**

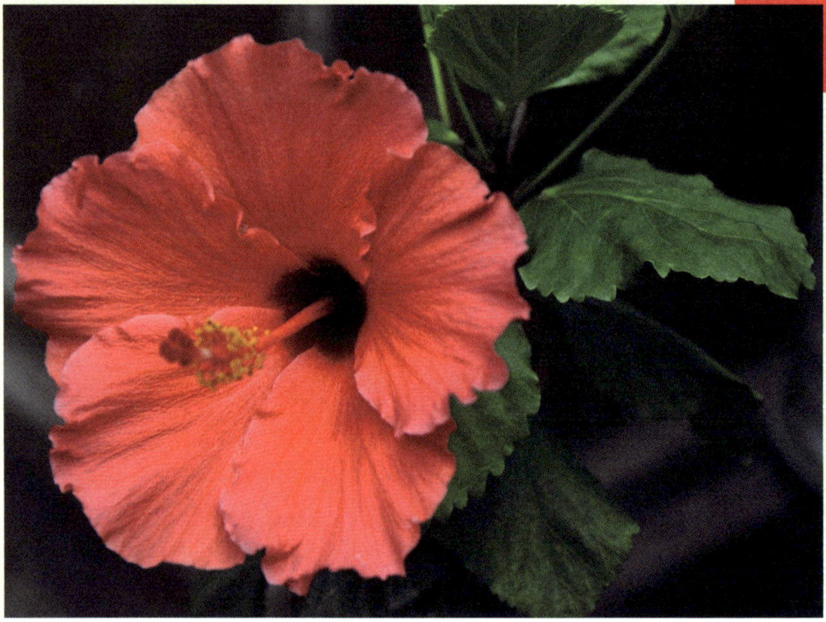

ORIGINE : Asie du Sud-Est
PARTIE UTILISÉE : fleurs, jeunes feuilles
ÉPOQUE DE RÉCOLTE : mai-octobre
UTILISATIONS : décoration

Culture

Cet arbuste tropical ne peut être planté de façon permanente en pleine terre que dans les zones où le gel est inconnu. Plus au nord, il doit être rentré à l'intérieur durant l'hiver. Il lui faut un sol fertile gardé constamment humide et une exposition chaude et ensoleillée. Cet hibiscus commence à fleurir avant même d'avoir atteint 30 cm de hauteur. Il en existe plusieurs variétés aux fleurs de diverses couleurs dont certaines à fleurs doubles.

La multiplication se fait par boutures.

Description

Il s'agit d'une plante ligneuse qui peut atteindre cinq mètres de hauteur dans ses régions d'origine mais qui en dépasse rarement deux dans nos jardins méridionaux. Sur son feuillage dense, d'un vert vif et luisant, tranchent les énormes fleurs rouge écarlate aux innombrables étamines jaunes. Chaque fleur ne dure que quelques jours, mais la période de floraison de l'arbuste est très longue puisqu'elle va du milieu du printemps au début de l'automne, si les conditions climatiques le permettent.

Les grandes fleurs des hibiscus sont caractéristiques de la famille des Malvacées avec leurs étamines soudées par le filet en un long tube au travers duquel passe la partie allongée du pistil nommée le style[1]. Toutes les plantes de cette famille ne se contentent pas de partager des ressemblances florales, elles ont aussi beaucoup en commun en ce qui concerne la composition chimique de leurs tissus : les Malvacées sont très riches en mucilage, substance visqueuse, qui leur confère des propriétés adoucissantes et laxatives (voir rose trémière, p. 23) et elles ne contiennent jamais de substance toxique.

On rencontre fréquemment dans nos jardins d'ornement une espèce voisine, l'*Hibiscus syriacus* ou « mauve en arbre ». Il s'agit effectivement d'un arbuste qui peut croître jusqu'à 4 m de hauteur dans nos régions septentrionales où il est beaucoup plus fréquent que la rose de Chine, car il peut y être planté en pleine terre et résiste au gel. Il lui faut un sol assez riche et humide, mais il tolère aussi bien le soleil que la demi-ombre. On le cultive en Europe depuis 400 ans. Il supporte bien la taille.

La mauve en arbre porte des feuilles de 5 à 10 cm de long et un grand nombre de fleurs qui croissent solitairement à l'aisselle des feuilles. Les fleurs apparaissent de juin à octobre et sont, suivant les variétés, roses, mauves, rouge foncé, blanches ou même bleues, simples ou doubles.

Étymologie

Hibiskos en Grec désignait la guimauve *(Althea officinalis)*. Ce nom dérive probablement de celui de l'ibis, un oiseau que les Anciens croyaient se nourrir de certaines espèces d'hibiscus. Quant à l'épithète *rosa-sinensis,* qui signifie « rose de Chine », il suggère que notre arbuste est originaire de l'Empire du Milieu. En fait, il croît spontanément dans toute la partie orientale de l'Asie tropicale, jusqu'à l'Inde à l'ouest.

Bien que son nom spécifique de *syriacus* semble impliquer que la mauve en arbre nous vienne du Proche-Orient, l'arbuste est, en fait, originaire des mêmes régions que son cousin l'*Hibiscus rosa-sinensis,* c'est-à-dire du sud-est de l'Asie.

Usages alimentaires

Les **fleurs** de notre hibiscus ont été consommées en Asie. On les conservait parfois au vinaigre et on les a employées pour colorer la nourriture. Mais la meilleure façon de les manger est tout simplement de les ajouter entières aux salades qu'elles décorent élégamment. Elles font également merveille dans les salades de fruits ou posées sur des sorbets.

---

[1] *Son extrémité généralement renflée et visqueuse s'appelle le stigmate : c'est elle qui recueille le pollen, lequel va « germer » et faire descendre les cellules reproductrices mâles à travers le style pour aller féconder les ovules cachés à l'intérieur de l'ovaire.*

Les **jeunes feuilles** de la mauve en arbre peuvent être cuites en soupes où leurs qualités mucilagineuses, « épaississantes », sont mises à profit. On peut aussi, de même que les fleurs, tout simplement les ajouter crues aux salades.

Quant au « thé d'hibiscus », devenu populaire en Europe, c'est un breuvage nommé *karkadeh* en Égypte. Il s'agit d'une infusion du **calice** charnu, rouge et acidulé d'une espèce originaire du Soudan, l'*Hibiscus sabdariffa*. Sous les tropiques francophones, la plante est appelée « roselle » et l'on en fait, outre de la tisane, des tartes et des gelées, rouges et acidulées. En Afrique de l'Ouest, c'est le *bissap* dont on prépare de délicieux sirops rouge vif. Le calice de la roselle est connu pour être riche en vitamine C.

recettes

Salade des îles

2 bananes, 1 mangue, 2 kiwis, autres fruits, 2 cuillerées à soupe de noix de coco râpée, 1 yaourt, 2 cuillerées à soupe de sucre roux, 1 pincée de cardamome moulue, 1 jus de citron, 1 doigt de rhum blanc, quelques fleurs d'hibiscus

- Préparez une salade de fruits avec les bananes, la mangue, les kiwis et divers autres fruits exotiques ou de chez nous. Ajoutez de la noix de coco râpée.
- Faites une sauce avec le yaourt, le sucre et la cardamome moulue délayés avec le jus de citron et le rhum blanc.
- Nappez les fruits de cette sauce et décorez de fleurs d'hibiscus, dont l'écarlate tranchera sur la blancheur de la sauce.

Pour faire encore plus « hibiscus », remplacez le sucre par du sirop de bissap et éliminez la cardamome.

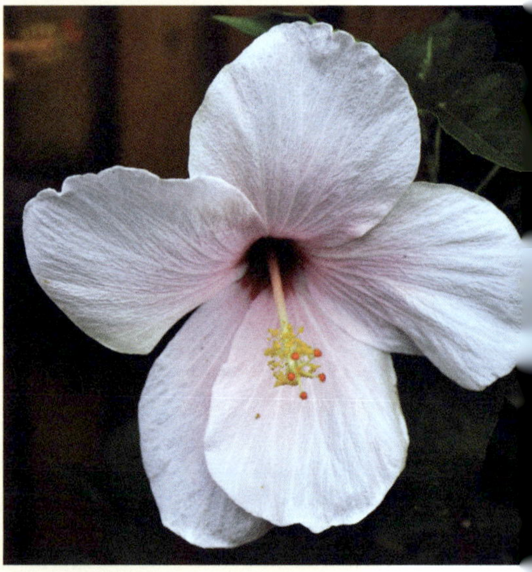

Sirop de bissap

200 g de calices séchés d'Hibiscus sabdariffa, 1 litre d'eau, 500 g de sucre

- Faites bouillir les calices de bissap dans l'eau pendant 10 minutes.
- Laissez infuser un quart d'heure, à couvert, puis filtrez.
- Ajoutez le sucre et faites bouillir de nouveau un quart d'heure.
- Mettez en bouteilles à chaud et fermez hermétiquement les bouteilles.

ARGOUSIER

— Plantes ligneuses - Nord

Hippophaë rhamnoides — **ELAEAGNACÉE**

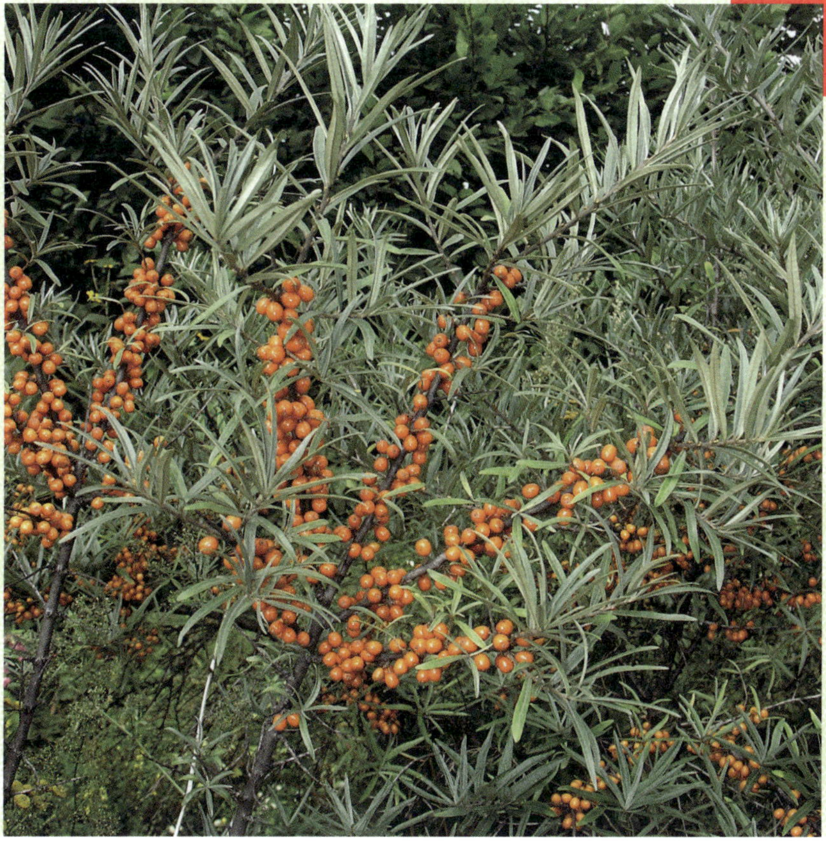

ORIGINE : Europe et Asie
PARTIE UTILISÉE : fruits
UTILISATIONS : vinaigre, sirop, gelée

Culture

Cet arbrisseau est très décoratif grâce à son feuillage argenté qui ressemble à celui de l'olivier de Bohême *(Elaeagnus angustifolia),* un proche parent. L'argousier se contente des sols les plus pauvres et n'est guère sensible à la rudesse du climat. Il est par contre très exigeant en ce qui concerne la lumière et meurt rapidement s'il est ombragé. Il forme de magnifiques haies, très appréciées des oiseaux qui y trouvent abri et nourriture.

On le propage en transplantant ses rejets.

Description

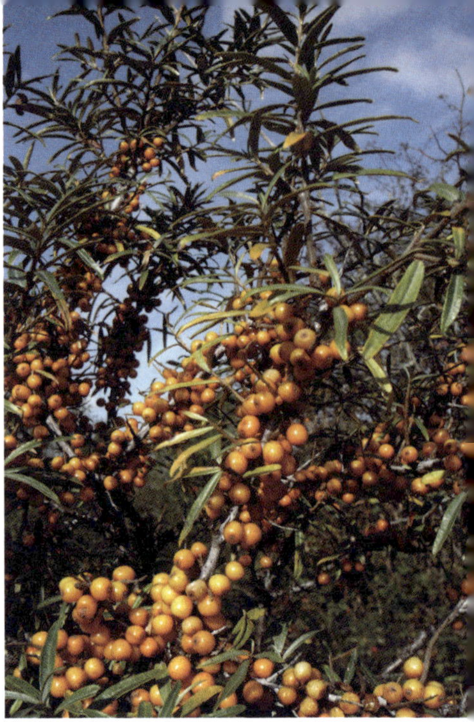

L'argousier croît généralement jusqu'à 2 ou 3 m de hauteur mais peut, dans certains cas, dépasser cette taille. Il porte de nombreux rameaux couverts d'épines et des feuilles alternes, très étroites, dépourvues de pétiole. Sur leur face supérieure, les feuilles sont vert sombre, tandis que la face inférieure en est gris argenté, ponctuée d'écailles brun rougeâtre qui leur donnent un aspect caractéristique. Les petites fleurs verdâtres sont soit mâles, soit femelles et portées suivant leur sexe sur des pieds séparés[1]. La couleur des fruits varie du jaune pâle à l'orange foncé. Ils sont globuleux et renferment un « noyau ».

L'argousier est indigène. Il croît spontanément le long des torrents des Alpes du Sud, le long du Rhin et au bord de la Manche et de la Mer du Nord : son aire de répartition est curieusement disjointe.

Attention : ne confondez pas l'argousier (« g ») avec l'arbousier (« b »), petit arbre caractéristique du maquis méditerranéen (*Arbutus unedo,* de la famille des Éricacées). Ce dernier produit à la fin de l'automne des fruits rouges sphériques, granuleux, dont on peut faire de bonnes confitures, très différents de ceux de l'argousier.

Étymologie

« Argousier » provient du grec *argos,* brillant, qui évoque l'aspect des fruits. Le nom botanique de cet arbrisseau évoque son caractère épineux. *Hippophaes* en latin et en grec désignait une euphorbe épineuse, du grec *hippos,* cheval, et *phaos,* lumière. L'épithète évoque la ressemblance de la plante avec le nerprun cathartique, *Rhamnus cathartica,* également couvert de robustes épines.

Usages alimentaires

L'argousier est splendide lorsqu'il est en fruits. Son feuillage argenté est alors parsemé de taches orange du plus heureux effet. Ses **fruits** sont comestibles, mais lorsqu'il s'agit de les cueillir, nos bons sentiments envers cet arbrisseau ont tendance à changer : les fruits sont groupés autour de courts rameaux épineux, auxquels ils tiennent solidement. Comme ils sont remplis de jus, leur peau crève trop souvent entre les doigts lorsqu'on cherche à les arracher de leur support et le ramassage des fruits d'argousier peut rapidement devenir une opération frustrante et douloureuse. La méthode la plus efficace consiste à couper à la base les courts rameaux portant les fruits avec un sécateur, voire

[1] *On dit que la plante est dioïque.*

de forts ciseaux. On récolte ainsi facilement toute une grappe de fruits et la plante supporte sans trop de mal l'opération. Pour en faciliter l'égrenage, il suffit ensuite de mettre les rameaux au congélateur : les fruits durcis par le froid se détachent sans difficulté.

Les argouses sont acides, mais agréablement aromatiques. Leur qualité varie étonnamment d'un arbuste à l'autre, certains fruits étant bons à manger crus, du moins en quantité modérée, tandis que d'autres brûlent la gorge du fait de leur acidité.

La façon la plus simple de les utiliser est d'en extraire le jus et de s'en servir comme vinaigre. Un excellent vinaigre d'ailleurs, très aromatique, qui donnera une dimension nouvelle à vos sauces de salade. Leur usage le plus fréquent est le sirop d'argousier, que certaines marques de produits naturels proposent dans le commerce.

Vous pouvez aussi réaliser avec les fruits une très bonne gelée qui vous fera profiter de leur très haute teneur en vitamine C : ils en renferment de 5 à 10 fois plus que le citron[1] et sont donc particulièrement recommandés en cas de grippe ou d'infections diverses.

recette

Gelée d'argousier

1 kg de fruits d'argousier, 800 g de sucre

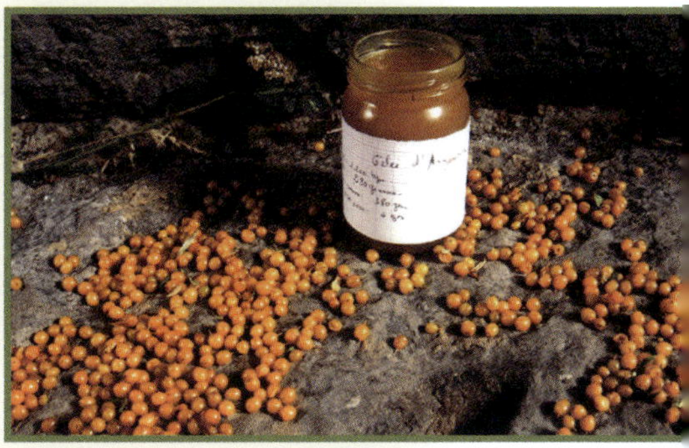

- Placez les fruits dans un récipient en inox ou en cuivre (pas d'aluminium qui serait attaqué par l'acidité des fruits) sur un feu très doux. Couvrez et amenez à ébullition.
- Découvrez alors et laissez cuire à gros bouillons pendant 20 minutes.
- Recueillez le jus en filtrant à travers un linge solide. Laissez égoutter toute la nuit, puis exprimez en tordant le linge le lendemain pour obtenir un maximum de jus.
- Pesez ce jus et mettez-le à bouillir avec le même poids de sucre, en remuant. Comptez exactement 3 minutes à partir du premier bouillon.
- Mettez en pots et laissez à découvert jusqu'à complet refroidissement. Ne couvrez définitivement qu'au bout de 3-4 jours, car la gelée se rétracte.

Si votre gelée ne prenait pas, faites-la cuire de nouveau une demi-heure environ.

---

[1] *Soit de 250 à 500 mg/100 g.*

LAURIER

● — Plantes ligneuses - Nord

LAURIER NOBLE, LAURIER D'APOLLON, LAURIER-SAUCE, LAURIER DES POÈTES

Laurus nobilis — LAURACÉES

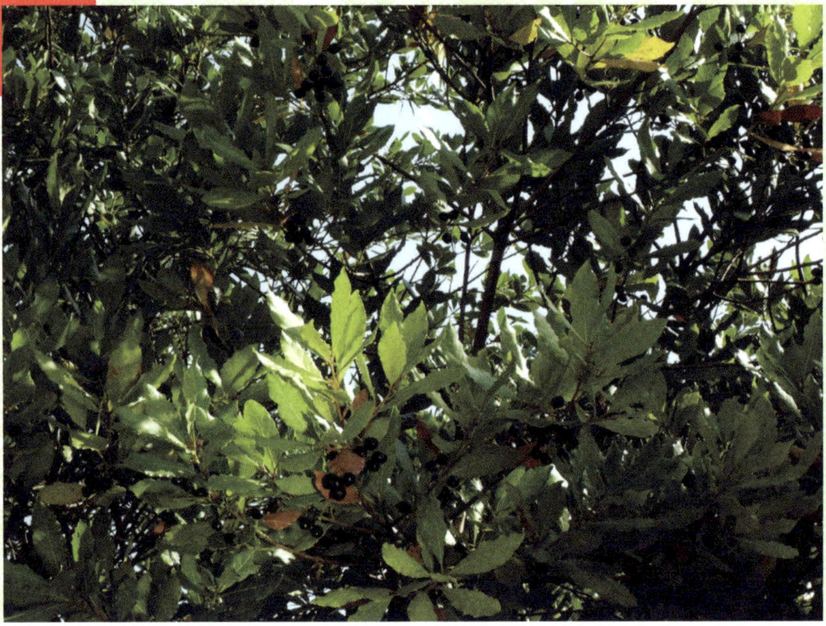

ORIGINE : région méditerranéenne
PARTIES UTILISÉES : feuilles et fruits
ÉPOQUE DE RÉCOLTE : feuilles : toute l'année ; fruits : automne-hiver
UTILISATIONS : condiment

Culture

Ce bel arbuste au feuillage persistant, décoratif et odorant est probablement natif en quelques points du Midi de la France. On peut en tout cas le cultiver bien plus au nord et il est même naturalisé jusqu'en Bretagne. Le laurier résiste assez bien aux gelées à partir de la quatrième année environ. Il lui faut un sol bien drainé. On voit souvent de pauvres lauriers poussiéreux serrés dans de petits bacs sur les trottoirs de nos villes. Un jardin leur convient mieux.

La multiplication se fait par repiquage de drageons, produits en abondance, ou encore par semis. Dans les régions septentrionales, il faut rentrer le jeune plant en serre pendant ses premiers hivers.

Description

Le laurier est un arbuste à cime allongée qui peut atteindre près de 15 m de hauteur dans les meilleures conditions. Ses rameaux dressés portent des feuilles alternes, coriaces, ondulées sur les marges et de couleur vert sombre. Les fleurs mâles et les fleurs femelles sont portées sur des pieds séparés. Dans l'un et l'autre sexe, elles sont petites, blanchâtres et réunies par 4 à 6 à l'aisselle des feuilles. Les pieds femelles produisent d'octobre à novembre des fruits d'un noir violacé.

Cet arbre mythologique et culinaire est également désigné par les noms de laurier d'Apollon et, plus prosaïquement, de laurier-sauce. Mais faites très attention aux noms communs : deux arbustes ornementaux toxiques sont couramment plantés sous des noms proches et la confusion qui en résulte peut être la cause de graves accidents. Il s'agit du « laurier-rose », *Nerium oleander* (famille des Apocynacées), et du « laurier-cerise », *Prunus laurocerasus* (famille des Rosacées).

Le laurier-rose contient des substances agissant sur le cœur (hétérosides cardiotoxiques) et quelques feuilles peuvent s'avérer mortelles. La littérature cite le cas de personnes qui s'empoisonnèrent en mangeant des brochettes de viande enfilée sur des tiges de laurier-rose…

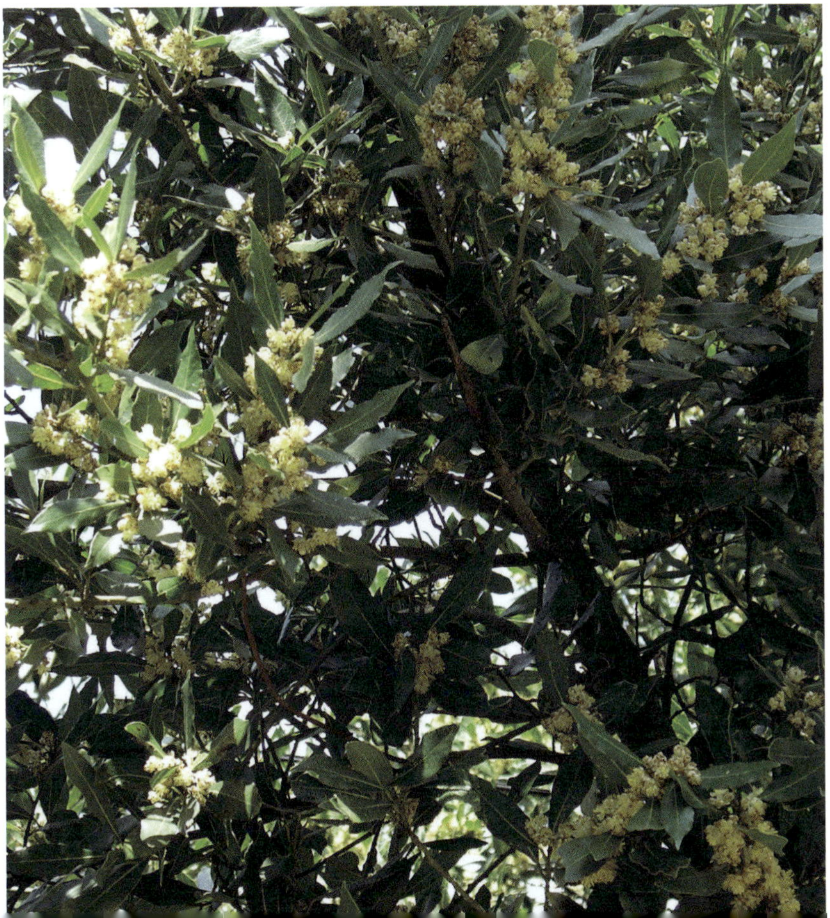

Quant au laurier-cerise, ses feuilles renferment d'importantes quantités d'acide cyanhydrique à côté d'une substance odorante, l'essence d'amande amère, ou aldéhyde benzoïque. On utilisait autrefois assez fréquemment le laurier-cerise pour parfumer le lait, les crèmes et les desserts, mais plusieurs accidents ayant coûté la vie à de jeunes enfants, peu résistants au poison violent qu'est l'acide cyanhydrique ingéré en doses trop fortes, en ont fait abandonner l'usage.

Étymologie

Le nom latin *laurus* d'où dérive notre français « laurier » ne désignait quant à lui, dans l'Antiquité, que le laurier noble.

Usages alimentaires

Les **feuilles** de cet arbre sont agréablement aromatiques et vous n'ignorez pas leur usage condimentaire pour parfumer les courts-bouillons et les ragoûts. Mais saviez-vous qu'en Afrique du Nord les Bédouins avaient coutume de faire infuser des feuilles de laurier dans leur café pour l'aromatiser ? Ou qu'en Italie, on en parfume la polenta ?

Et ces préparations ne sont pas seulement agréables au goût : elles possèdent en même temps des vertus stimulantes et digestives qui ne sont pas à négliger.

Quant aux petits **fruits** noirs que produit le laurier, ils dégagent une odeur aromatique lorsqu'on les écrase entre ses doigts. La pulpe a une couleur verte et une texture très grasse : elle renferme en effet le quart de son poids d'une huile fixe que l'on peut extraire par pression et utiliser en onguents contre les rhumatismes. C'est elle qui est à la base du véritable savon d'Alep, qui ne contient pas d'huile d'olive. La couleur et la texture de la chair de ces fruits les font comparer à de minuscules avocats. Ce n'est pas sans raison, car l'arbre tropical qui les porte[1] appartient à la même famille, les Lauracées, que le laurier.

Malheureusement, les fruits de laurier ont une saveur bien trop forte – et une taille bien trop faible – pour que l'on songe à les servir à table autrement que comme condiment : on peut les faire sécher et les râper ou les moudre.

recette

Polenta au laurier

1/2 litre d'eau, sel, 100 g de polenta, 5 feuilles de laurier, 3 cuillerées à soupe d'huile d'olive

- Faites bouillir l'eau salée, puis versez-y la polenta en pluie, en remuant bien.
- Ajoutez les feuilles de laurier, et laissez cuire un quart d'heure, en remuant de temps en temps.
- Versez l'huile d'olive et incorporez-la à la polenta.

Vous pouvez retirer les feuilles de laurier au moment de servir.

[1] Persea americana, *originaire d'Amérique centrale.*

LAVATÈRE

● — Fleurs de pleine terre – Nord

LAVATÈRE À GRANDES FLEURS, MAUVE FLEURIE

Lavatera trimestris — MALVACÉES

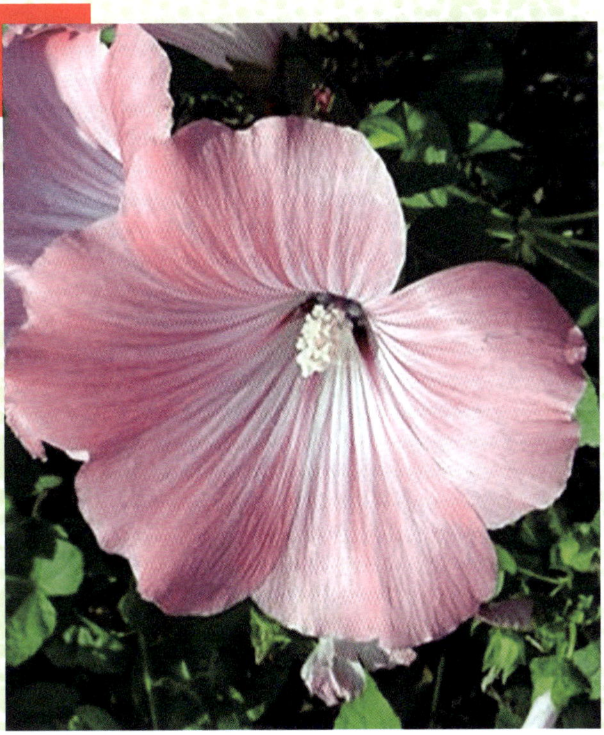

ORIGINE : région méditerranéenne
PARTIES UTILISÉES : feuilles et fleurs
ÉPOQUES DE RÉCOLTE : avril-octobre
UTILISATIONS : feuilles : légumes crus ou cuits ; fleurs : décoration

Culture

La lavatère est une plante rustique qui vient facilement dans tous les terrains à condition qu'ils ne soient ni trop compacts, ni trop humides. Très décorative et peu délicate, c'est l'une des plantes ornementales les plus anciennement cultivées. La multiplication s'effectue par semis en place au printemps.

Description

La lavatère à grandes fleurs est une plante annuelle mollement poilue, dont la tige dressée, rameuse, atteint un mètre de hauteur. Les feuilles alternes, munies d'un pétiole, sont arrondies à la base de la plante et découpées en trois lobes plus haut sur la tige. Toutes sont irrégulièrement crénelées-dentées et d'un vert sombre. Les fleurs sont grandes (5-6 cm de diamètre) et possèdent 5 pétales roses veinés de carmin, avec une tache violet bleuâtre à la base. Les étamines rosées sont réunies en une colonne caractéristique de la famille des Malvacées. Les fleurs sont insérées à l'aisselle des feuilles. La magnifique floraison a lieu de juillet à septembre.

Il en existe plusieurs cultivars à fleurs roses ou blanches. Trois autres espèces originaires elles aussi de la région méditerranéenne, vivaces et ligneuses, sont également plantées pour l'ornementation. Il s'agit de la lavatère arborescente, mauve royale ou mauve en arbre *(Lavatera arborea,* à ne pas confondre avec l'*Hibiscus syriacus,* p. 83), de la lavatère maritime *(Lavatera maritima)* et de la lavatère d'Hyères *(Lavatera olbia).* Dans la moitié nord de la France, ces espèces doivent être rentrées pendant l'hiver.

Étymologie

La plante a été dédiée aux frères Lavater, naturalistes suisses. L'épithète *trimestris* indique la durée de la floraison. Le surnom de la plante provient de sa parenté avec la mauve et du grand nombre de ses fleurs.

Usages alimentaires

Comme chez de nombreuses autres Malvacées, les **feuilles** de la lavatère sont comestibles crues ou cuites. On les consommait comme légume dans la région méditerranéenne et il arrivait qu'on les réduise en poudre pour les conserver et en préparer de la soupe. Leur saveur est douce et agréable, peu prononcée. Leur texture est très mucilagineuse.

Les splendides **fleurs** décorent à merveille les salades ou toutes sortes de plats. On peut aussi en préparer un délicat consommé ou en faire des infusions pectorales, comme avec les fleurs de mauve.

Toutes les parties de la lavatère sont riches en mucilage et donc adoucissantes, émollientes et laxatives. Ces propriétés sont d'ailleurs communes à toutes les plantes de la famille.

recette

Consommé de fleurs de lavatère

200 g de fleurs de lavatère, 2 cuillerées à soupe de crème fraîche ou de crème de soja, 1 cuillerée à café de sauce de soja, sel, 1/2 citron

- Ramassez les fleurs de lavatère sans leurs pétioles et mettez-en la moitié à bouillir pendant 10 minutes dans de l'eau salée.
- Ajoutez le reste des fleurs et laissez infuser 10 minutes.
- Passez au mixer puis ajoutez la crème fraîche et la sauce de soja. Rectifiez l'assaisonnement et servez avec des rondelles de citron.

Décorez de fleurs de lavatère et dégustez tiède ou froid.

MARGUERITE

— Fleurs de pleine terre - Nord

CHRYSANTHÈME DES PRÉS

Leucanthemum vulgare — ASTÉRACÉES (COMPOSÉES)

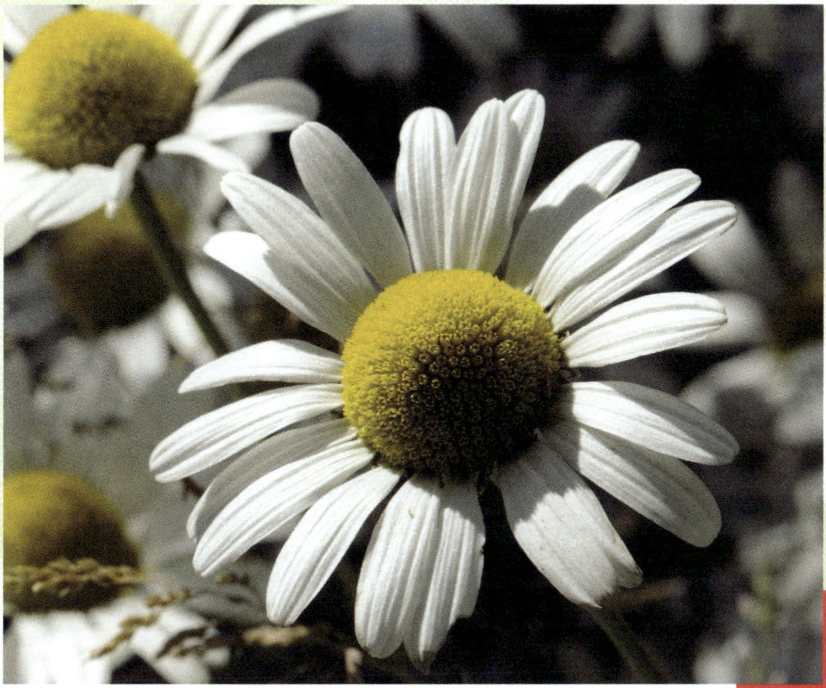

ORIGINE : Europe
PARTIE UTILISÉE : jeunes pousses
ÉPOQUE DE RÉCOLTE : printemps (avril-juin)
UTILISATIONS : légume cru ou cuit

Culture

La culture de la marguerite, plante indigène, est des plus faciles. Elle est d'une rusticité à toute épreuve et ne demande que le minimum de soins, à condition d'être placée en situation ensoleillée.

La multiplication s'effectue par division des plants ou par semis des akènes[1]. D'ailleurs, la marguerite se ressème fréquemment d'elle-même.

---

[1] *On les nomme souvent « graines », mais ce sont botaniquement des fruits.*

Description

La marguerite est une belle plante vivace, glabre, à tiges raides et dressées portant des fleurs caractéristiques. Les feuilles partant de la base du végétal sont élargies vers le sommet et rétrécies en un long pétiole. Les feuilles de la tige sont allongées et dépourvues de pétiole. Toutes sont d'un vert foncé et bordées de dents irrégulières, voire de lobes aigus. Les fleurs sont de deux sortes : en tubes jaunes au centre et en languettes allongées, blanches, sur le pourtour. Elles sont réunies en grands capitules (jusqu'à 4,5 cm de diamètre) aplatis terminant les tiges.

Douze autres espèces de marguerites poussent à l'état naturel dans nos régions. Plusieurs d'entre elles possèdent de magnifiques capitules, en particulier le *Leucanthemum maximum,* des Pyrénées, que l'on cultive assez souvent dans les jardins. Par contre, les reines-marguerites, dont il existe de nombreuses variétés, appartiennent à un genre différent. Il s'agit du *Callistephus sinensis,* originaire d'Extrême-Orient.

Étymologie

Le nom botanique *Leucanthemum* provient du grec *leukos,* blanc, et *anthemon,* fleur, ce qui décrit la couleur des languettes du pourtour du capitule. L'épithète *vulgare,* vulgaire au sens de commun, indique que cette espèce est la plus courante en Europe moyenne. On nommait jadis la marguerite *Chrysanthemum leucanthemum,* ce qui dénote sa parenté avec les chrysanthèmes (voir p. 57).

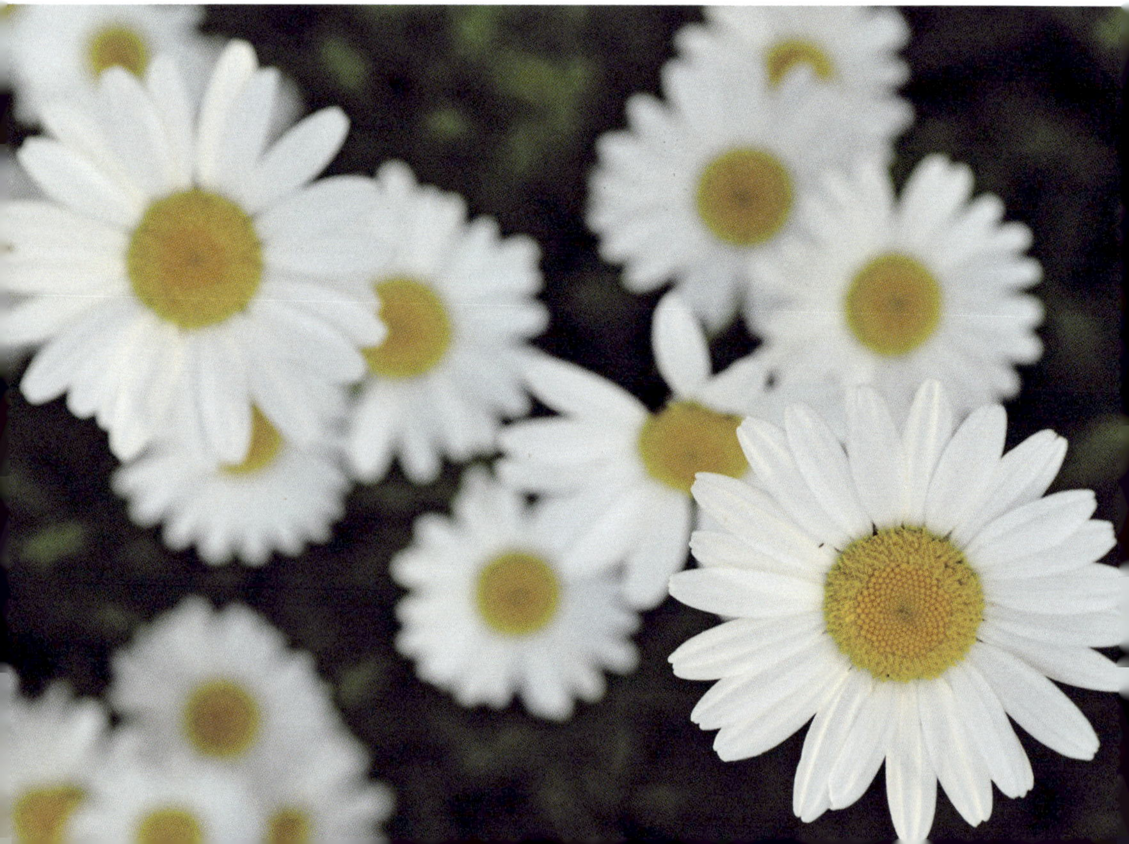

Usages alimentaires

Les **jeunes pousses** de marguerite forment un excellent légume, juste passées à la vapeur et servies avec un morceau de beurre, un filet d'huile d'olive ou une sauce légère. Leur saveur est agréablement aromatique et rappelle celle des feuilles de chrysanthèmes, ses proches parents, que l'on apprécie tant en Extrême-Orient. Crues, elles sont nettement sucrées et peuvent être ajoutées aux salades.

Les jeunes pousses se cueillent lorsqu'elles forment encore de petites touffes terminales, avant le développement des tiges. Elles sont alors très tendres, se cassent facilement entre les doigts et comportent parfois déjà un bouton floral caché au creux des feuilles du sommet.

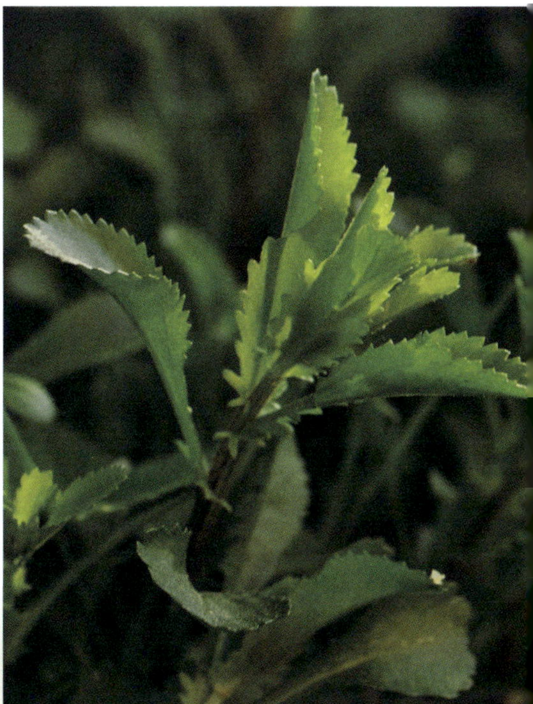

Les **feuilles** développées sont encore utilisables, mais elles sont moins bonnes.

Les **capitules** décorent magnifiquement les salades et les autres plats. On peut en préparer une sorte de « vin » en les faisant fermenter avec de l'eau et du sucre, comme chez la pâquerette (voir p. 34).

Un auteur anglais, John Evelyn, signale que de son temps, au XVIIe siècle, les **racines** de marguerite étaient consommées crues dans les salades.

En infusion, la plante passe pour être diurétique et favoriser la transpiration.

recette

Soupe de marguerite

1 oignon, 300 g de jeunes pousses de marguerites, 2 pommes de terre, 3 carottes, 1 litre d'eau, sel

- Faites dorer dans une poêle l'oignon finement ciselé, puis ajoutez les pommes de terre et les carottes en morceaux.
- Réservez une dizaine de jeunes pousses de marguerites et ajoutez les autres aux légumes.
- Versez l'eau et salez. Continuez la cuisson une vingtaine de minutes jusqu'à ce que les pommes de terre soient cuites.
- Rectifiez l'assaisonnement. Au moment de servir, saupoudrez des pousses de marguerite réservées, très finement hachées.

LIS TIGRÉ

● — Fleurs de pleine terre - Nord

Lilium tigrinum — **LILIACÉES**

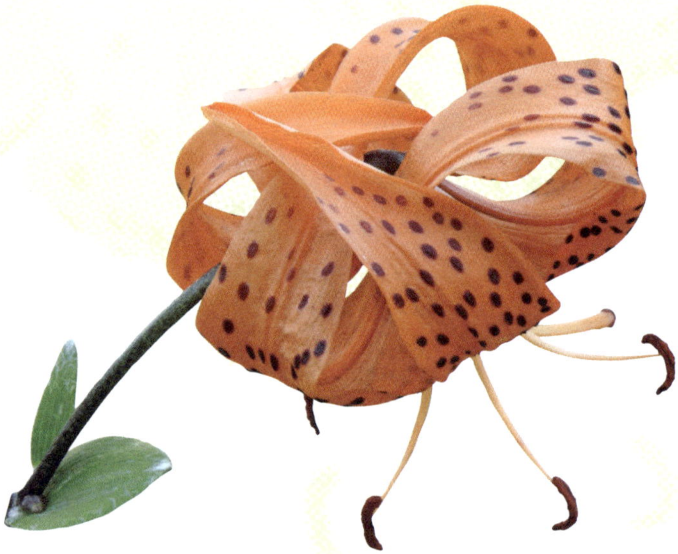

ORIGINE : Chine et Japon
PARTIES UTILISÉES : bulbe et pollen
ÉPOQUES DE RÉCOLTE : bulbe : hiver ; pollen : juillet-août
UTILISATIONS : bulbe : légume cuit ; pollen : condiment colorant

Culture

Le lis tigré vient facilement si on le plante dans une terre argilo-sableuse légère, pauvre en calcaire, contenant beaucoup de terreau de feuilles. Il préfère une exposition demi-ombragée. Il en existe plusieurs variétés.

C'est une plante vivace que l'on reproduit par les bulbes souterrains ou par les bulbilles qui se développent abondamment à l'aisselle des feuilles. Au moment de la maturité, les bulbilles tombent sur le sol et s'y enracinent promptement. En les hivernant sous châssis dans du sable, puis en les plantant en pépinière, on obtient des bulbes qui pourront produire des fleurs deux ou trois ans plus tard.

Description

Le bulbe du lis tigré possède des écailles charnues blanches, serrées. La tige qu'il produit dépasse un mètre de hauteur. Elle est couverte d'un duvet laineux et porte des feuilles jusqu'au sommet. Les feuilles, alternes, sont allongées et d'un vert sombre. Quant aux fleurs, portées par 2 à 7 au sommet des tiges, elles ouvrent de juillet à août leurs magnifiques tépales rouge orangé ponctués de brun, qui se roulent en dehors découvrant six grandes étamines jaune d'or.

Étymologie

« Lis » est le pluriel d'un singulier non attesté, « lil », dérivé du latin *Lilium* qui désignait ces plantes chez les Romains. On rencontre également l'ancienne graphie « lys », aujourd'hui inusitée. Les Grecs nommaient ces plantes *leirion.*

Usages alimentaires

De même que ceux de nombreux autres lis, les **bulbes** du lis tigré sont consommés depuis des siècles, sinon des millénaires, en Chine et au Japon. On les fait généralement bouillir à l'eau pour les manger comme légume et ils sont souvent mis à sécher afin de pouvoir être utilisés toute l'année. Mais on ne se contentait pas de ces simples méthodes et par un long processus : l'amidon qu'ils contiennent en était extrait et servait à préparer les gâteaux cuits à la vapeur nommés *mochis*[1] par les Japonais. D'autres végétaux étaient employés de la même façon, tels les rhizomes de la fougère aigle, mais de nos jours, tous ont été abandonnés, du moins au Japon, au profit du riz glutineux.

En Extrême-Orient, les lis sont donc cultivés dans les potagers pour leurs bulbes, comme nous le faisons avec les oignons. Connaissez-vous une meilleure façon d'allier le beau et le bon ? En effet, les bulbes de lis ont un goût agréable. Et l'on peut, bien sûr, laisser se développer et fleurir quelques plantes.

Les fleurs de lis peuvent fournir une nourriture intéressante, sinon abondante, le **pollen**, cette poudre d'un jaune brillant contenu dans les six grandes anthères[2] de chaque fleur – c'est ce pollen qui décore le nez des personnes désireuses de sentir de trop près le parfum capiteux des lis. Les anthères gorgées de pollen peuvent être ramassées en quantité assez importante pour colorer plaisamment un plat de légumes si on les parsème à sa surface.

Outre son effet décoratif et sa saveur particulière, le pollen est une excellente nourriture : il est riche en protéines[3], en vitamines, en minéraux et en enzymes – toutes substances indispensables à la santé de notre organisme que le pollen aide à tonifier, équilibrer et désintoxiquer. Goûtez donc l'or des lis.

On peut également consommer la **fleur** entière des lis, avec les pétales charnus.

Parmi les nombreuses autres espèces de lis cultivées dans nos jardins d'ornement, plusieurs sont ou étaient cultivées pour leurs bulbes en Extrême-Orient *(Lilium auratum, concolor, japonicum et speciosum).* Les bulbes de deux lis américains, que l'on plante également comme ornementales *(Lilium canadense* et *superbum),* servaient de nourriture aux Indiens. Quant à celui de notre lis martagon *(Lilium martagon),* parure menacée de nos montagnes, qu'il ne faudra jamais cueillir, il était consommé par les Kalmouks, en Sibérie.

---

[1] *Aujourd'hui préparés à base de riz gluant longuement pilé.*

[2] *Les anthères sont les « sacs à pollen ».*

[3] *Équilibrées en acides aminés essentiels.*

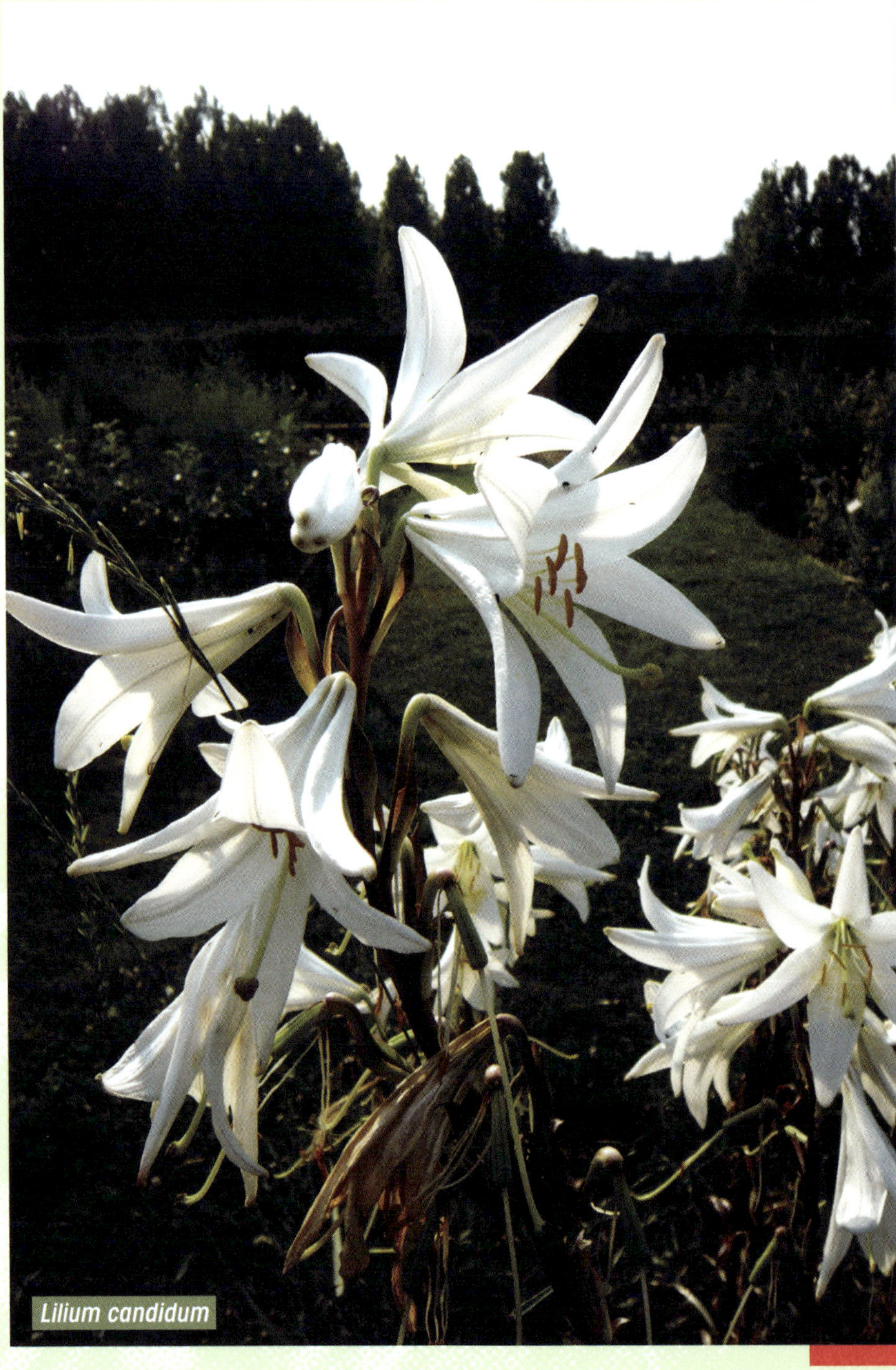

Lilium candidum

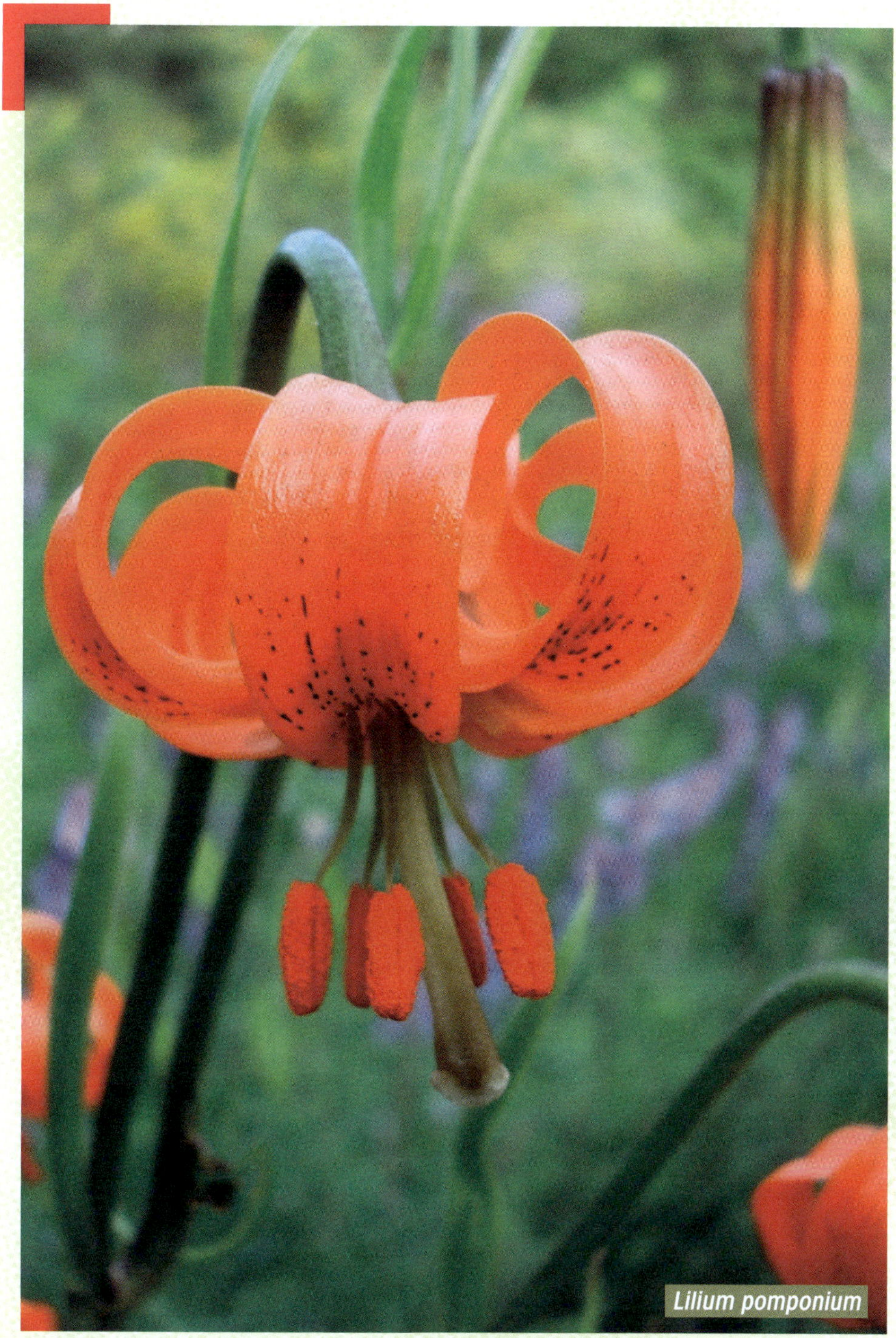

Lilium pomponium

ALYSSON MARITIME

— Fleurs de pleine terre - Nord

ALYSSON ODORANT, CORBEILLE D'ARGENT

(CE DERNIER NOM EST ÉGALEMENT DONNÉ À L'*IBERIS SEMPERVIRENS*)

Lobularia maritima — **BRASSICACÉES (CRUCIFÈRES)**

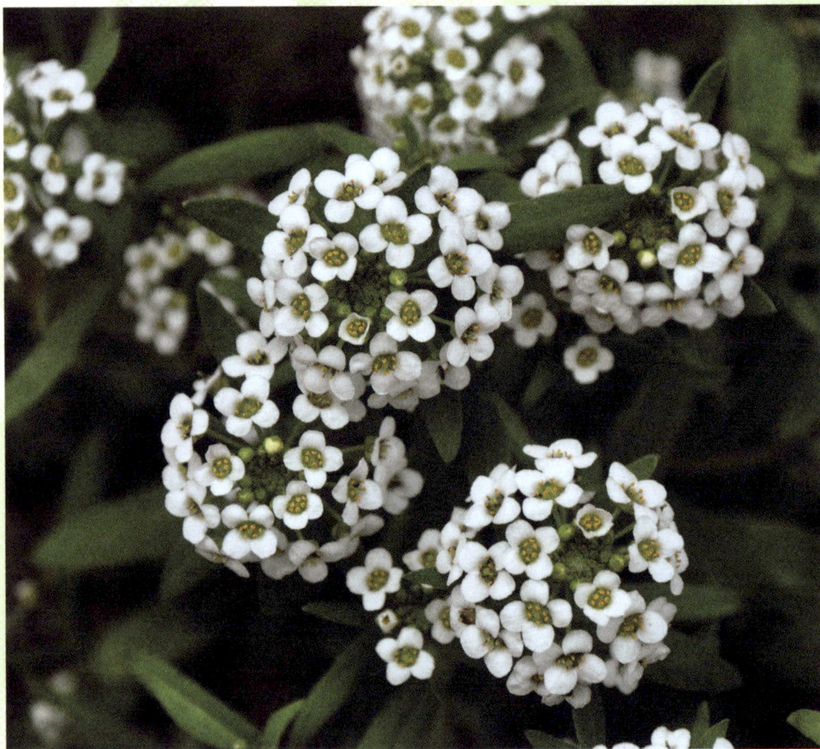

ORIGINE : Europe méridionale
PARTIE UTILISÉE : feuilles et fleurs
ÉPOQUE DE RÉCOLTE : mai-octobre
UTILISATIONS : salade

Culture

L'alysson prospère dans presque tous les sols, à une exposition ensoleillée. Dans les régions froides, il se comporte comme une plante annuelle, mais il est vivace en serre ou dans le Midi.

On sème les graines en pépinière en septembre, pour mettre en place en mars-avril, ou en pleine terre au printemps.

Description

C'est une petite plante très rameuse de 15 à 25 cm de hauteur aux tiges étalées puis redressées. Ses feuilles sont allongées et étroites, d'un vert cendré. Les fleurs blanches sont disposées en grappes compactes et répandent un suave parfum de miel. Elles donnent naissance à de petits fruits elliptiques nommés « silicules », légèrement velus.

L'alysson croît naturellement sur le littoral de la Méditerranée et du Golfe de Gascogne qu'il décore de ses touffes denses.

Étymologie

Son nom vient du grec *a*, contre et *lyssa*, rage. Il servait à désigner chez les Anciens certains végétaux que l'on croyait efficaces pour guérir de la rage.

Usages alimentaires

L'alysson maritime est également nommé alysson odorant à cause de la délicieuse odeur de miel qu'exhalent ses petites **fleurs** blanches. Elles contiennent d'importantes quantités de nectar et leur goût est agréablement sucré : l'alysson est une excellente plante mellifère. Ses fleurs font de délicieuses additions aux salades qu'elles décorent en même temps.

Les petites **feuilles** de l'alysson peuvent aussi être ajoutées crues aux salades. Leur goût piquant est caractéristique des Crucifères, c'est-à-dire des radis, moutarde, cresson, etc. Leur taille réduite empêche d'en faire un emploi autre que purement condimentaire.

recette

Salade d'alysson

150 g d'épinard, 100 g de feuilles de chénopode blanc[1], 2 carottes, 1 petite betterave rouge, quelques fleurs de violette odorante (voir p. 192), une quinzaine d'inflorescences d'alysson[2], 1 œuf dur, 1 avocat, 5 feuilles de lilas d'Espagne (voir p. 51), 5 feuilles de capucine (voir p. 187), 1 branche de persil, 1 petit poivron vert, 1 petit oignon cru, 3 cuillerées à soupe d'huile d'olive, 3 cuillerées à soupe d'huile de tournesol non raffinée, sel, poivre, 1 pincée de feuilles de thym frais détachées de leurs rameaux, 1/2 verre d'eau

- Coupez en morceaux les épinards et les feuilles de chénopode blanc et disposez-les en pyramide au centre d'un saladier.
- Entourez-les d'une couronne de carottes râpées, puis d'une couronne de betteraves rouges râpées. Décorez de fleurs de violette odorante.
- Disposez en cercles des inflorescences d'alysson, en laissant entre elles un espace que vous garnirez de rondelles d'œuf (blanc et jaune).
- Creusez le sommet de votre pyramide d'épinards et versez dans ce cratère la sauce suivante :

---

[1] Chenopodium album – *une « mauvaise herbe » commune et délicieuse.*

[2] *C'est-à-dire le sommet des tiges fleuries formé des fleurs épanouies et des boutons floraux.*

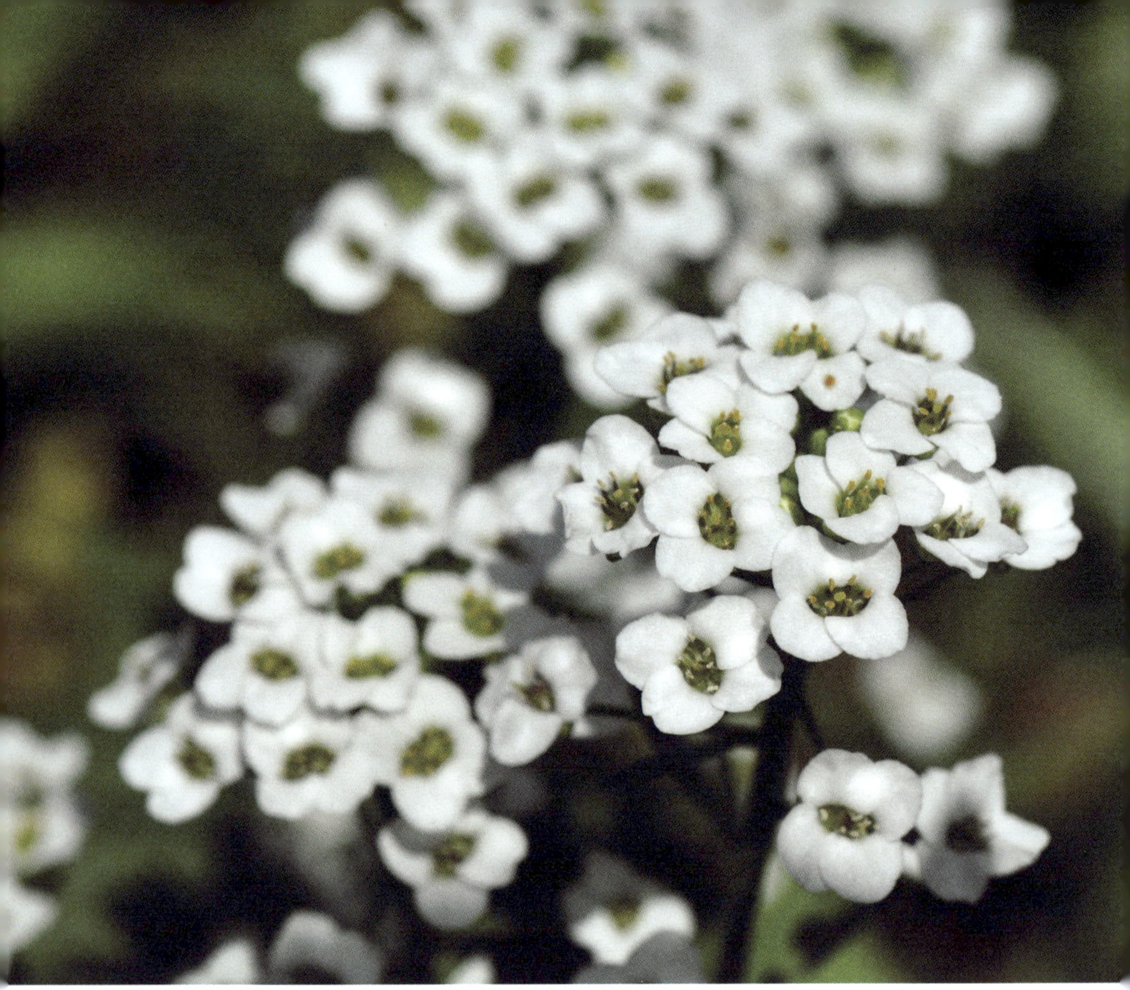

- versez dans un mixer la pulpe de l'avocat, les feuilles de lilas d'Espagne et de capucine, le persil, le poivron vert, l'oignon cru, l'huile d'olive et l'huile de tournesol, un peu de sel et de poivre et une pincée de feuilles de thym frais détachées de leurs rameaux ;
- ajoutez juste assez d'eau pour couvrir le tout et mixez jusqu'à obtention d'une crème homogène d'un beau vert.

Invitez vos amis et laissez-leur le temps de contempler votre chef-d'œuvre avant de mélanger la salade, créant ainsi un tableau moins ordonné, mais qu'au moins on osera manger. Vos yeux s'étant régalés, laissez vos papilles deviner les différentes saveurs qui les aborderont : piquant, salé, épinard, sucré, carotte, capucine, amer...

MONNAIE-DU-PAPE

● — Fleurs de pleine terre - Nord

LUNAIRE ANNUELLE

Lunaria biennis — **BRASSICACÉES (CRUCIFÈRES)**

ORIGINE : sud-est de l'Europe
PARTIES UTILISÉES : racines, feuilles, inflorescences, jeunes fruits et graines
ÉPOQUES DE RÉCOLTE : racines : printemps ; feuilles, inflorescences et jeunes fruits : avril-juin ; graines : juin-juillet
UTILISATIONS : racines et graines : épices ; feuilles, inflorescences et fruits verts : légumes crus ou cuits

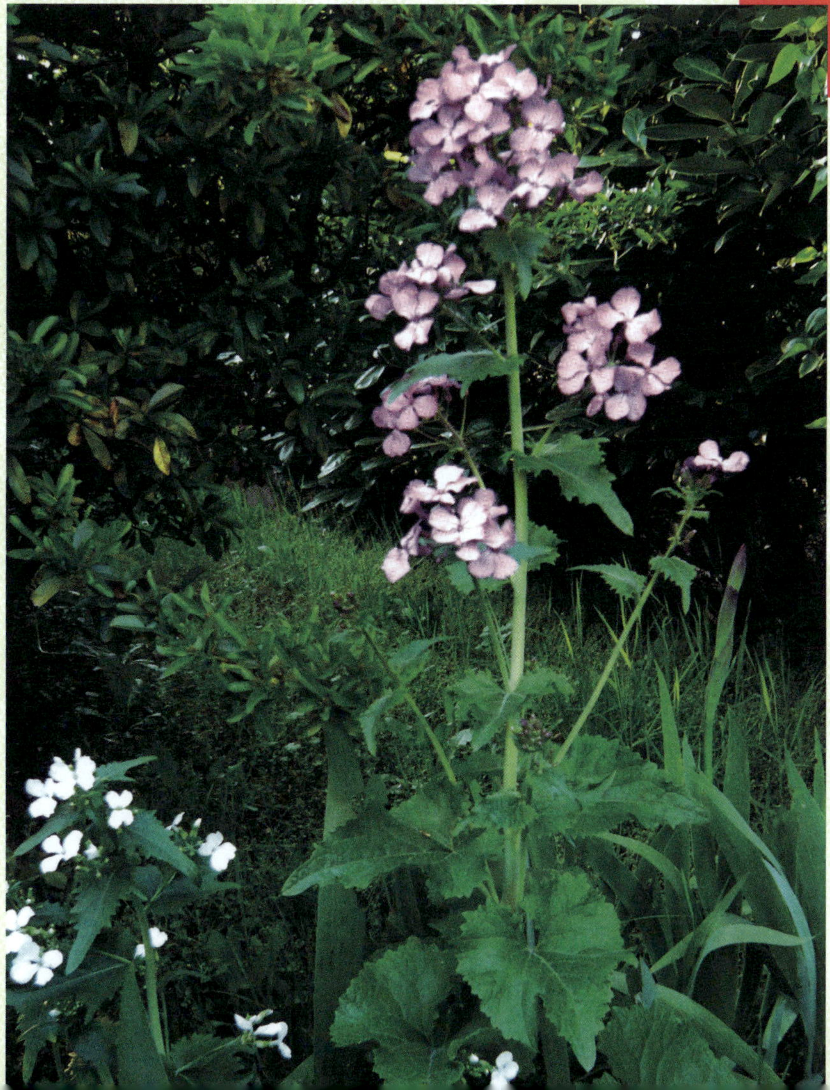

Culture

La monnaie-du-pape réussit à peu près partout mais elle préfère une terre légère et fraîche et une exposition demi-ombragée. Il en existe une variété à feuilles panachées, une variété à fleurs blanches et une variété à grandes fleurs pourpres.

On sème la plante en pépinière en juin pour la mettre en place en juillet-août. On peut aussi semer en place au printemps. La monnaie-du-pape, espèce bisannuelle (comme l'indique l'épithète « *biennis* »), ne fleurit que l'année suivante.

Description

Les tiges de cette belle plante s'élèvent jusqu'à 1 m et portent des feuilles alternes, ovales et en cœur à la base, irrégulièrement dentées. Les feuilles inférieures possèdent un pétiole, contrairement à celles du haut des tiges. Les nombreuses fleurs sont rassemblées en grappes terminales très décoratives. Leurs quatre pétales sont ordinairement d'un beau violet sur lequel tranche le jaune foncé des étamines. Les fruits sont elliptiques, arrondis aux deux bouts et extrêmement aplatis.

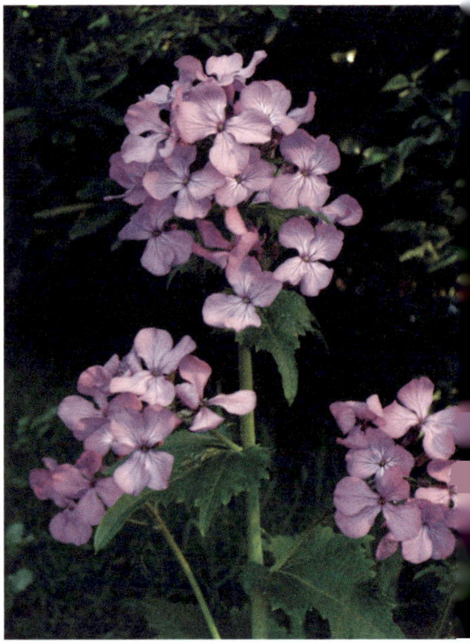

On fait avec cette plante de magnifiques bouquets séchés qui peuvent se garder indéfiniment. La partie décorative de la « monnaie-du-pape » – et qui vaut à la plante son nom – est formée de la cloison intérieure des fruits arrivés à maturité. Ce *septum,* comme l'appellent les botanistes, est translucide et d'un beau blanc nacré.

La monnaie-du-pape appartient à la même famille que le chou, de même que le navet, la moutarde, le colza et les rutabagas. Les Crucifères présentent des variations certaines quant à l'aspect général de la plante, mais il suffit d'examiner leurs fleurs pour voir immédiatement le lien de parenté : quatre pétales en croix[1], quatre grandes étamines et deux petites, plus le fruit déjà mentionné nommé silique, s'il est plus long que large, ou silicule, s'il est plus large que long.

Ces caractères sont suffisants pour reconnaître une Crucifère, et toutes les plantes sauvages ou cultivées qui appartiennent à cette famille sont comestibles. À l'exclusion de la giroflée (*Erysimum cheiri = Cheiranthus cheiri),* une autre Crucifère ornementale fréquemment plantée, et de quelques plantes voisines. Car toute règle a ses exceptions, surtout dans le domaine biologique.

---

[1] *D'où le nom de Crucifère, porte-croix, du latin* crux, *croix et* fero, *porter.*

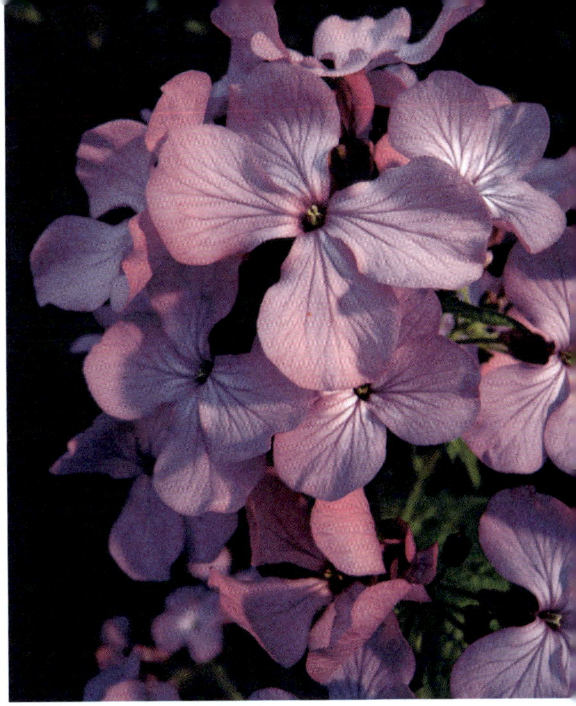

Étymologie

Les fruits caractéristiques de tous les membres de la famille des Crucifères possèdent un *septum,* mais c'est certainement celui de la monnaie-du-pape qui est le plus beau. À tel point d'ailleurs que c'est à cause de sa ressemblance supposée avec une lune (en latin *luna)* que le nom de *lunaria,* d'où lunaire, fut attribué à notre plante.

Usages alimentaires

Vu sa parenté avec la moutarde ou le raifort, il n'est pas étonnant que l'on ait utilisé les **racines** et les **graines** de la monnaie-du-pape comme épice. Leur goût est piquant, comme c'est la règle chez les Crucifères qui contiennent des substances[1] donnant par hydrolyse du glucose et de l'essence de moutarde. Cette dernière confère à la plante son goût piquant caractéristique, ainsi que ses propriétés stimulantes, digestives et antiseptiques. Mais la modération doit être de mise, car les essences des Crucifères sont très irritantes, voire toxiques à forte dose.

Chez la monnaie-du-pape, comme chez toutes ses cousines, les **feuilles**, les **sommets des tiges tendres** avec les **inflorescences** (boutons floraux et fleurs) et les **fruits verts avant maturité** peuvent être consommés crus ou cuits. Ils sont cependant nettement amers, et il est préférable de les cuire à deux eaux avant de les consommer.

Voici donc une plante aux multiples usages : elle est comestible de bas en haut et s'il en reste encore un peu, elle décore nos intérieurs pendant des années.

recette

Monnaie-du-pape au naturel

200 g de jeunes fruits de monnaie-du-pape, 2 cuillerées à soupe d'huile d'olive, 1 jus de citron, 1 pincée de sel, basilic, ail

- Faites cuire à grande eau de jeunes fruits de monnaie-du-pape, que vous avez cueillis très tendres (goûtez-en quelques-uns crus, ou cassez-les comme les haricots verts pour vous assurer qu'ils ne sont pas encore fibreux). Conservez-leur un peu de croquant.
- Égouttez-les bien et servez-les avec un filet d'huile d'olive, un jus de citron, un peu de sel et un hachis de basilic et d'ail.

---

[1] *Des hétérosides sulfurés ou « isothiocyanates ».*

MAGNOLIA À GRANDES FLEURS

— Plantes ligneuses - Nord

Magnolia grandiflora — **MAGNOLIACÉES**

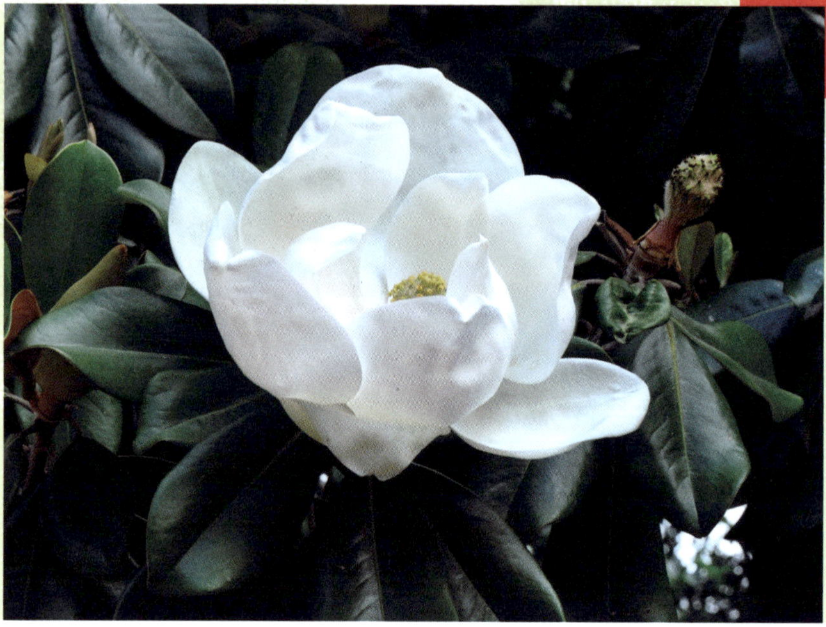

ORIGINE : sud-est des États-Unis
PARTIES UTILISÉES : feuilles, boutons floraux et fleurs
ÉPOQUES DE RÉCOLTE : feuilles : toute l'année ; boutons floraux et fleurs : fin du printemps
UTILISATIONS : feuilles : condiment ; boutons floraux : conserves au vinaigre

Culture

Ce magnolia croît à l'état naturel dans les vallées des fleuves côtiers de la Caroline du Nord au Texas. Il affectionne donc les sols riches et profonds, humides, et les climats relativement chauds. Sa magnifique floraison en juin-juillet le fait rechercher pour les parcs et les jardins qui peuvent l'accommoder. Ses fleurs peuvent atteindre 20 cm de diamètre.

Description

Il s'agit d'un arbre d'une vingtaine de mètres de hauteur à l'écorce gris foncé, lisse dans sa jeunesse et devenant écailleuse avec l'âge. Les rameaux sont couverts de poils d'un brun rouille lorsqu'ils sont jeunes, de même que les bourgeons terminaux. Les feuilles persistantes sont d'un vert vif, luisantes sur leur face supérieure, tandis que leur face inférieure est pâle, mate et toujours couverte de ces éternels poils bruns. Elles peuvent atteindre 20 cm de long sur 7 de large et sont de texture coriace.

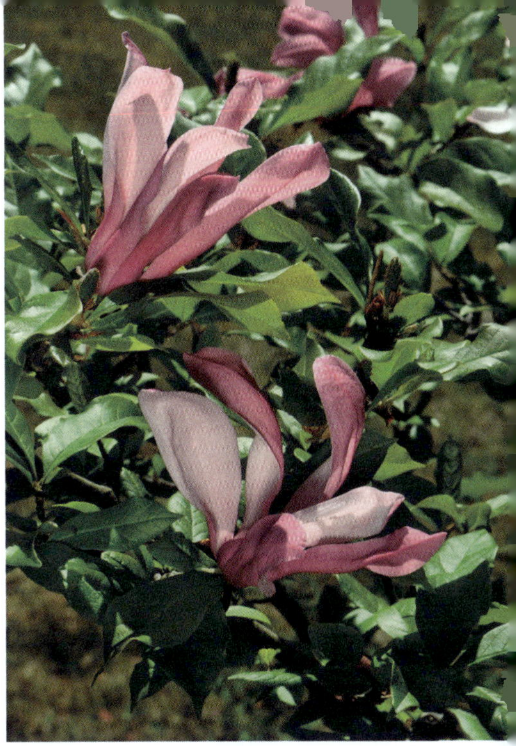

Les immenses fleurs en forme de coupe sont composées de plusieurs pétales blancs. Elles s'épanouissent au début de l'été, solitaires à l'extrémité des rameaux qui les portent, et répandent dans l'air leur délicieuse fragrance. Le fruit a l'apparence d'un cône oblong de 7 à 10 cm de longueur couvert de poils bruns. Il est composé de nombreux petits fruits qui s'ouvrent en automne et libèrent chacun deux graines.

Ce magnolia est considéré comme l'un des plus beaux arbres de l'Amérique du Nord.

Étymologie

Les magnolias sont ainsi nommés en commémoration de Pierre Magnol (1638-1715), professeur de botanique et directeur du Jardin botanique de Montpellier.

Usages alimentaires

Les **feuilles** du magnolia à grandes fleurs auraient été employées comme condiment, de même que celles du *Magnolia virginiana,* une autre espèce originaire de l'est de l'Amérique du Nord, dont le feuillage est agréablement aromatique. Mais celui du magnolia à grandes fleurs n'est qu'à peine odorant.

On signale qu'au siècle dernier les **boutons floraux** de ce magnolia étaient conservés au vinaigre en Angleterre, dans le Devonshire, où l'arbre était planté pour l'ornementation. Ses **fleurs** seraient également comestibles. Mais encore faut-il aller les cueillir !

D'autres espèces sont également cultivées dans nos jardins. L'une d'elles, le magnolia étoilé *(Magnolia stellata),* possède des feuilles comestibles. Lorsqu'elles sont très jeunes et tendres, les feuilles de cet arbuste sont parfois bouillies et mangées comme légume en Extrême-Orient, d'où cette espèce est originaire.

C'est le premier magnolia à fleurir : lorsque l'hiver est doux, il peut déjà porter à la fin mars ses petites fleurs d'un blanc immaculé en forme d'étoiles et parfumées. Il atteint parfois une hauteur de 3 m mais sa croissance est lente. Il en existe une variété à fleurs roses.

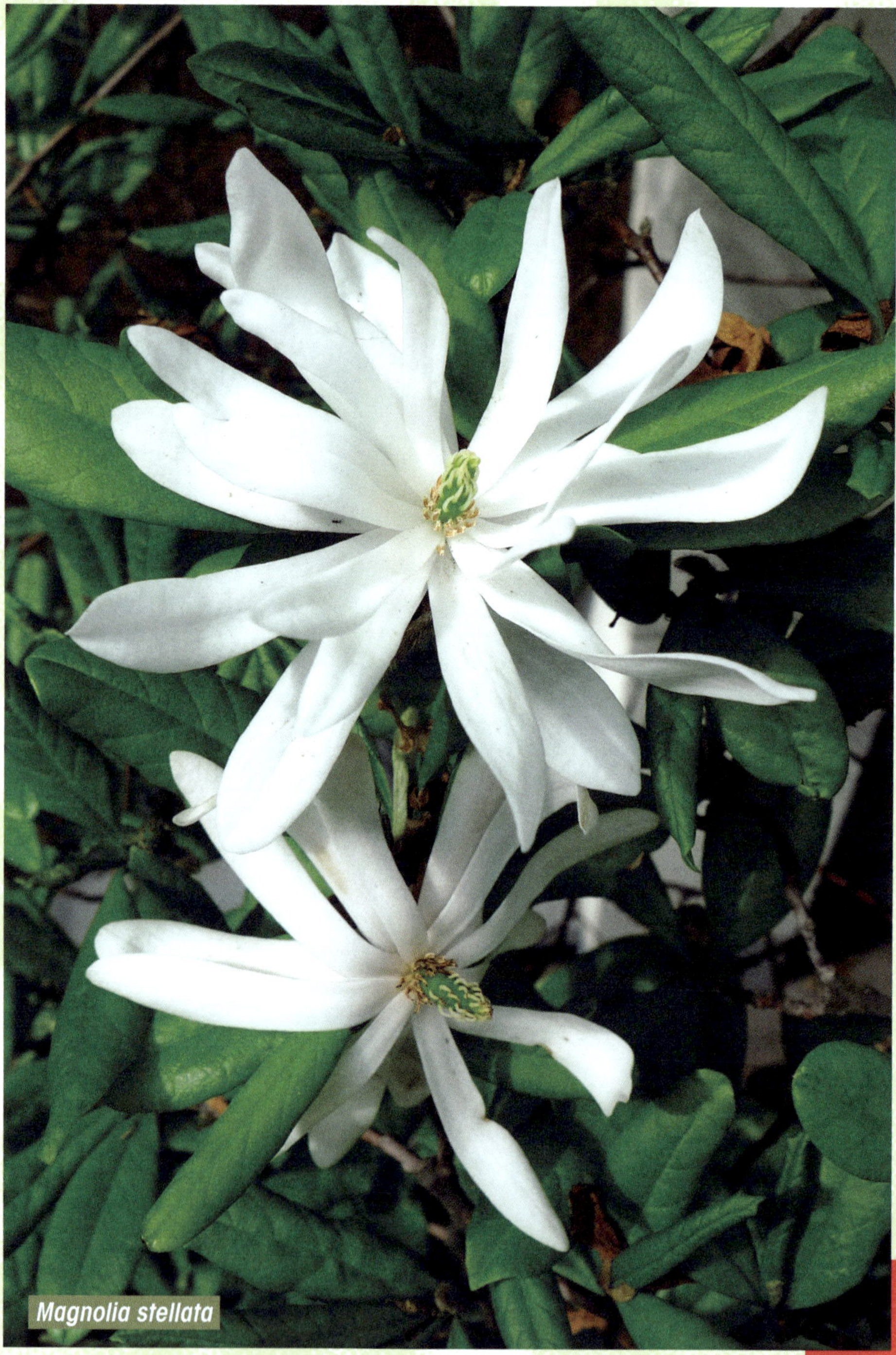
Magnolia stellata

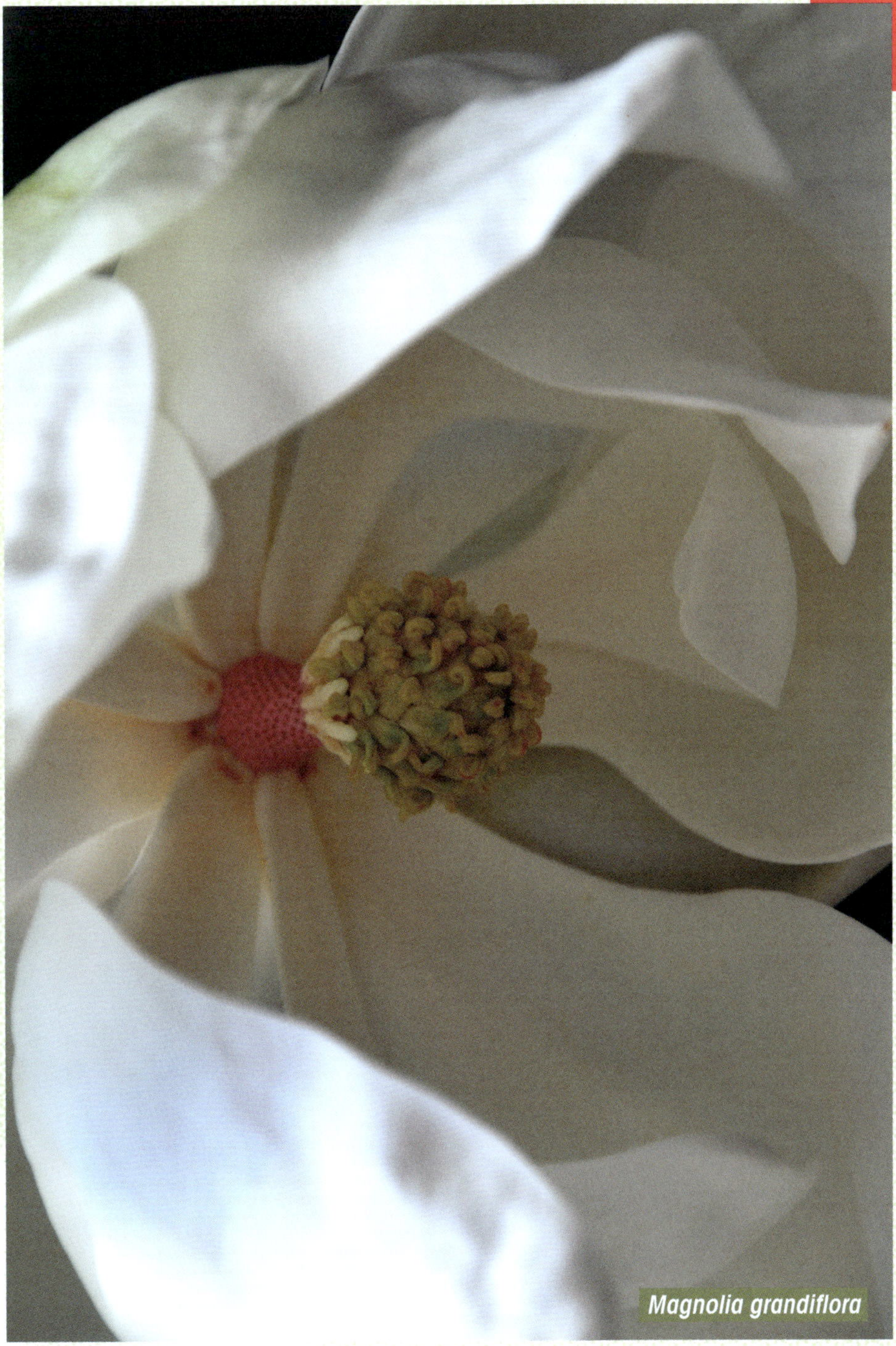
Magnolia grandiflora

MÉSEMBRYANTHÈME

● — Fleurs de pleine terre - Nord

FICOÏDE CRISTALLINE, GLACIALE

Mesembryanthemum crystallinum — **AIZOACÉES**

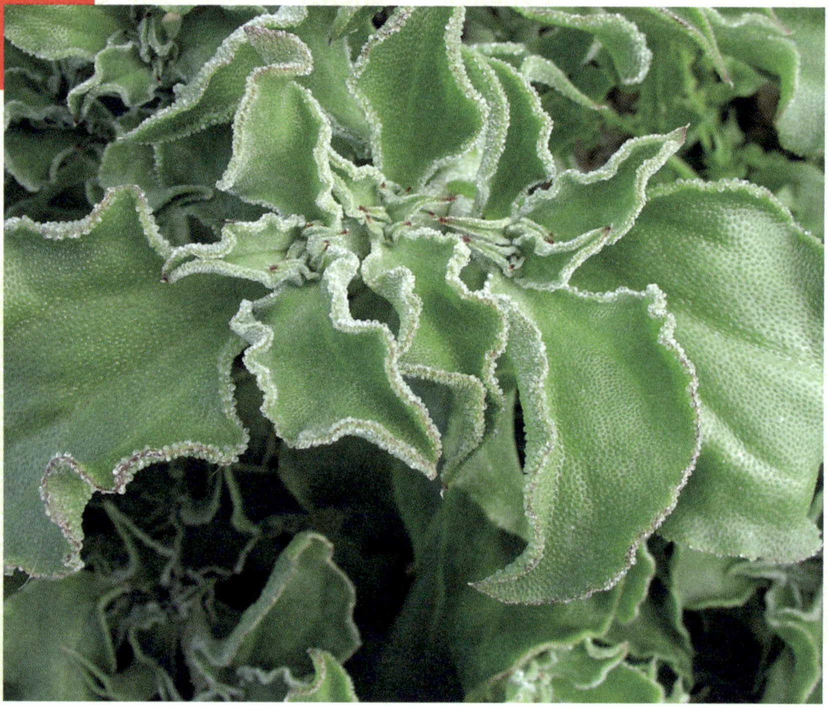

ORIGINE : région méditerranéenne, Afrique du Nord, Asie occidentale et Australie
PARTIE UTILISÉE : feuilles
ÉPOQUE DE RÉCOLTE : mai-août
UTILISATIONS : salades, légume cuit

Culture

La glaciale préfère un sol pauvre et sec et une exposition très ensoleillée. Si on lui donne trop d'eau, les petites pustules cristallines qui lui confèrent ses qualités décoratives se forment avec moins d'abondance. Elle s'utilise en particulier dans les jardins de rocaille ou pour orner des caisses d'où son feuillage remarquable retombe en créant un bel effet.

Cette plante annuelle peut se semer en place de mai à juin, ou bien, dans les climats plus froids, sur couche en mars-avril pour repiquer à demeure dès que les plantes ont quelques feuilles vers la fin mai.

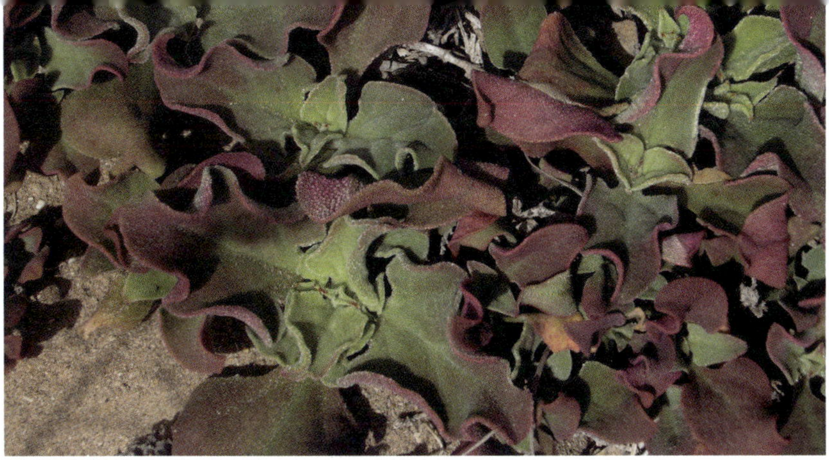

Description

Son nom de « ficoïde cristalline » et de « glaciale » vient de ce que ses tiges et ses feuilles sont couvertes de petites poches transparentes qui font paraître la plante comme couverte de cristaux de glace. L'effet est étonnant lorsque le soleil s'y réfléchit. La tige possède de nombreuses ramifications étalées sur le sol, puis redressées, hautes d'une vingtaine de centimètres. Les feuilles sont opposées ou alternes, ovales et ondulées. Quant aux fleurs, qui s'épanouissent de juin à juillet, elles sont formées d'une multitude de pétales rayonnants, d'un blanc argenté parfois un peu rosé. Elles n'atteignent guère que 2 cm de diamètre.

Étymologie

Mésembryanthème dérive du grec *mesêmbria* qui signifie « milieu du jour » et *anthémon,* fleur, car ses fleurs sont supposées s'épanouir vers midi. L'épithète *crystallinum* évoque le feuillage cristallin de la plante.

Usages alimentaires

Les **feuilles** de la glaciale sont charnues et renferment un jus salé. Elles sont légèrement acidulées et très bonnes à manger crues. Ajoutez-les à vos salades : elles se marieront parfaitement avec tous les légumes, cultivés ou sauvages.

Vous pouvez aussi les faire rapidement cuire et les servir simplement arrosées d'un filet d'huile d'olive, avec une pincée de sel et de poivre, et de la marjolaine fraîche hachée pour en relever légèrement le goût.

recette

La salade glaciale

400 g de feuilles de glaciale, 1 avocat, 2 tomates bien mûres, 50 g de feta (fromage grec de brebis), 2 cuillerées à soupe d'huile d'olive, 1 jus de citron, 1 pincée de sel, paprika

- Mettez dans un saladier les feuilles de glaciale grossièrement découpées avec l'avocat et la tomate coupés en morceaux.
- Écrasez la feta à la fourchette et mélangez avec l'huile d'olive et le jus de citron.
- Nappez de la sauce, assaisonnez de sel et de paprika.

MONARDE

— Fleurs de pleine terre - Nord

MONARDE ÉCARLATE

Monarda didyma — LAMIACÉES (LABIÉES)

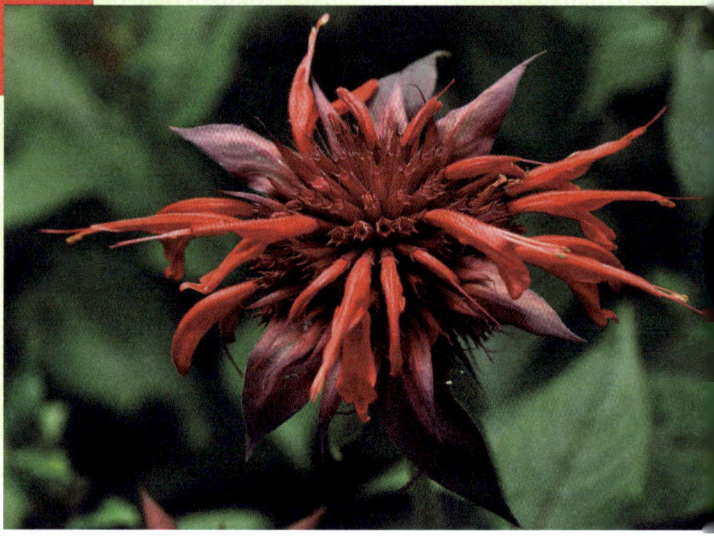

ORIGINE :
est de l'Amérique du Nord

PARTIES UTILISÉES :
feuilles et sommités fleuries

ÉPOQUES DE RÉCOLTE :
feuilles : mai-août ;
fleurs : juin-août

UTILISATIONS :
condiment, tisane, sirop

Culture

La monarde aime les sols profonds, argileux, frais et humides, et une exposition demi-ombragée, mais elle réussit bien en plein soleil. Il en existe plusieurs variétés que l'on cultive en Europe depuis quelques siècles.

Cette plante vivace est multipliée par la division des racines et des drageons qui s'effectue à l'automne dans les sols légers et au printemps dans les terres fortes et humides. On peut aussi semer les graines en pépinière d'avril à juin pour les mettre en place en octobre ou en mars.

Description

Les tiges, de section carrée[1], rameuses au sommet, atteignent de 60 cm à 1 m et portent des feuilles opposées, ovales-aiguës et en cœur à la base. Les feuilles de l'inflorescence, ou bractées, sont souvent colorées. Les nombreuses fleurs sont groupées à l'extrémité des rameaux et s'épanouissent successivement, souvent en rayonnant, de juin à août. Leur corolle allongée, d'un splendide rouge vif possède deux lèvres inégales. Les fleurs d'une espèce voisine, *Monarda fistulosa,* souvent cultivée elle aussi, sont d'un joli violet clair ou parfois blanches.

---

[1] *Une des caractéristiques des plantes de la famille des Labiées, ou Lamiacées.*

Étymologie

Ces plantes furent nommées ainsi en l'honneur de Nicolas Monardes (1493-1588), médecin espagnol qui publia un ouvrage important sur la flore américaine en 1571.

Usages alimentaires

Comme de nombreuses plantes de sa famille, la monarde est très aromatique : lorsqu'on les froisse légèrement, ses feuilles et ses sommités fleuries[1] dégagent une odeur fort agréable rappelant la menthe[2].

Les Indiens qui habitaient dans les régions où notre plante pousse à l'état sauvage n'avaient pas manqué de remarquer ces propriétés odorantes et ils utilisaient fréquemment la monarde pour aromatiser leurs préparations culinaires ou pour faire du thé. Le nom anglais de la plante est d'ailleurs *Oswego tea* (thé des Oswego), du nom d'une tribu indienne. Les blancs ne tardèrent pas à imiter les premiers Américains et l'usage de la monarde comme condiment se répandit chez les pionniers. Il est à l'heure actuelle complètement tombé en désuétude, ce qui est dommage, car la plante possède une valeur certaine dans ce domaine, avec sa saveur particulière et agréable.

Vous pouvez utiliser les **feuilles** et les **sommités fleuries**, fraîches, finement hachées dans les salades ou avec des légumes cuits, des céréales, etc. En cas de cuisson, il convient d'ajouter la monarde en deux fois, au début et à la fin, car son arôme délicat s'évapore sous l'effet de la chaleur. Quant aux feuilles et aux fleurs séchées, elles font une très bonne tisane que l'on connaît parfois sous le nom de « thé de Pennsylvanie ».

On prépare assez souvent dans les pays germaniques avec les fleurs de monarde un sirop joliment coloré, que l'on nomme « sirop de mélisse dorée » *(Goldenmelisse)*.

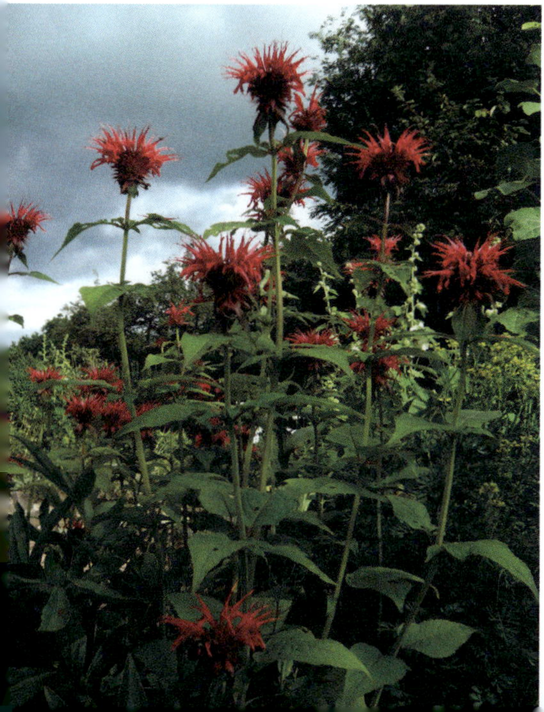

La plante contient, comme toutes les herbes aromatiques, une essence aromatique à laquelle elle doit des propriétés stimulantes et digestives. Consommer la monarde est donc joindre l'utile à l'agréable. La belle couleur rouge des fleurs est due à une matière colorante particulière nommée « monardine ».

---

[1] *C'est-à-dire les groupes de fleurs et de petites feuilles spécialisées nommées bractées, portées au sommet des tiges.*

[2] *Qui appartient elle aussi, avec le thym, le romarin, la mélisse, le basilic et bien d'autres plantes, souvent aromatiques, à la grande famille des Lamiacées.*

Sirop de monarde

100 g de fleurs fraîches, 1 litre d'eau, 500 g de sucre

- Faites chauffer l'eau et le sucre, puis dès qu'elle commence à bouillir, retirez du feu et mettez la moitié des fleurs de monarde.
- Une fois l'infusion tiédie, ajoutez le reste des fleurs et mixez au mixer-plongeur.
- Filtrez et mettez en bouteille.

Conservez ce sirop joliment doré au réfrigérateur et dégustez largement coupé d'eau. En le turbinant à la sorbetière, vous obtiendrez de délicieux sorbets aromatiques. Dans ce cas, préparez l'infusion avec seulement 200 g de sucre au litre.

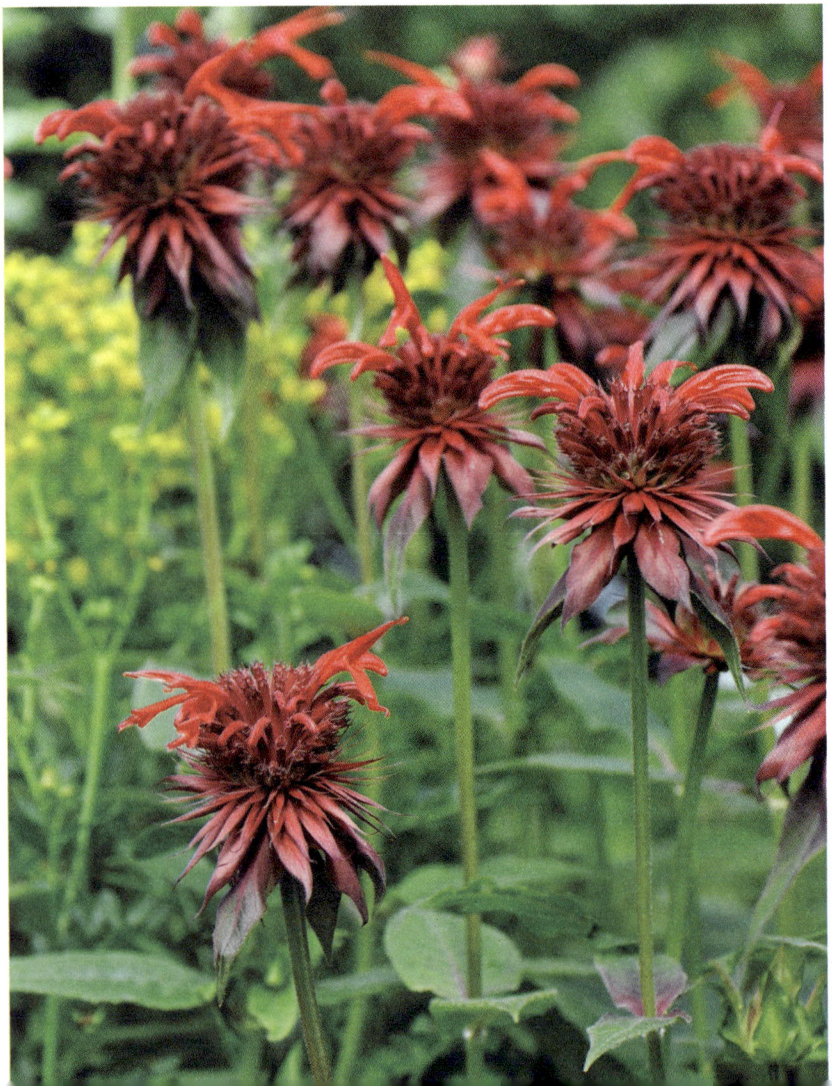

MYRTE

● — Plantes méridionales

Myrtus communis — **Myrtacées**

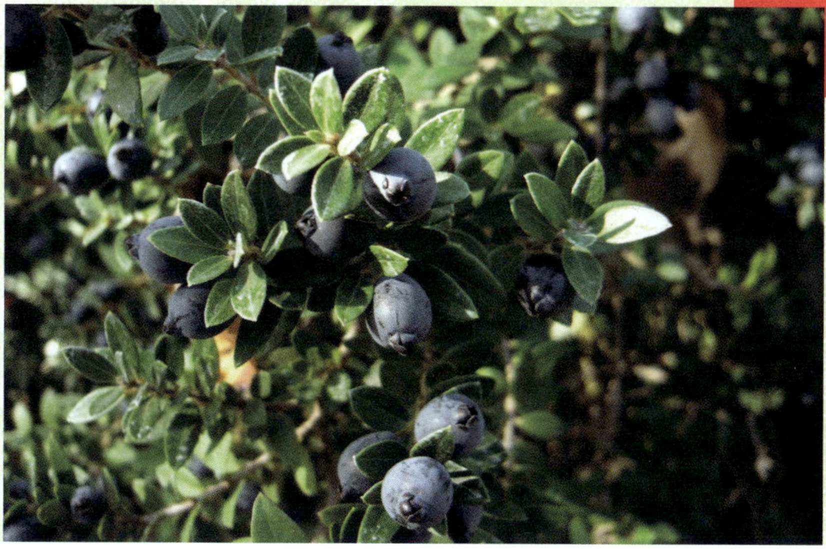

Origine : région méditerranéenne
Parties utilisées : brindilles, jeunes pousses, boutons floraux et fruits
Époques de récolte : jeunes pousses : avril-mai ; boutons floraux : mai-juin ; fruits : juin-août
Utilisations : jeunes pousses et boutons floraux : condiments ; fruits : épice, confiture, alcool

Culture

Le myrte ne peut-être planté en pleine terre que dans le Midi et le long des côtes de l'Atlantique, car il craint le gel. Il demande un sol profond et frais, une exposition ensoleillée, à l'abri des vents froids. Il supporte bien la taille et l'on en fait souvent des haies. Quelques variétés à fleurs doubles ou à feuillage panaché se rencontrent parfois.

Le myrte se multiplie généralement par marcottes et par boutures.

Description

Il s'agit d'un arbrisseau touffu qui peut atteindre 2 ou 3 mètres de hauteur dans ses stations naturelles, en région méditerranéenne. Son feuillage persistant, d'un beau vert foncé luisant est formé de petites feuilles opposées, ovales et aiguës, et de texture coriace. À leur aisselle naissent les nombreuses fleurs blanches aux pétales vite caducs et aux nombreuses étamines, puis les fruits, de petites baies bleu-noir.

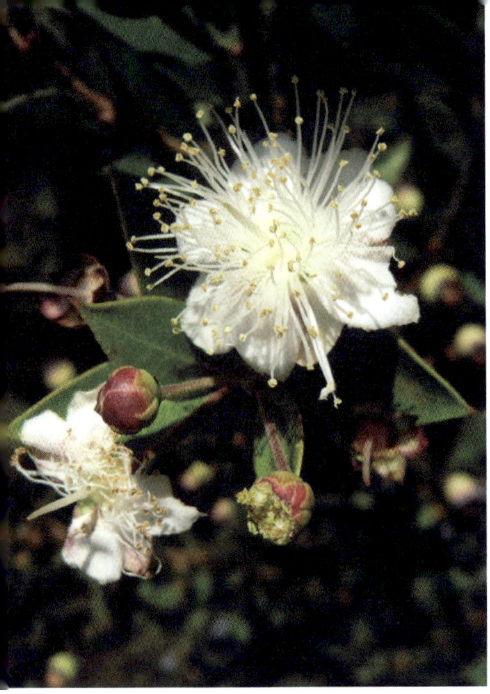

Étymologie

Myrtos était le nom de la plante chez les Anciens Grecs.

Usages alimentaires

Toutes les parties du myrte contiennent une huile essentielle et dégagent un parfum délicieux. Le feuillage froissé a une odeur d'encens. Les Grecs et les Romains le brûlaient comme tel dans leurs rites. Le myrte était consacré à Aphrodite (Vénus) et de nombreuses traditions s'y rattachent. Dans certains pays méditerranéens, les **brindilles** de myrte fraîches sont ajoutées aux braises sur lesquelles on rôtit les animaux : leur essence libérée par la chaleur vient parfumer la viande.

Les toutes **jeunes pousses**, rougeâtres[1], ont une texture très tendre et peuvent être ajoutées, en quantités minimes, dans les salades qu'elles aromatisent. Mais il est préférable de ne pas trop en mettre car leur astringence et leur amertume auraient tendance à devenir trop perceptibles.

Les **boutons floraux** séchés ont été employés comme épice, de la même façon que les clous de girofle auxquels ils ressemblent en structure : le giroflier *(Syzygium aromaticum = Eugenia caryophyllata)* appartient lui aussi à la famille des Myrtacées, qui regroupe un nombre incalculable d'arbres odorants. Les plus connus chez nous en sont sans doute les eucalyptus, ces immigrants australiens plantés pour décorer les parcs et « assainir » les marécages.

Les **fruits** séchés et moulus peuvent également servir d'épice. Leur parfum est très agréable, mais ils possèdent aussi ce côté astringent déjà remarqué dans les jeunes pousses et il ne faut donc en user qu'avec modération dans les plats. On peut en retirer les graines qui sont très âpres. Le myrte sert d'épice depuis des temps immémoriaux.

Les fruits frais sont charnus et aromatiques, mais si on les mange tels quels sur l'arbuste, ils sont, encore une fois, très astringents. On peut en préparer de très bonnes confitures : il suffit de les mettre à cuire dans l'eau quelques minutes pour les ramollir, de les passer au moulin à légumes afin d'éliminer les graines et les peaux, puis de les faire cuire avec leur poids de sucre ou de miel jusqu'à ce que la confiture ait atteint le degré de concentration voulu.

Dans la région méditerranéenne, on prépare par simple macération une délicieuse liqueur de myrte, de couleur pourpre. En Corse, ce breuvage parfumé est obtenu en faisant macérer longuement les fruits dans de l'alcool, puis en distillant le résultat que l'on colore ensuite en vert.

---

[1] *Ce phénomène coloré est assez fréquent chez les arbres et arbustes : observez par exemple les jeunes pousses foliaires de certains chênes.*

Liqueur de myrte

300 g de fruits de myrte, frais ou séchés, 1 litre d'alcool de fruits ou de vodka, 50 g de sucre

- Remplissez un bocal avec les baies de myrte et recouvrez d'alcool.
- Placez au soleil le plus souvent possible.
- Lorsque, au bout d'un mois ou plus, le liquide a pris une teinte rougeâtre, filtrez et ajoutez le sucre.

Dégustez avec modération...

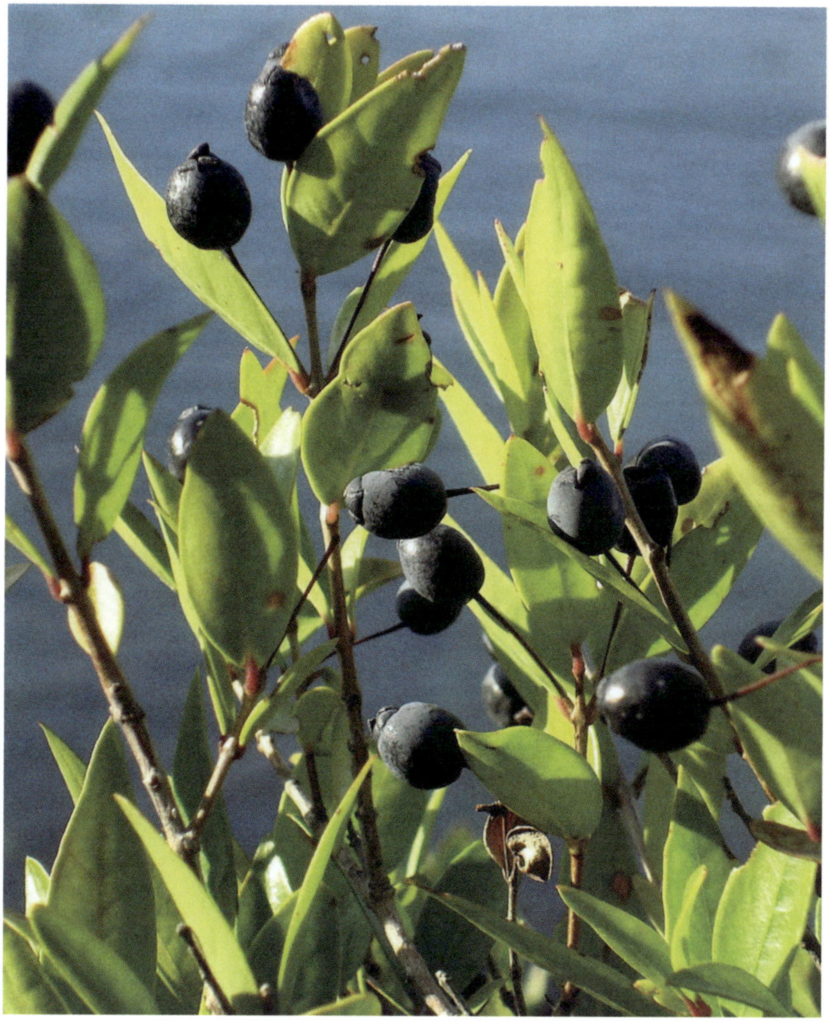

NIGELLE DE DAMAS

● — Fleurs de pleine terre - Nord

Nigella damascena — **RENONCULACÉES**

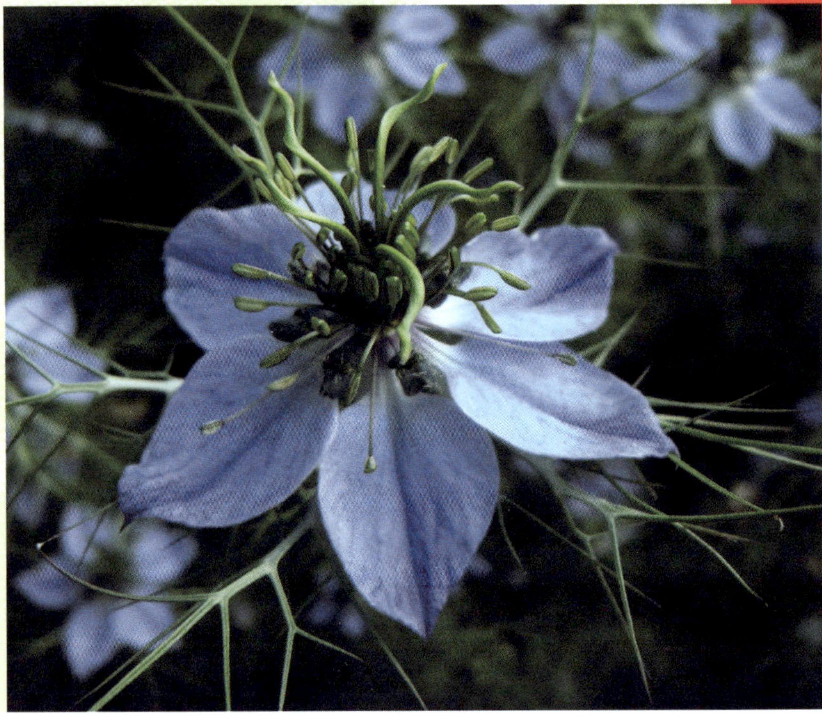

ORIGINE : région méditerranéenne
PARTIES UTILISÉES : graines
ÉPOQUE DE RÉCOLTE : juillet-septembre
UTILISATIONS : condiment

Culture

La nigelle de Damas est native du Midi de la France. Elle s'accommode volontiers de tous les sols et supporte sans problème la sécheresse. Elle aime les expositions ensoleillées.

La plante se multiplie par semis en place au printemps et se ressème facilement toute seule.

Description

La nigelle de Damas est une plante annuelle de 20 à 60 cm de hauteur, dont les feuilles sont divisées en lanières étroites et allongées. Ses fleurs bleu pâle, veinées, sont entourées d'une collerette de feuilles finement divisées. Le fruit a la forme d'un ballon allongé, gonflé d'air, muni de 5 appendices allongés. Les graines noires, ridées, se récoltent lorsque les fruits sont mûrs, d'un brun clair. Il faut cueillir les fruits entiers, puis les briser pour en extraire les graines, qui se séparent par vannage de l'enveloppe plus légère.

Quelques variétés horticoles sont cultivées pour l'ornementation.

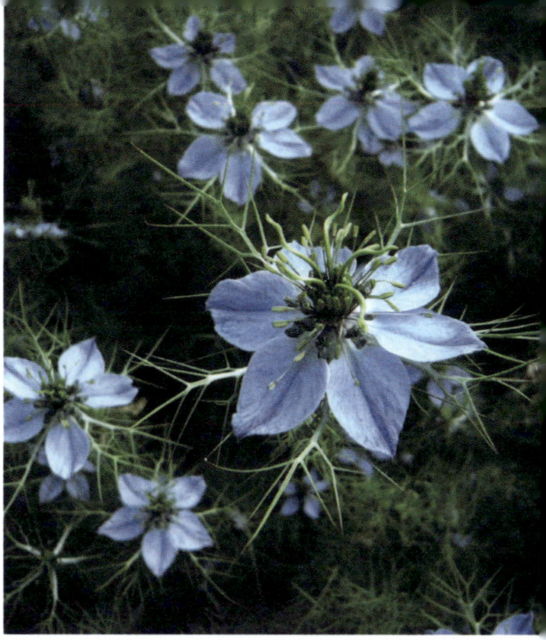

Étymologie

« Nigelle » est la francisation de *Nigella* qui désignait la plante en latin (également nommée *git*). L'adjectif *nigellus,* noirâtre, est un diminutif de *niger,* noir. Les Grecs nommaient la nigelle *melanthion,* de *melas, melanos,* noir, et *anthos,* fleur. En effet, les graines des nigelles sont noires.

Usages alimentaires

Les **graines** de la nigelle de Damas possèdent une curieuse odeur rappelant, quand on les froisse entre les doigts, l'arôme synthétique de fraise… Elles possèdent une saveur de noisette, un peu âcre et légèrement piquante. On en saupoudre les pains et les gâteaux, et elles parfument les céréales ou divers plats.

Elles sont diurétiques, carminatives et emménagogues.

On cultive pour ses graines une espèce voisine, le « cumin noir » *(Nigella sativa),* originaire du bassin méditerranéen et de l'Asie occidentale. Ses fleurs, d'un bleu clair souvent mêlé de vert donnent des capsules globuleuses, moins renflées que les fruits de la nigelle de Damas. Les petites graines noires dégagent une agréable odeur citronnée et ont un goût légèrement poivré.

Connues depuis l'Antiquité, les graines de nigelle restent très appréciées comme épice en Europe jusqu'au XVIIe siècle pour leur saveur chaude et piquante. À l'heure actuelle, c'est surtout au Moyen-Orient, de la Turquie et de l'Égypte jusqu'en Inde, qu'on les utilise. On les emploie avant tout pour saupoudrer les pains et les gâteaux.

En Inde, les graines de nigelle cultivée sont utilisées entière dans les légumes et les légumineuses, souvent après avoir été grillées à sec pour en rehausser l'arôme. Elles entrent aussi dans la composition de différents mélanges d'épices, tel le *panch phoron* indien, avec le cumin, le fenouil, la moutarde et le fenugrec. On en saupoudre des pains, tels les *nan* cuits dans les fours d'argile *tandoori.* La nigelle peut également s'utiliser moulue. Elle se marie bien avec les fruits de coriandre, le quatre-épices, la sarriette ou le thym. La nigelle passe pour repousser les insectes.

Il ne faut pas confondre la nigelle, parfois nommée « cumin noir » avec la variété noire du cumin *(Cuminum cyminum),* fréquente dans le nord de l'Inde.

recette

Pain à la nigelle

500 g de farine de type T55, 1/2 cube de levure (21 g) ou 1/2 sachet de levure, 0,3 litre d'eau, 12 g de sel, 1 cuillerée à soupe d'huile d'olive, 1 pincée de sucre, 1 cuillerée à soupe de graines de nigelle de Damas

- Faites une fontaine avec la farine et ajoutez au centre la levure délayée dans l'eau tiède, puis les autres ingrédients.
- Malaxez vigoureusement pendant un quart d'heure, puis laissez reposer une heure, recouvert d'un linge, dans un endroit tiède.
- Pétrissez de nouveau, étalez sur une plaque ou dans un moule et répartissez les graines de nigelle à la surface en les enfonçant un peu dans la pâte.
- Laisser gonfler une demi-heure, puis faites cuite à four chaud pendant environ le même laps de temps.

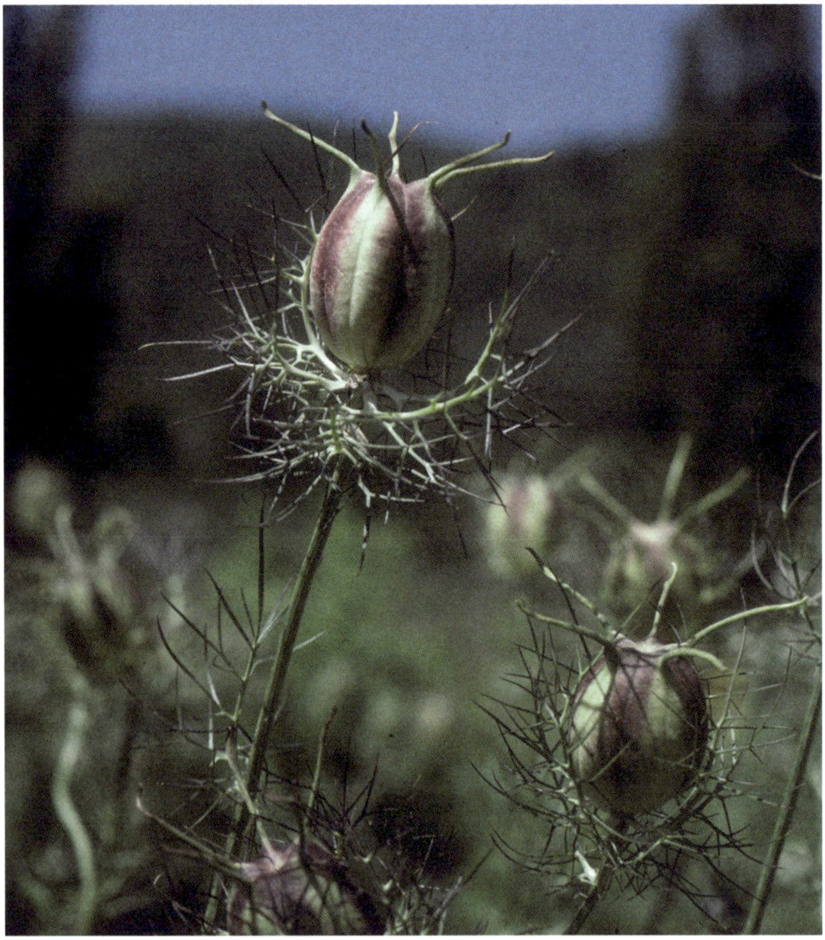

FIGUIER DE BARBARIE

● — Plantes méridionales

CACTUS RAQUETTE, OPONCE, FIGUIER D'INDE

Opuntia ficus-indica — CACTACÉES

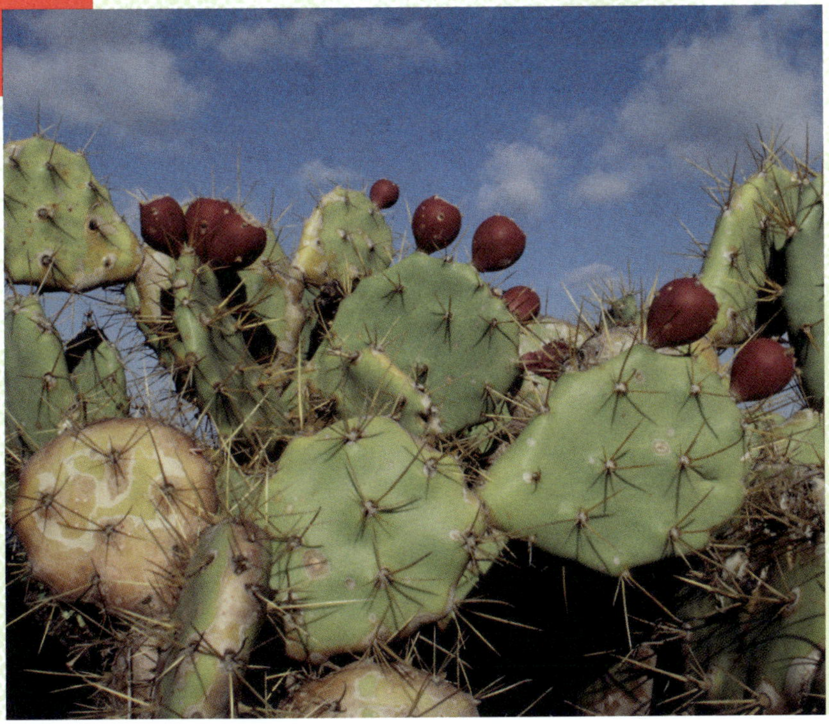

ORIGINE : Amérique tropicale
PARTIES UTILISÉES : jeunes tiges et fruits
ÉPOQUES DE RÉCOLTE : jeunes tiges : printemps (mars-avril) ; fruits : automne-hiver
UTILISATIONS : jeunes tiges : légume cuit ; fruits : sorbet, confiture

Culture

Ce cactus peut être cultivé en pleine terre dans le Midi de la France. Il est d'ailleurs naturalisé en divers endroits, tout particulièrement sur le littoral méditerranéen. Étant adapté aux régions désertiques, il affectionne les sols légers et poreux et les expositions les plus ensoleillées. Il existe plusieurs variétés de cette espèce bien connue. Comme tous les cactus, le figuier de barbarie est vivace.

La multiplication s'effectue facilement par bouturage. Dans les stations assez chaudes, elle a d'ailleurs lieu naturellement.

Description

Cette curieuse plante grasse atteint 1 m 50 de hauteur ou parfois davantage. Elle ne possède pas de feuilles développées, mais ses tiges sont formées d'articles aplatis et charnus de forme ovale, que l'on prend parfois pour de grosses feuilles charnues, car ils sont verts et effectuent la photosynthèse. Ces articles sont régulièrement parsemés de groupes d'épines acérées qui occupent la place des feuilles. Les fleurs, jaunes ou rougeâtres, ont un diamètre de 5 à 6 cm lorsqu'elles sont épanouies, de mai à juillet. Elles sont portées directement sur les tiges et donnent naissance à des fruits charnus, globuleux ou allongés.

Le figuier de barbarie est originaire d'Amérique tropicale et Christophe Colomb le rapporta à titre de curiosité dès son premier voyage aux « Indes ». De là vient le nom spécifique *ficus-indica,* figuier d'Inde. Il s'agit bien sûr des « Indes occidentales », les Antilles. Depuis lors, il a envahi la région méditerranéenne et une bonne partie des zones chaudes et sèches du globe, à tel point qu'il y est souvent considéré comme indigène par les populations locales. En Australie, il a fallu introduire un insecte américain qui se nourrit de ces cactus, car le figuier de barbarie avait pris une extension absolument incontrôlable.

Étymologie

Kaktos était le nom d'une plante épineuse dans les écrits de l'auteur grec Théophraste. « Oponce » est la francisation d'*Opuntia,* nom d'un fruit dans Pline, rencontré aux alentours de la ville antique d'Oponte. Mais l'*opuntia* de Pline ne pouvait se rapporter à un cactus, puisque ces derniers n'ont été introduits en Europe qu'il y a environ quatre cents ans.

Ce cactus est nommé « figuier de Barbarie », car on compare ses fruits à des figues et il pousse, à l'état cultivé et subspontané, dans la région méditerranéenne dont la partie méridionale (de l'Égypte au Maroc) était jadis nommée « Barbarie ».

Usages alimentaires

Ce « figuier » épineux porte des **fruits** comestibles. Ils formaient autrefois une partie très importante de la nourriture des populations indiennes du Mexique et du sud-ouest des États-Unis, où de nombreuses espèces étaient employées. Chez les Anciens Mexicains, divers cactus étaient cultivés comme arbres fruitiers.

Les figues de barbarie sont d'un beau violet pourpre, à l'intérieur comme à l'extérieur. Elles sont sucrées, mucilagineuses, aromatiques et remplies de graines. Certaines variétés ont des fruits jaune orangé, ou rouges, à saveur de pastèque ou de mangue…

Tout cela est plutôt agréable, mais malheureusement la surface de leur peau est parsemée de minuscules épines barbelées, nommées « glochides », disposées en groupes réguliers. Ces glochides sont terminées par des barbes, comme un harpon ou un hameçon, et peuvent ainsi pénétrer profondément dans la chair d'où il est extrêmement difficile de les retirer. Aussi devrez-vous user de beaucoup de précautions pour récolter ces « figues » redoutables : faites-les tomber avec un bâton dans un récipient rigide (pas un sac en plastique, même épais !).

La méthode traditionnelle employée en Afrique du Nord consiste à coincer chaque fruit dans l'extrémité trifide d'un bâton et à le détacher en tournant d'un coup sec. Puis versez les fruits dans un évier et brossez chacun sous un fort jet d'eau en le maintenant à l'aide d'une fourchette. Retirez ainsi soigneusement tous les glochides que vous pouvez repérer : imaginez ce qui se produirait en mordant dans une de ces « figues » si vous laissiez quelques épines…

Les fruits peuvent être mangés frais, séchés au soleil ou au four, ou préparés de mille et une façons. Les Mexicains en extrayaient du jus, en faisaient des pâtes de fruits, du vin, etc.

Si vous avez des objections à la texture mucilagineuse du jus de figues de Barbarie, vous pouvez le faire réduire à feu très doux (éventuellement au bain-marie) dans une casserole en ajoutant un tiers de son poids de sucre ou de miel. Vous obtiendrez ainsi une excellente confiture de cactus. Plus vous laisserez réduire, plus elle sera solide : à partir d'un certain point, vous pouvez verser le produit sur une plaque, le laisser refroidir et le couper en carrés. Dégustez ces bonbons violets garantis sans colorant artificiel.

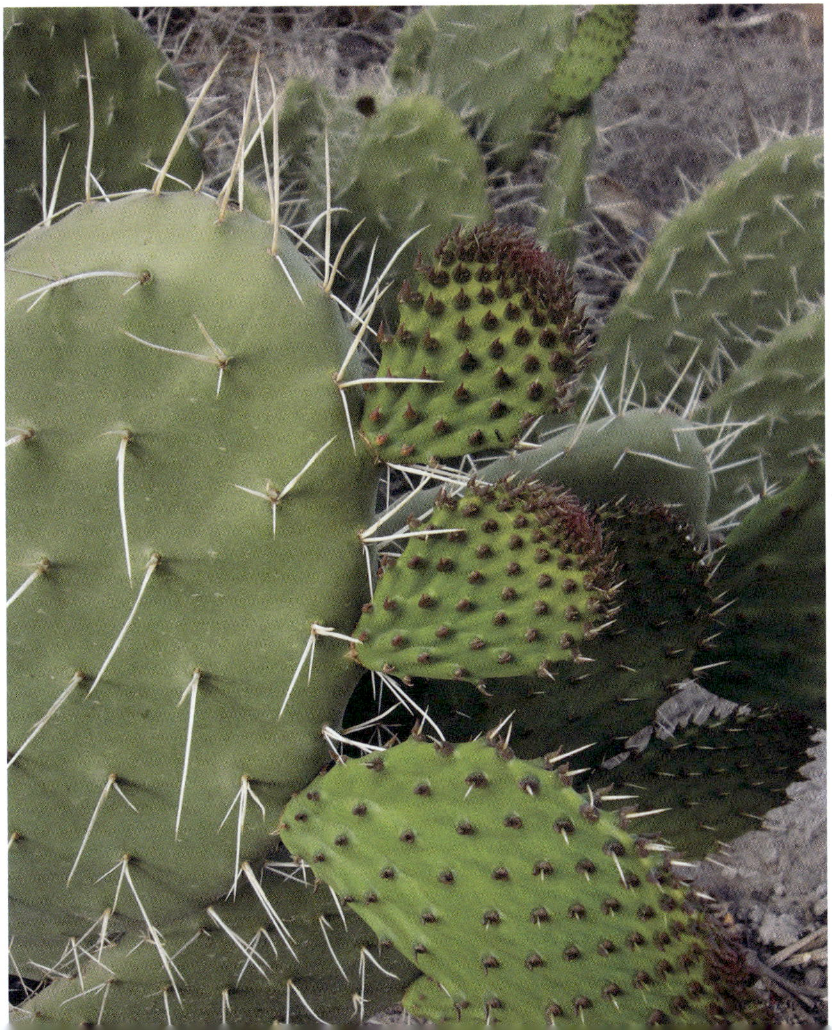

Les très jeunes « raquettes » des cactus, en fait les **jeunes tiges** aplaties, ne portent pas encore d'épines. On les consomme couramment au Mexique où elles sont vendues sur les marchés sous le nom de *nopales*. Très tendres et d'un goût agréable, elles possèdent malheureusement à un degré élevé cette texture mucilagineuse caractéristique du cactus[1]. Mais avec un peu d'habitude, ce n'est pas désagréable.

recettes

Nopales

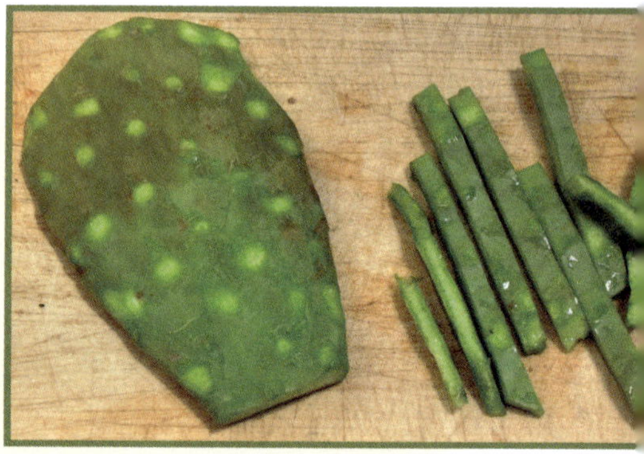

400 g de jeunes tiges de cactus, eau, sel, 3 cuillerées à soupe d'huile d'olive, 2 tomates, 1 jus de citron

- Grattez soigneusement les jeunes raquettes pour les débarrasser de leurs éventuelles épines et lavez-les à grande eau.
- Coupez-les en morceaux et faites-les bouillir à l'eau salée.
- Égouttez-les bien, puis faites-les frire rapidement dans l'huile d'olive avec la chair des tomates coupées et débarrassées de leurs graines.
- Salez et servez chaud, avec un jus de citron.

Sorbet de figues de Barbarie

800 g de fruits de cactus, 150 g de miel, 1 yaourt nature

- Faites cuire les figues de barbarie un quart d'heure à feu doux, avec suffisamment d'eau pour les couvrir.
- Broyez-les dans un mixer pour les liquéfier.
- Passez ce jus mucilagineux à travers la grille fine d'un moulin à légumes (si la texture est trop épaisse et en bouche les trous, utilisez au préalable une grille plus large).
- Mélangez le jus avec le miel et le yaourt, puis turbinez à la sorbetière ou laissez quelques heures dans le freezer de votre réfrigérateur, en grattant régulièrement.

---

[1] *Les mucilages retiennent l'eau et permettent à ces plantes de survivre dans des conditions extrêmement arides.*

PAVOT D'ORNEMENT

● — Fleurs de pleine terre – Nord

PAVOT SOMNIFÈRE, ŒILLETTE

Papaver somniferum — PAPAVÉRACÉES

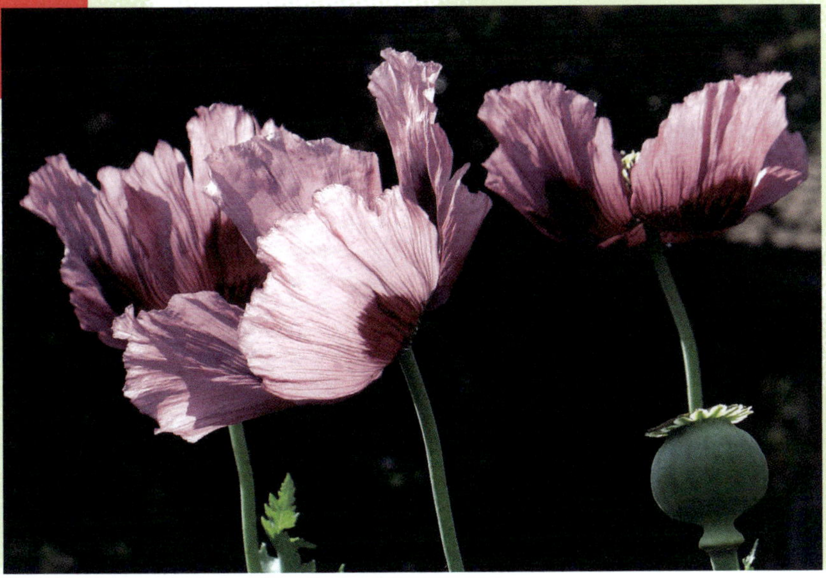

ORIGINE : sud-est de l'Europe et ouest de l'Asie
PARTIE UTILISÉE : feuilles, fleurs et graines
ÉPOQUE DE RÉCOLTE : août-octobre
UTILISATIONS : feuilles : salades ; graines : condiment

Culture

Le pavot se cultive avec la plus grande facilité. Il vient sur la plupart des sols mais se développe mieux dans les terres profondes et riches où sa floraison est admirable. Il résiste assez bien à la sécheresse.

La multiplication s'effectue par semis des graines en place. D'ailleurs, le pavot se ressème de lui-même et s'installe pour longtemps dans le jardin. Il existe plusieurs variétés de pavot somnifère à fleurs de couleurs différentes, certaines à pétales laciniés, à capsules de taille variable et à graines de couleur bleue, blanchâtre ou foncée.

Description

Le pavot somnifère est une belle plante annuelle, de couleur glauque, dont la tige dressée, unique, creuse mais robuste, peut dépasser le mètre. Elle porte des feuilles alternes de grande taille, larges et allongées, incisées-dentées.

Les feuilles de la tige embrassent cette dernière par leur base. Les pétales sont caractéristiquement chiffonnés dans le bouton et se déploient lentement alors que tombent les deux valves du calice. Les grandes fleurs possèdent quatre pétales vite caducs. Leur couleur varie du blanc au rose pâle et au rouge pourpré, avec à la base de chaque pétale un onglet noirâtre. Les étamines sont très nombreuses. Le fruit est une capsule globuleuse, glabre, de plusieurs centimètres de diamètre. Elle contient de nombreuses petites graines.

On cultive également dans les jardins le pavot d'Orient *(Papaver orientale)* et le pavot d'Islande *(Papaver islandicum),* de taille plus petite. Ces deux espèces sont densément velues. Sept autres espèces poussent à l'état sauvage en France, dont le célèbre coquelicot *(Papaver rhoeas),* l'une des plus belles fleurs de nos champs.

Étymologie

Le nom botanique *Papaver,* d'où dérive « pavot », proviendrait du celtique *papa,* signifiant « bouillie », car il était jadis d'usage de mêler du latex de pavot somnifère à la bouillie des enfants pour leur permettre de s'endormir rapidement. L'épithète *somniferum,* signifiant « qui apporte le sommeil », se réfère bien sûr aux propriétés hypnotiques du latex.

Usages alimentaires

Les **jeunes feuilles** de pavot étaient jadis consommées crues en salade. On les mangeait ainsi couramment en Languedoc par exemple. Leur saveur est douce et agréable, leur texture est tendre et leur toxicité nulle.

Les **jeunes rosettes** de feuilles de coquelicot font aussi d'excellentes salades. Dans le Midi de la France, on les faisait bouillir en mélange avec d'autres herbes sauvages au printemps. Il est possible de les préparer de nombreuses façons, de la plus simple (cuites à la vapeur et dégustées avec un filet d'huile d'olive), à la plus sophistiquée. C'est un mets de choix au sortir de l'hiver.

Mais ce sont surtout les **graines** de pavot que l'on utilise. En Europe centrale, en Asie Mineure et en Inde, leur usage est encore habituel pour saupoudrer pains et pâtisseries. On en fourre aussi des gâteaux après les avoir écrasées puis cuites avec du lait et du sucre ou du miel. Le *Mohnkuchen* est un gâteau au pavot très populaire en Allemagne, en Autriche et dans les pays d'Europe de l'Est.

Dans la moitié nord de la France, l'« huile d'œillette » était autrefois consommée quotidiennement et renommée pour sa fine saveur et ses qualités nutritives. Elle était tenue pour égale à l'huile d'olive. Son innocuité est totale. Mais elle a, malheureusement, pratiquement disparu.

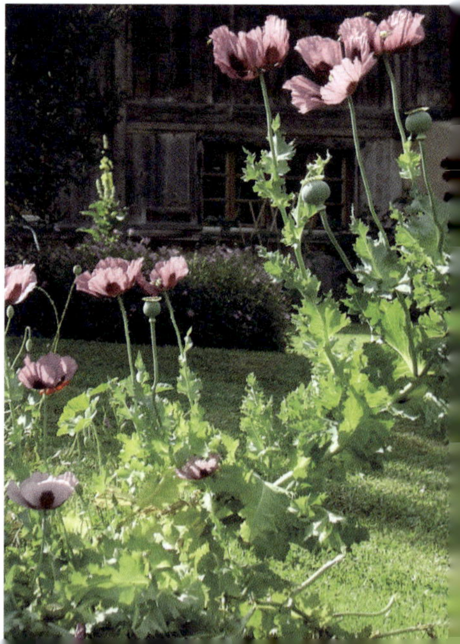

C'est le latex du pavot somnifère, obtenu par incision des capsules immatures, qui fournit l'opium, substance aussi bénéfique que dangereuse. On l'utilise depuis la plus haute Antiquité comme un analgésique et un soporifique aux vertus incomparables, calmant la douleur comme nul autre. Mais son usage comme narcotique crée une dépendance terrible. Il contient de nombreux alcaloïdes dont la morphine, encore plus active que l'opium brut. On en dérive l'héroïne, drogue redoutable.

Les **fleurs** de pavot décorent joliment les salades et ne sont pas toxiques. Dans la plante, seul le latex renferme des alcaloïdes en proportion notable.

Les **fleurs** et les **graines** des coquelicots s'utilisent comme celles du pavot.

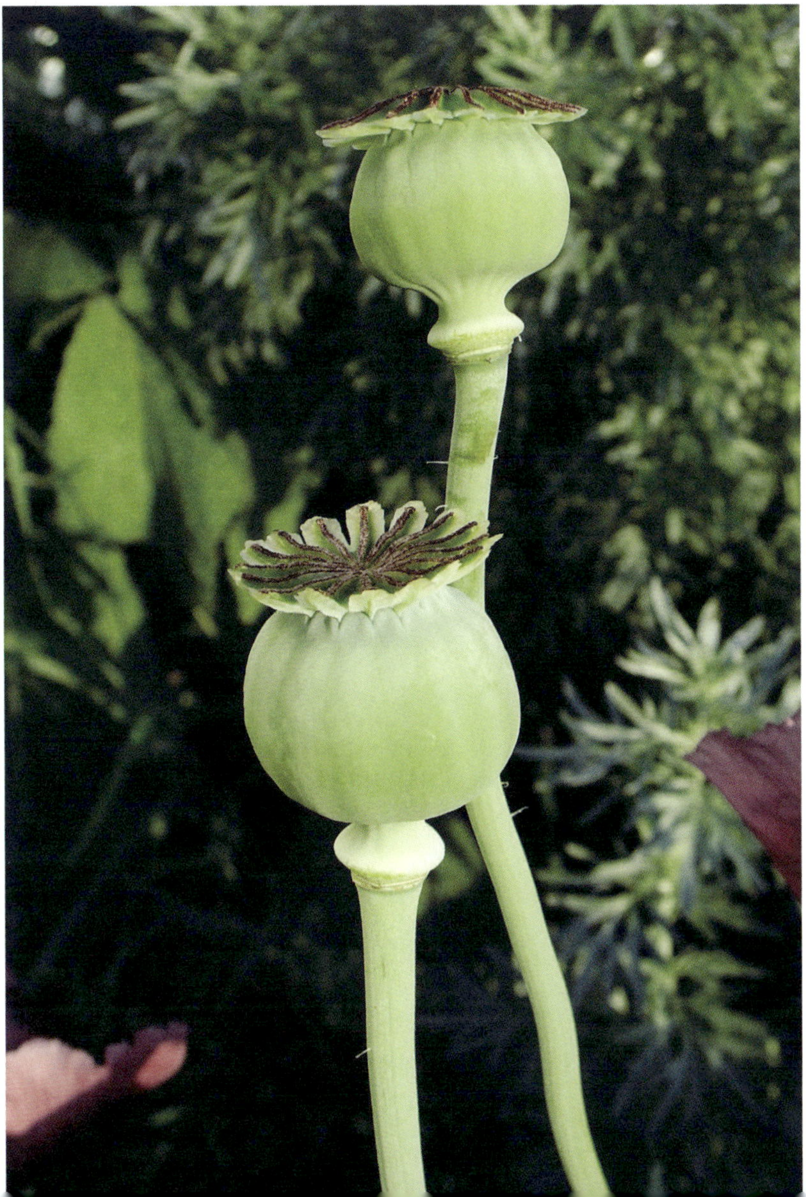

Gomasio de pavot

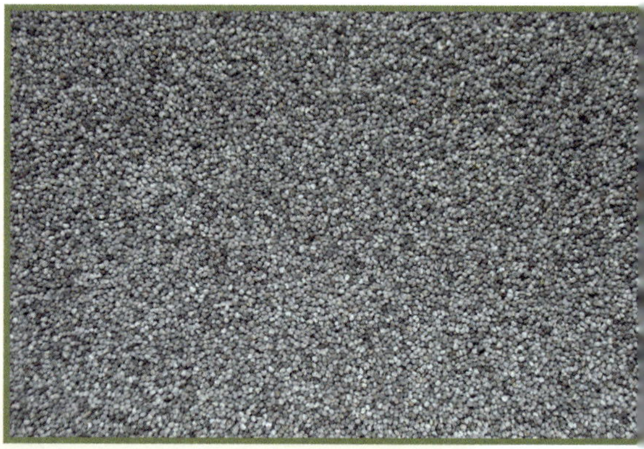

200 g de graines de pavot,
20 g de sel de mer

- Faites griller légèrement les graines de pavot dans une poêle, à sec.
- Puis réduisez-les en poudre dans un moulin à café électrique.
- Mélangez avec le sel de mer, lui aussi grillé et moulu s'il s'agit de sel brut, hygrophile.

Le* gomasio *est un condiment japonais que l'on prépare traditionnellement avec des graines de sésame grillées*[1]*. On l'emploie comme du sel pour relever la nourriture.

Mohnkuchen

250 g de pavot, 1 œuf, 120 g de sucre, 1 litre de lait, 170 g de semoule fine, 125 g de beurre, 125 g de sucre, 4 œufs, 250 g de farine, 1/2 sachet de levure chimique

- Passez les graines de pavot au moulin à café pour les moudre finement.
- Mélangez le pavot moulu avec l'œuf et le sucre.
- Faites chauffer le lait et dès qu'il bout, versez la semoule en pluie, baissez le feu et laissez cuire deux minutes en remuant jusqu'à ce que la bouillie soit épaisse.
- Ajoutez le mélange de pavot.
- Dans un saladier, battez le beurre et le sucre en crème.
- Ajoutez les œufs un à un.
- Versez dans le mélange la farine tamisée et la levure en poudre et travaillez rapidement pour obtenir un mélange homogène, puis laisser reposer une demi-heure.
- Étalez cette pâte au fond d'un moule beurré et fariné
- Déposez dessus la préparation au pavot.
- Faites cuire une demi-heure dans un four à 180 °C.

GÉRANIUM ODORANT

● — Plantes méridionales

GÉRANIUM ROSAT

Pelargonium graveolens — **GÉRANIACÉES**

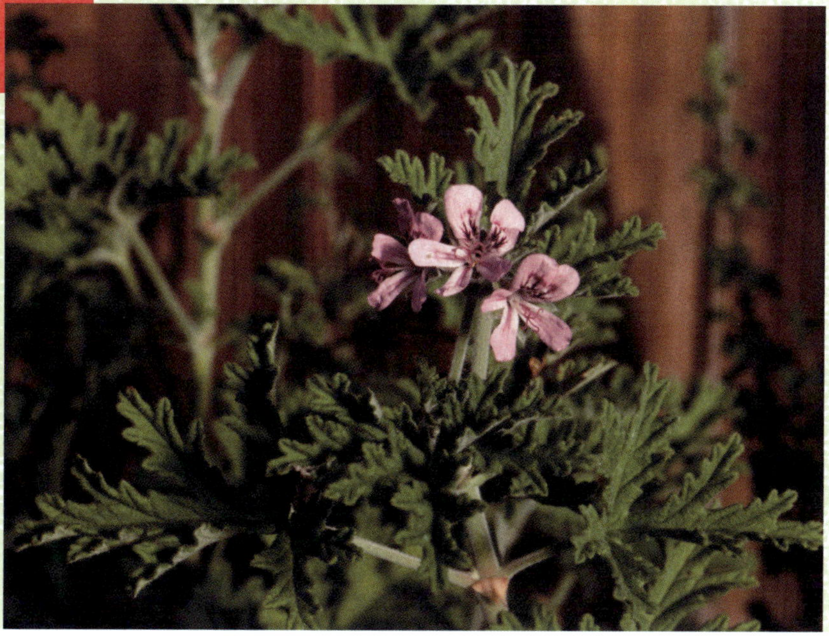

ORIGINE : Afrique du Sud
PARTIE UTILISÉE : feuilles
ÉPOQUE DE RÉCOLTE : toute l'année dans les climats chauds ou en serre
UTILISATIONS : tisane, condiment

Culture

Le géranium odorant craint le gel et ne peut croître en pleine terre chez nous que dans la région méditerranéenne. Mais il fait une excellente plante d'appartement, particulièrement agréable du fait de son feuillage parfumé. La forme variée des feuilles est d'ailleurs très ornementale.

La multiplication se fait par boutures.

Description

Sous les climats chauds, le géranium odorant est un arbrisseau de plus d'un mètre de hauteur dont les tiges rameuses et ligneuses portent des feuilles opposées, velues et généralement découpées en trois lobes profonds avec une base en forme de cœur. Les petites fleurs, de forme irrégulière, sont d'un mauve rosé.

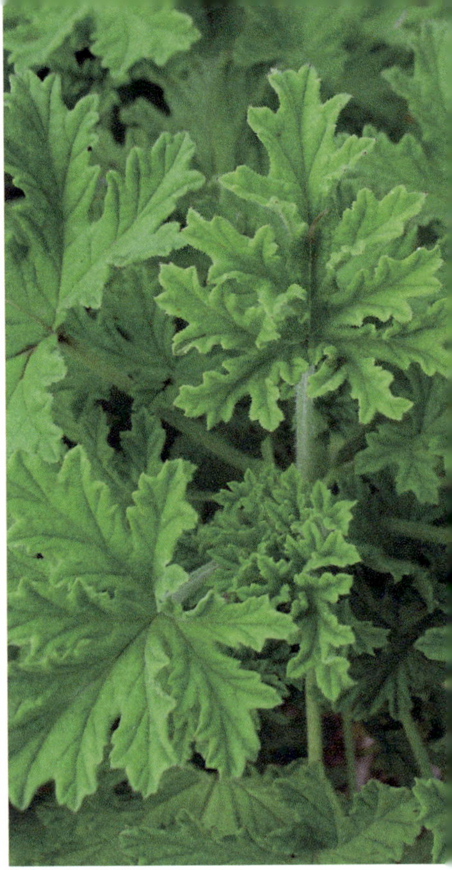

Bien qu'originaire des mêmes régions – l'Afrique du Sud – que le géranium à feuille de lierre et que le géranium à feuilles zonées (voir pages suivantes), notre plante est beaucoup plus délicate que ces deux espèces quant à la température. Mais elle a sur ces deux géraniums plus communs un avantage très net : comme le laisse supposer son nom, ses feuilles dégagent lorsqu'on les froisse un parfum puissant et agréable. Il existe d'ailleurs plusieurs espèces voisines dont chacune possède une odeur particulière rappelant d'autres végétaux tels la rose, la menthe, le citron ou même la muscade. On trouve en fait dans le genre *Pelargonium* une plus grande variété de parfums que dans n'importe quel autre genre de plantes.

L'introduction du géranium rosat en Europe eut lieu en 1700, en Angleterre.

Usages alimentaires

Une simple infusion des **feuilles** du géranium odorant forme une tisane délicieuse qui atteindra son summum si elle est édulcorée avec du miel. Si vous en avez la possibilité, essayez les différentes espèces de géranium odorant, car chacune possède son caractère propre, mélange surprenant de saveurs.

Ajoutez les feuilles fraîches aux salades ou aux desserts, tout particulièrement aux salades de fruits, que vous pourrez napper d'une sauce au géranium odorant. Et pensez aux « raisins rosats » pour les parfumer ou pour aromatiser desserts, gâteaux et petits-déjeuners. Les feuilles vous serviront aussi à relever votre gelée de pommes. Utilisez de préférence des pommes acides, riches en pectine.

Le *Pelargonium graveolens* contient une essence aromatique que l'on distille en une huile essentielle à odeur de rose, utilisée en remplacement de la véritable essence extraite de la reine des fleurs, d'un prix inabordable tellement le rendement en est faible. On l'emploie en parfumerie et en aromathérapie. La plante est cultivée pour son essence sur la Côte d'Azur, en Espagne, en Algérie et à la Réunion, sous le nom de « géranium Bourbon[1] ». Une tonne de feuilles produit un peu plus d'un kilogramme d'huile essentielle[2].

[1] *On nommait jadis la Réunion « île Bourbon ».*

[2] *Malgré l'apparente faiblesse du rendement, c'est environ quatre fois plus que ne produisent les pétales de rose…*

Raisins rosats

200 g de feuilles de géranium odorant, 400 g de raisins secs

- Dans une boîte métallique fermant hermétiquement, placez une couche de feuilles de géranium odorant, puis une couche de raisins secs.
- Continuez ainsi jusqu'à ce que la boîte soit remplie.
- Fermez la boîte et laissez reposer au moins un mois, jusqu'à ce que les raisins soient parfumés.

Sauce au géranium odorant

1 poignée de feuilles de géranium odorant, 1 yaourt nature, 100 g de noisettes, 100 g de noix, 1 cuillerée à soupe de miel

- Hachez finement les feuilles de géranium odorant et incorporez-les au yaourt.
- Faites légèrement griller les noisettes dans une poêle sèche.
- Broyez-les finement dans un moulin à café avec les noix et ajoutez cette poudre pâteuse au yaourt.
- Complétez avec le miel.

Si votre sauce vous paraît trop épaisse, diluez-la avec un peu de lait.

Gelée de pomme au géranium rosat

2 kg de pommes, 1 litre d'eau, 4 poignées de feuilles de géranium rosat, 1,2 kg de sucre

- Coupez les pommes en quartiers sans les peler, ni retirer les pépins.
- Couvrez-les à peine d'eau dans une casserole, ajoutez 2 poignées de feuilles de géranium odorant et faites cuire à feu doux 20 minutes sans remuer, la casserole étant couverte aussi hermétiquement que possible.
- Après refroidissement, exprimez le jus à travers un linge puis remettez-le dans la casserole avec la même quantité de sucre et faites bouillir.
- Vers la fin de la cuisson, plongez dans le liquide un nouet rempli des 2 poignées de feuilles restantes, hachées.
- Pour vérifier que la gelée est à point, trempez une cuillère en bois dans le liquide, sortez-la et laissez refroidir un peu. La gelée est prête lorsque le liquide coule de la cuillère en formant une nappe visqueuse et non plus un filet liquide.

GÉRANIUM À FEUILLES DE LIERRE

◆ — Plantes d'intérieur

PÉLARGONIUM À FEUILLES DE LIERRE

Pelargonium peltatum — GÉRANIACÉES

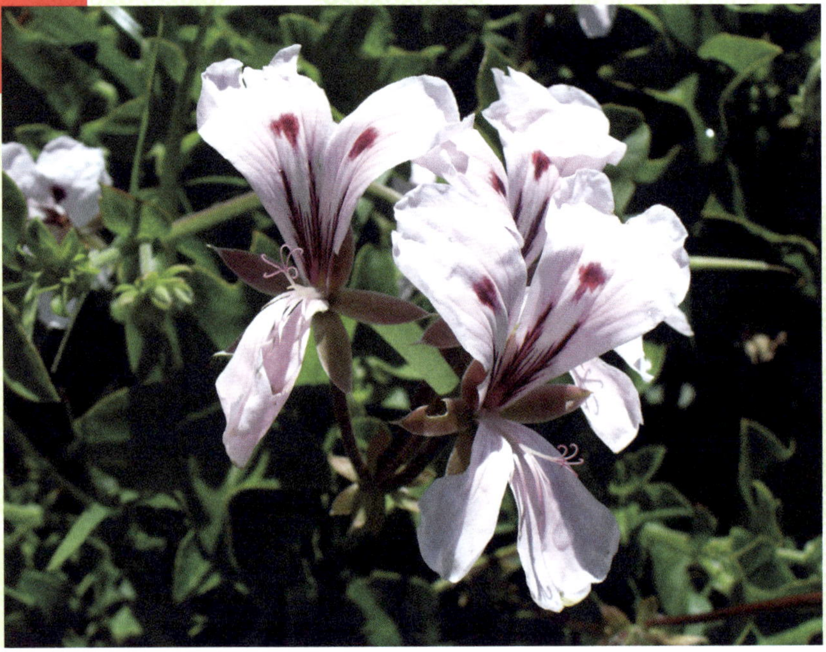

ORIGINE: Afrique du Sud
PARTIE UTILISÉE: feuilles
ÉPOQUE DE RÉCOLTE: toute l'année
UTILISATIONS: gratin

Culture

Ce géranium à tiges et feuillage retombants est très utilisé pour garnir les jardinières et les vasques. Comme toutes les espèces du genre *Pelargonium,* plantes de climats chauds, il ne peut passer l'hiver en terre que dans le Midi. Dans les régions trop froides, on le rempote pour le garder à l'abri des gelées en hiver. Il supporte une terre maigre, et la couleur de ses fleurs est alors éclatante. Il en existe plusieurs variétés.

On le reproduit par boutures faites en août ou en septembre, que l'on peut mettre en terre au mois de mai.

Description

Les tiges du géranium à feuilles de lierre sont étalées ou retombantes, longues de près d'un mètre, articulées et rameuses. Les feuilles, alternes et munies d'un pétiole, possèdent cinq lobes et ressemblent un peu aux feuilles du lierre grimpant *(Hedera helix).* Elles présentent une coloration brunâtre au point où convergent les nervures. Les inflorescences terminales regroupent de 3 à 5 grandes fleurs irrégulières roses, tachées de carmin foncé au centre. Les 3 pétales inférieurs sont plus petits que les deux autres.

Étymologie

Pelargonium vient du grec ancien *pelargos,* cigogne, car les fruits allongés ressemblent un peu au bec d'un de ces rares échassiers. *Géranium* signifie sensiblement la même chose, puisqu'en grec *geranos* désignait une grue. La raison de ce nom tient également à l'aspect des fruits. Mais le nom de géranium est appliqué à tort à ces végétaux sud-africains que sont les pélargoniums. Les véritables géraniums sont de petites plantes herbacées, courantes dans nos régions, dont la plus connue est certainement l'herbe-à-Robert *(Geranium robertianum*). Ses petites fleurs à cinq pétales d'un rose vif ressemblent fort à vrai dire à celles de nos géraniums cultivés, et les deux genres *Geranium* et *Pelargonium* appartiennent à la même famille. Il serait donc plus juste de parler de « pélargonium à feuilles de lierre », comme on le fait parfois.

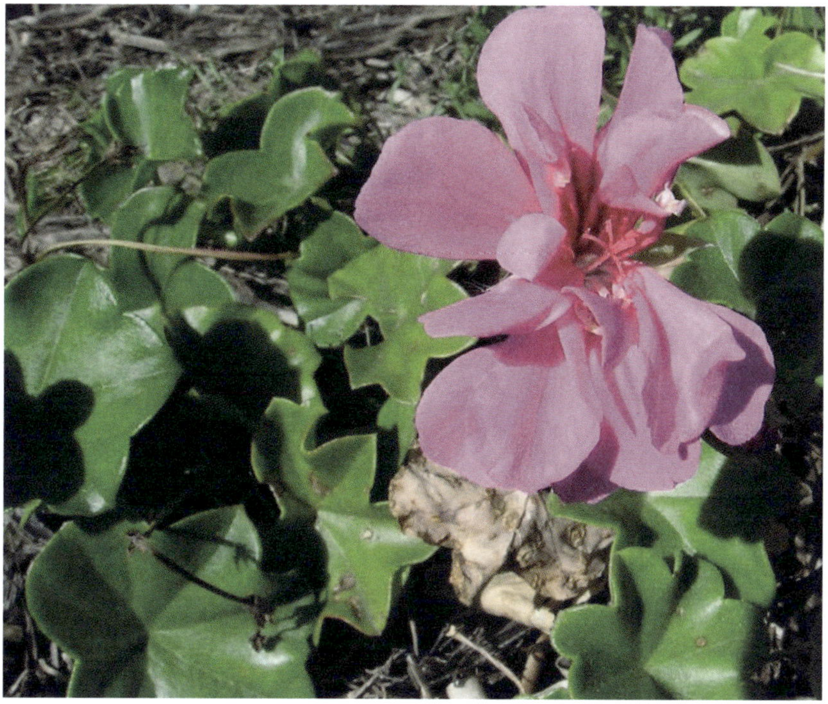

Usages alimentaires

Quoi qu'il en soit, les **feuilles** charnues de ce fidèle compagnon de nos balcons sont comestibles. Elles étaient considérées comme un légume très acceptable par les populations indigènes de l'Afrique du Sud, malgré leur goût nettement astringent.

Un autre « géranium » très couramment cultivé pour l'ornementation, le géranium à feuilles zonées *(Pelargonium zonale)* peut être utilisé de la même façon. Il servait lui aussi de nourriture aux anciens Sud-Africains.

Tout n'est finalement qu'une question de perspective : je suis persuadé que les membres de ces tribus lointaines auraient été tout aussi surpris que vous venez de l'être s'ils avaient su que ces plantes si communes chez eux, et nutritives, seraient un jour plantées par milliers, pour le seul plaisir des yeux, à l'autre bout du monde…

recette

Gougères de géranium

25 cl d'eau, 100 g de beurre, sel, 150 g de farine, 150 g de fromage (comté, beaufort ou gruyère suisse), 5 œufs, huile d'olive, 250 g de feuilles de géranium, 50 g de farine, 50 g de beurre, 50 cl de lait, sel et poivre

- Préparez des gougères en pâte à chou :
  - versez l'eau dans une casserole et ajoutez le beurre en morceaux. Salez. Faites bouillir ;
  - tamisez la farine et râpez le fromage ;
  - retirez la casserole du feu et ajoutez d'un coup la farine. Mélangez énergiquement pour détacher la pâte des bords ;
  - incorporez à la pâte 4 œufs entiers, l'un après l'autre. Mélangez intimement. Puis ajoutez le fromage râpé ;
  - déposez à la cuillère 4 grosses boules de pâte sur une plaque huilée. Battez un œuf et badigeonnez-en les boules. Faites cuire 5 minutes à 210 °C, porte du four entrouverte puis continuez la cuisson 20 minutes.
- Faites cuire à l'eau les feuilles de géranium, égouttez-les soigneusement.
- Préparez une sauce béchamel épaisse avec les ingrédients restants.
- Mélangez les légumes à la sauce.
- Découpez délicatement le fond des gougères refroidies et dégagez-en l'intérieur qui doit être bien creux.
- Fourrez les gougères du mélange. Refermez le fond et disposez sur la plaque. Couvrez le sommet de fromage râpé et faites gratiner à four chaud.

Décorez de quelques fleurs de géranium au moment de servir et dégustez avec un vin blanc sec.

COQUERET

● — Fleurs de pleine terre - Nord

ALKÉKENGE, AMOUR-EN-CAGE, CERISE D'HIVER, CERISE EN CHEMISE

Physalis alkekengi — SOLANACÉES

ORIGINE : Europe
PARTIE UTILISÉE : fruits
ÉPOQUE DE RÉCOLTE : septembre-décembre
UTILISATIONS : compotes, confitures, sauces

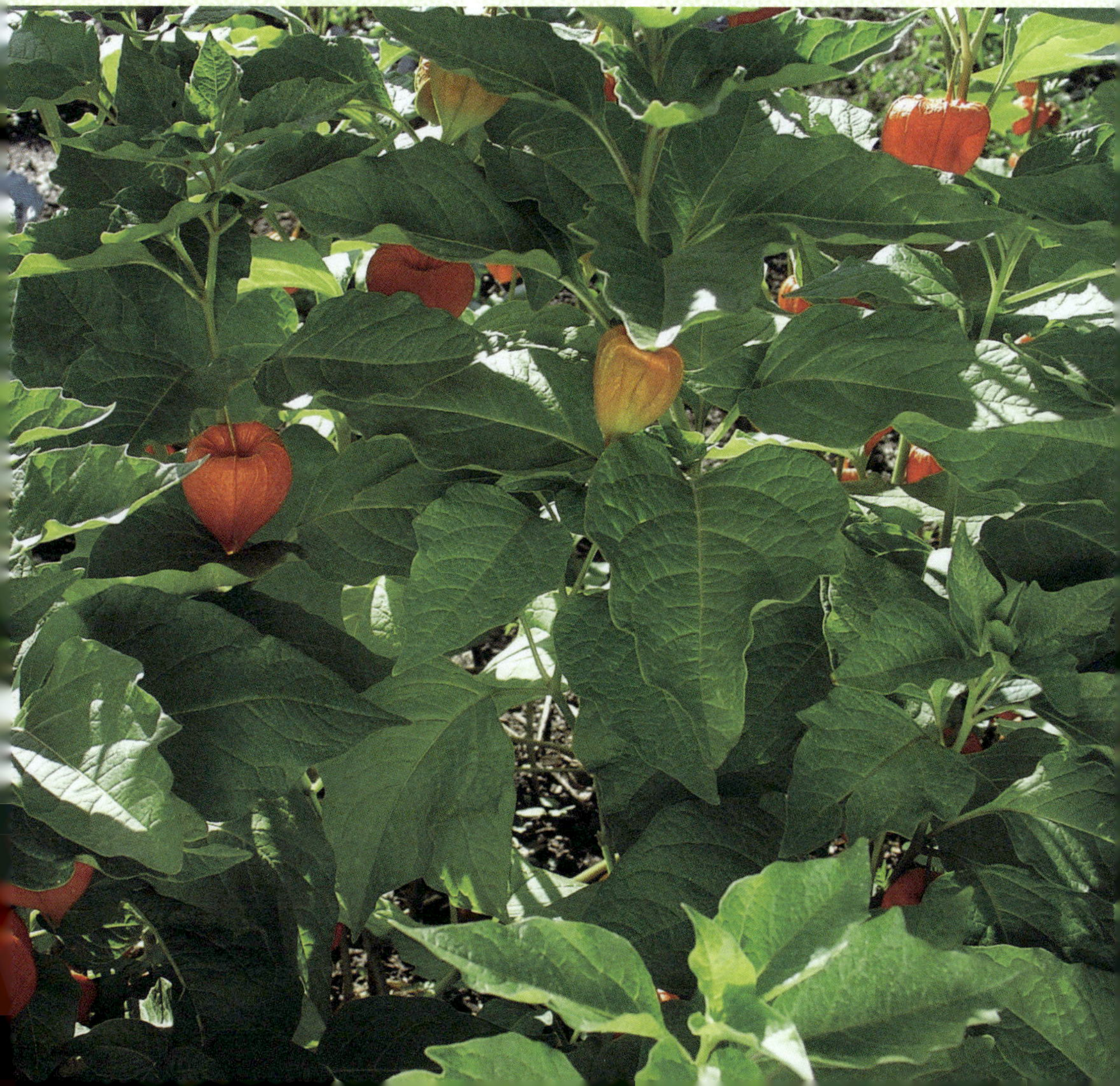

Culture

Le coqueret aime les endroits secs, calcaires et pierreux, ensoleillés mais il s'accommode d'un peu tous les sols et tolère la demi-ombre. Il s'agit d'une plante vivace à longs rhizomes.

La multiplication s'effectue par division des racines en automne ou au printemps, ainsi que par semis qui a lieu à la fin de l'hiver sur couche, pour mettre en place fin mai.

Description

Avant que son fruit se forme, ce végétal d'une soixantaine de centimètres de hauteur n'attire guère l'attention. Ses feuilles ovales et aiguës, un peu molles, n'ont rien de remarquable, et c'est à peine si l'on distingue ses petites fleurs d'un blanc jaunâtre portées solitairement à l'aisselle des feuilles. Mais que vienne l'automne, et la singularité du coqueret se révèle: son calice, d'abord très réduit, se développe peu à peu et enfle jusqu'à prendre l'aspect d'une « lanterne chinoise » d'un rouge écarlate[1]. Simultanément, le fruit s'est formé: il s'agit d'une baie, elle aussi, prisonnière du calice renflé. Puis, au cours de l'hiver, les parties tendres du calice se décomposent et la « cerise » orange vif devient visible à travers les mailles du tissu fibreux restant. Les rameaux coupés lorsque les « vessies » sont totalement développées et colorées se dessèchent et décorent les intérieurs de façon durable.

L'amour-en-cage se rencontre à l'état sauvage dans presque toute l'Europe, mais il arrive fréquemment qu'il se soit échappé des jardins où il était planté pour l'attrait de son calice coloré.

Une espèce voisine, le coqueret de Franchet *(Physalis francheti),* originaire du Japon, est également cultivée pour l'ornementation des jardins, plus fréquemment encore que l'alkékenge. Elle est plus grande dans toutes ses parties que l'alkékenge.

Étymologie

Le nom de « coqueret » évoque la couleur rouge de leur calice renflé, rappelant celle d'une crête-de-coq. « Alkégenge » provient de l'arabe *al kakendi,* lui-même dérivé du grec *alikakabon,* désignant une plante indéterminée, peut-être celle-ci.

Chez les Grecs anciens, *physalis* désignait une plante dont le calice se gonfle comme une vessie, peut-être l'alkékenge. Ce nom vient de *physaô,* gonfler, enfler.

Le *Physalis franchetii* est nommé en l'honneur d'Adrien René Franchet (1834-1900), botaniste français qui travailla au Muséum national d'Histoire naturelle à Paris sur les plantes de Chine et du Japon.

---

[1] *Il était vert à l'état jeune, comme tout calice « normal ».*

Usages alimentaires

Les **baies** de l'alkékenge et du coqueret de Franchet peuvent être mangées crues, du moins en petite quantité, lorsqu'elles sont parfaitement mûres. Elles sont légèrement sucrées, acides et aromatiques avec un arrière-goût amer. Mais on les fait généralement cuire en compotes, en tartes ou en confitures, ce qui les améliore. Il est préférable de les passer à la moulinette afin d'éliminer les petites graines qu'elles contiennent.

Les fruits de l'alkékenge ont été consommés depuis l'Antiquité. Ils sont très riches en vitamine C et contiennent aussi de la vitamine A, des sels minéraux (en particulier du phosphore et du fer), un principe amer et d'autres substances. On les utilise en médecine pour leurs vertus diurétiques, laxatives et sudorifiques.

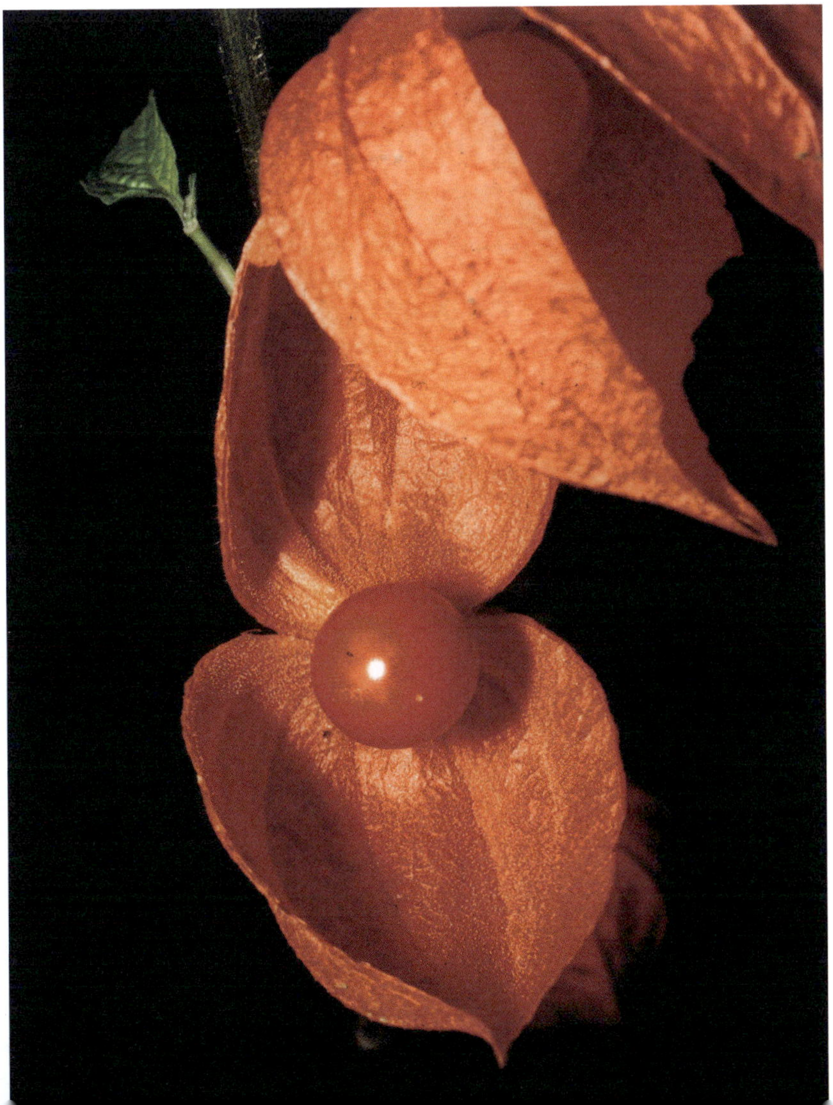

Plusieurs autres espèces, d'origine américaine, sont occasionnellement cultivées pour leurs fruits, comestibles à maturité. Il s'agit du coqueret du Pérou *(Physalis peruviana)*, aux fruits orange pâle, de saveur aromatique et sucrée, du *Physalis philadelphica* et du *Physalis pubescens*.

Les baies de ces plantes – et de notre amour-en-cage par la même occasion – pourraient présenter une légère toxicité lorsqu'elles sont encore vertes, du moins à l'état cru, comme les tomates ou les pommes de terre verdies qui contiennent de la solanine. Elles sont en tout cas inoffensives une fois cuites : les Mexicains préparent des sauces acidulées, et généralement très relevées, avec les fruits verts de certaines espèces, que l'on nomme globalement *tomatillos*, ce qui signifie « petites tomates[1] ».

recette

Salsa de tomatillos

3 beaux oignons, 3 cuillerées à soupe d'huile d'olive, 300 g de baies d'alkékenge, 100 g de purée de fruits d'aubépine (p. 64), 1 piment frais ou séché, 3 gousses d'ail, thym, romarin, cumin, 2 cuillerées à soupe de vinaigre, 1 cuillerée à soupe de miel, basilic et marjolaine frais

- Faites revenir les oignons hachés dans l'huile d'olive.
- Ajoutez les baies d'alkékenge et écrasez-les au fur et à mesure qu'elles cuisent, à feu doux.
- Ajoutez alors, en option, la purée de fruits d'aubépine qui apportera une texture plus onctueuse et un goût fruité.
- Coupez très fin les piments s'ils sont frais ou pulvérisez-les s'ils sont séchés, hachez 2 gousses d'ail et ajoutez à la préparation avec une pincée de thym, de romarin et de cumin écrasé.
- Versez dans la préparation le vinaigre et le miel, puis éteignez le feu.
- Juste avant de servir, ajoutez la dernière gousse d'ail, le basilic et la marjolaine finement hachés.

Servez chaud pour assaisonner des céréales ou des légumes. En hiver, cette sauce vous aidera à supporter le froid – surtout si vous l'avez pimentée à la mexicaine : on appelle d'ailleurs ce type de condiment **hot sauce** ***aux États-Unis, c'est-à-dire sauce chaude, au sens de « piquante ». La sauce se conserve plusieurs jours au frais, mais vous pouvez aussi la garder plus longtemps dans des bocaux que vous stériliserez.***

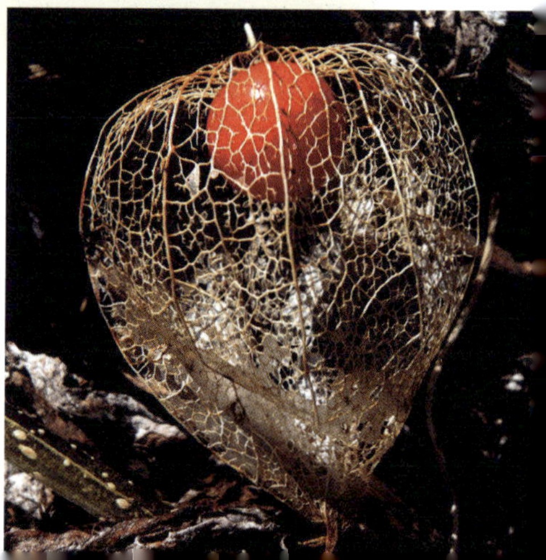

---

[1] *La tomate appartient à la même famille des Solanacées.*

PHYTOLAQUE

● — Fleurs de pleine terre - Nord

RAISIN D'AMÉRIQUE, TEINTURIER

Phytolacca americana — PHYTOLACCACÉES

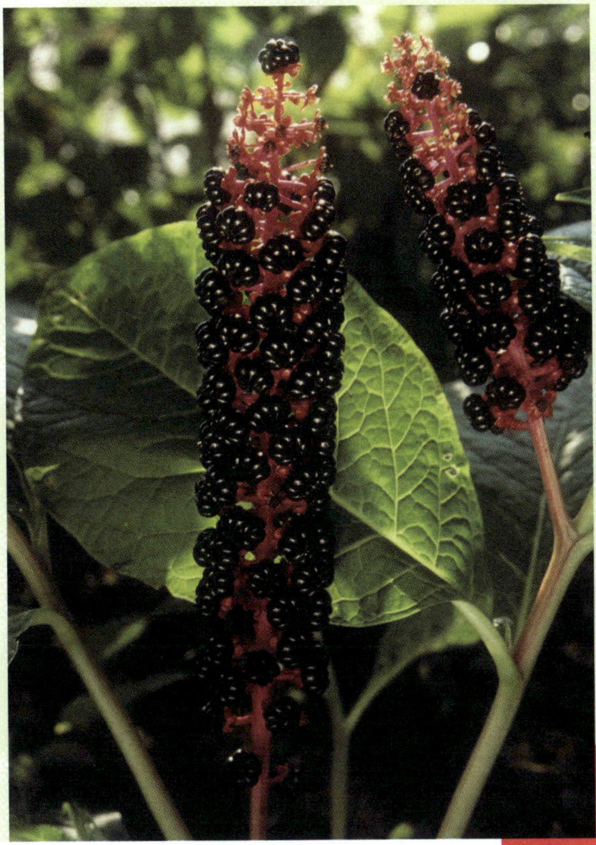

ORIGINE : est de l'Amérique du Nord
PARTIE UTILISÉE : jeunes pousses
ÉPOQUE DE RÉCOLTE : printemps (avril-mai)
UTILISATIONS : légume cuit (d'abord blanchi)

Culture

La phytolaque vient facilement dans tous les sols, mais elle préfère une terre un peu fraîche, où elle ne requiert aucun soin. Une situation ensoleillée ou semi-ombragée lui convient. La plante se rencontre d'ailleurs fréquemment à l'état subspontané en France.

On propage cette plante vivace par division de souches ou par semis des petites graines noires, aplaties et luisantes, au printemps en pépinière, pour mettre en place au milieu de l'été. La première floraison n'a alors lieu que l'année suivante.

Description

Les tiges dégingandées de la phytolaque atteignent parfois une hauteur de plus de deux mètres et dépassent généralement le mètre cinquante. Leur couleur rougeâtre contraste avec le vert foncé des larges feuilles alternes, de 20 à 30 cm de longueur. Les petites fleurs d'un vert blanchâtre, portées en grappes allongées au sommet des tiges, passent facilement inaperçues, mais la plante change d'allure en automne lorsque les fleurs se transforment en baies d'un violet noirâtre : c'est alors que la phytolaque est vraiment décorative. Plus tard, les tiges meurent et seul leur squelette ligneux caractéristique reste en place tout l'hiver pour témoigner de l'existence de cet étrange végétal.

Étymologie

« Phytolaque » vient du grec ancien *phyton,* plante et du persan *lakk,* laque, en allusion au jus violacé, très colorant, des baies. Le nom commun de « teinturier » a la même origine, et celui de « raisin d'Amérique » reflète l'aspect superficiel des grappes de fruits.

Usages alimentaires

Avant de développer sa hampe florale, la phytolaque fait jaillir de terre, au début du printemps, de grosses **pousses feuillées** d'un beau vert clair. Celles-ci forment un légume encore très populaire dans les campagnes de l'est des États-Unis, et jusqu'au début de ce siècle, les *pokeweed shoots* (pousses de phytolaque) étaient vendues sur les marchés locaux. Inutile de dire que bien avant cela, les Indiens les consommaient déjà.

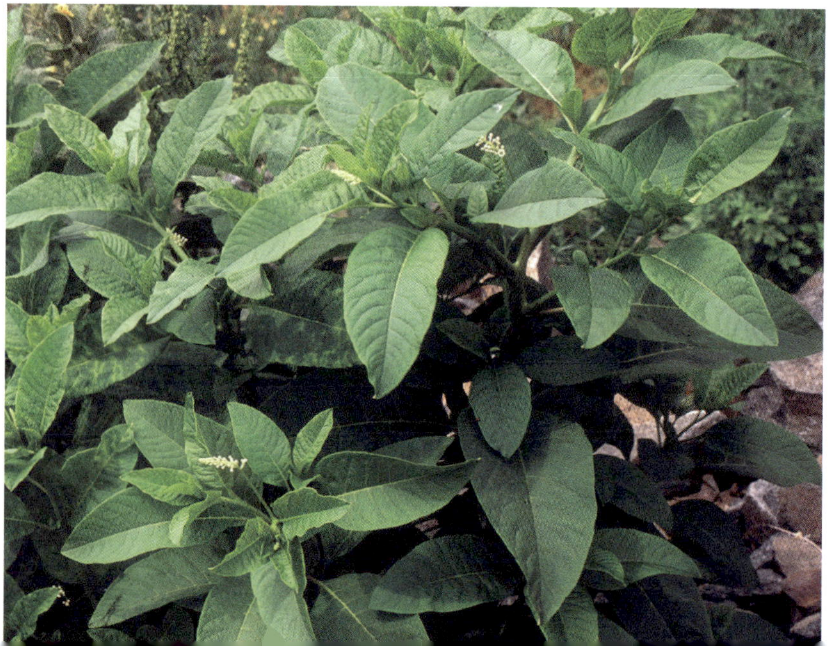

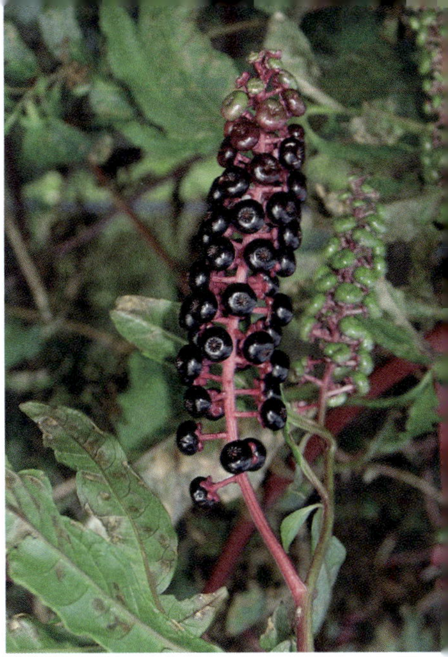

On coupe la base des pousses au printemps, lorsqu'elles ont atteint une trentaine de centimètres de hauteur, les jeunes feuilles du sommet encore étroitement enroulées. Il faut les faire cuire à l'eau et jeter cette dernière avant de les consommer. Dans les Appalaches, on en prépare souvent des omelettes, mais on peut aussi les manger telles quelles, avec un filet d'huile d'olive ou une sauce légère.

Attention, la racine volumineuse de cette plante, de même que les tiges développées, sont dangereuses et violemment purgatives car elles contiennent un alcaloïde, la phytolaccine. Des personnes ont été empoisonnées en consommant une partie de racine avec les jeunes pousses : ne cueillez donc celles-ci qu'à la surface du sol et veillez à les faire bouillir dans une première eau, comme il a été dit plus haut. N'utilisez pas non plus les feuilles développées. Si vous suivez ces précautions, la phytolaque se révèle un légume très intéressant : elle est savoureuse, vivace et très productive, fournissant abondamment des pousses chaque année.

Les baies noirâtres contiennent un jus d'un beau pourpre violacé qui était autrefois employé comme colorant alimentaire sous le nom de « carmin breton ». Mais on l'a maintenant interdit dans de nombreux pays, car il contient des substances qui peuvent provoquer des troubles digestifs et cardiaques. Les graines elles-mêmes sont signalées comme étant très toxiques. Le jus des baies fournit une encre colorée, un peu pâle peut-être, mais il est préférable de s'en tenir à cet usage qui ne présente aucun danger. D'ailleurs, il ne semble pas y avoir grand intérêt à se servir de colorants alimentaires…

recette

Pousses de phytolaque au naturel

500 g de jeunes pousses de phytolaque, eau, sel, aromates, huile d'olive, jus de citron

- Lavez soigneusement les jeunes pousses et faites-les bouillir 10 minutes dans beaucoup d'eau.
- Éliminez cette première eau, égouttez les pousses puis remettez-les dans la casserole avec juste assez d'eau salée pour terminer la cuisson.
- Égouttez soigneusement les pousses et disposez-les sur le plat de service.
- Assaisonnez, par exemple avec des feuilles de monarde hachées, servez avec un filet d'huile d'olive, quelques grains de sel et un jus de citron.

Le goût de la phytolaque est très fin et il serait dommage de le masquer par une préparation trop élaborée.

PIN PIGNON

● — Plantes méridionales

PIN PARASOL

Pinus pinea — PINACÉES

ORIGINE : région méditerranéenne
PARTIE UTILISÉE : graines
ÉPOQUE DE RÉCOLTE : printemps-été
UTILISATIONS : condiment, desserts

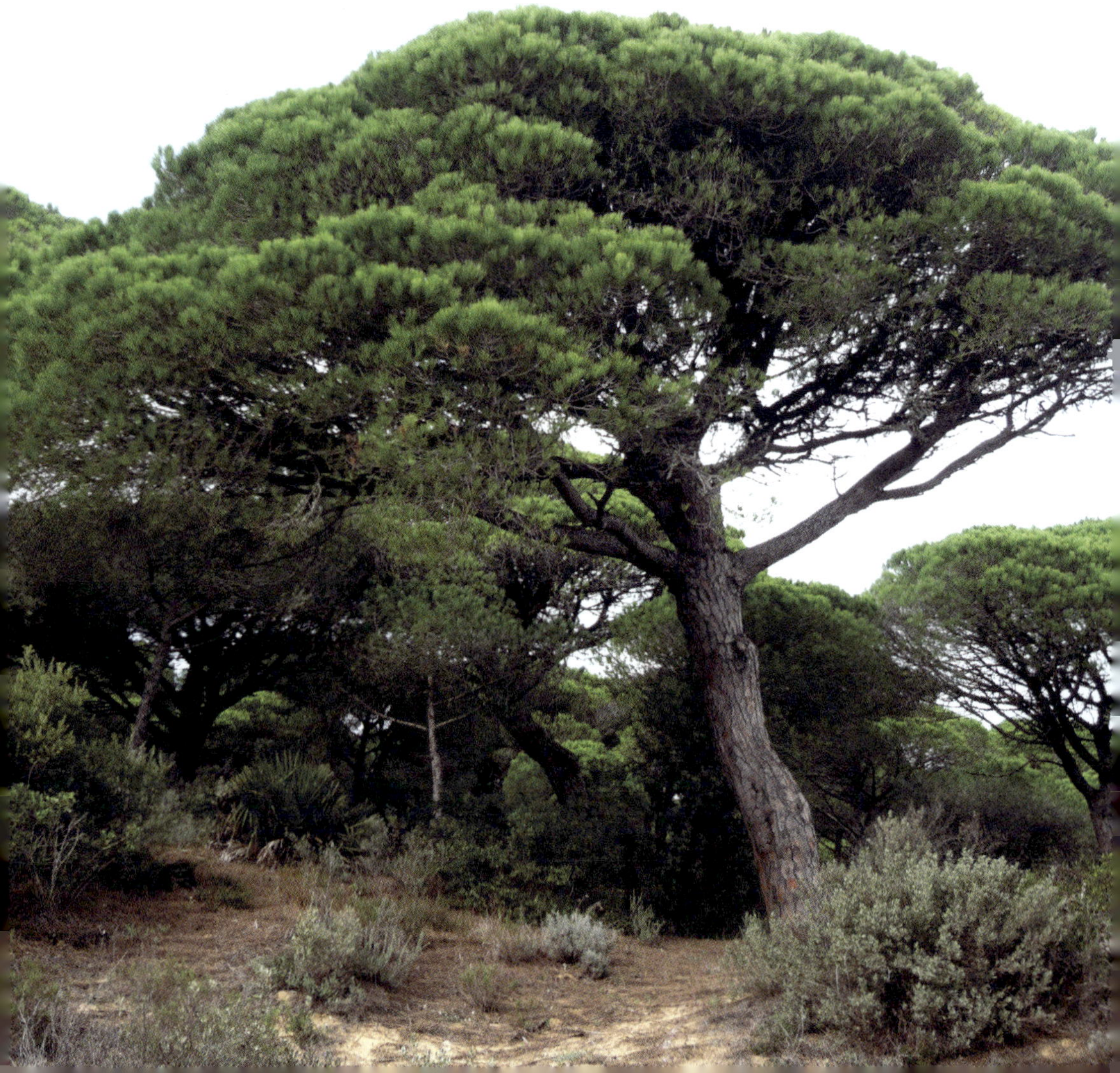

Culture

Le pin pignon aime les sols profonds et frais, non calcaires, et les expositions ensoleillées. Il a en outre besoin de chaleur, bien qu'il puisse résister aux froids vifs. Son aire d'origine est limitée en France au littoral de la Côte d'Azur, de la Camargue et des Pyrénées-Orientales, mais il est planté avec succès dans le Sud-Ouest, jusqu'en Bretagne et dans le Val de Loire.

Les graines se sèment en godet et la plantation a lieu environ un an plus tard avec la motte.

Description

C'est sa cime aplatie, caractéristique, qui lui a valu son surnom de pin parasol et ses qualités décoratives remarquables. Elle peut, dans certains cas, atteindre 30 m d'envergure alors que l'arbre lui-même ne dépasse guère les 20 m de hauteur. L'écorce du tronc des sujets adultes est fendue en grandes plaques grises.

Les cônes sont massifs, lourds et mesurent souvent une quinzaine de centimètres de long. Ils produisent au bout de trois ans de grosses graines qui tombent sur le sol lorsque les écailles s'entrouvrent.

Étymologie

Pinus désignait le pin en général chez les Romains, et *pinea* (sous-entendu *nux)* signifie « noix de pin ».

Usages alimentaires

Tous les pins produisent des **graines** comestibles contenant une amande tendre, oléagineuse, légèrement sucrée et très nutritive, avec une saveur plus ou moins prononcée de térébenthine[1]. Malheureusement, dans la plupart des espèces, les graines sont trop petites pour être utilisables car elles ne mesurent que de 4 à 8 mm en moyenne. Chez le pin pignon par contre elles atteignent une taille tout à fait respectable, 2 cm de longueur sur 1 cm de diamètre, et l'arbre est cultivé pour ses graines depuis l'Antiquité.

Les pignons sont extrêmement populaires dans certaines parties de la région méditerranéenne : on les mange tels quels ou broyés avec du miel en une sorte de nougat ; ils sont employés comme les amandes pour faire des gâteaux ; on en met dans certaines boissons, etc. Vous pouvez faire griller quelques pignons dans une poêle et les servir en accompagnement de légumes cuits – avec des raisins secs, les pignons forment l'accompagnement « à la catalane ». Écrasez-les et mélangez cette pâte à une céréale cuite, par exemple du millet, ou incorporez les pignons à une pâte à crêpe. Et préparez-en un délicieux « granola », un mélange que l'on consomme en y ajoutant du lait : une sorte de « muesli » grillé au four, petit-déjeuner traditionnel aux États-Unis.

Le problème peut être de récupérer suffisamment de pignons. Si vous attendez qu'ils tombent sur le sol, il est probable que les écureuils vous battront d'une

[1] *C'est le nom générique de la résine des Conifères.*

longueur et que vous rentrerez bredouille. La meilleure solution est de grimper à l'arbre pour aller chercher quelques cônes remplis de graines juste avant qu'ils ne s'ouvrent, puis d'en faire une pyramide sur le sol, d'empiler autour un peu de bois sec et d'allumer un feu. La chaleur ouvrira les écailles des cônes, étroitement closes, et permettra ainsi de récupérer plus facilement les graines. Faites cependant attention à ce que le feu ne soit pas trop fort et ne réduise vos pommes de pin en un tas de cendre. Cette méthode était employée par les Indiens du sud-ouest des États-Unis qui faisaient une consommation très importante des grosses graines de plusieurs espèces locales. Ces « pinyons » sont toujours utilisés, de la même façon que les nôtres, outre-Atlantique. On peut aussi simplement laisser les cônes s'entrouvrir au soleil. Il faut éviter de garder les pignons de pin trop longtemps car ils ont tendance à rancir rapidement.

Les pignons vendus dans le commerce en Europe proviennent généralement de Chine, où l'on utilise aussi plusieurs espèces de pins à graines comestibles, en particulier les *Pinus koraiensis* et *Pinus armandii.*

recette

Granola de pignons

200 g de flocons d'avoine, 50 g de raisins secs, 50 g de pignons, 3 cuillerées à soupe d'huile de sésame, 3 cuillerées à soupe de miel, 1 pincée de sel, quelques graines de cardamome

- Mélangez dans un grand bol les flocons d'avoine, les raisins secs et les pignons.
- Ajoutez l'huile de sésame, le miel ramolli au bain-marie, le sel et la cardamome pulvérisée. Mélangez intimement le tout.
- Versez sur une plaque huilée et faites dorer à four moyen pendant quinze à vingt minutes.
- Laissez refroidir et conservez dans des bocaux de verre fermés.

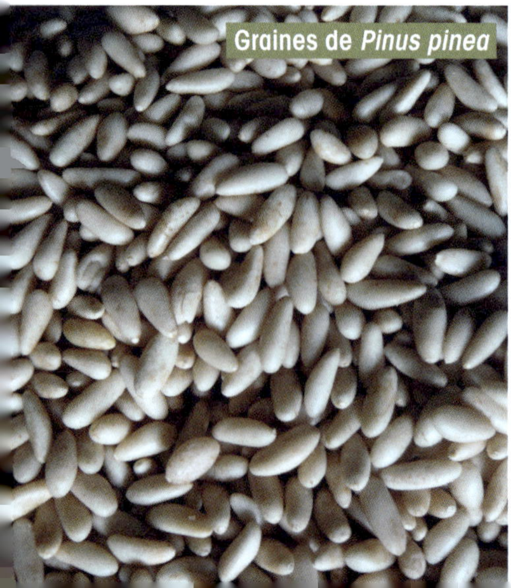
Graines de *Pinus pinea*

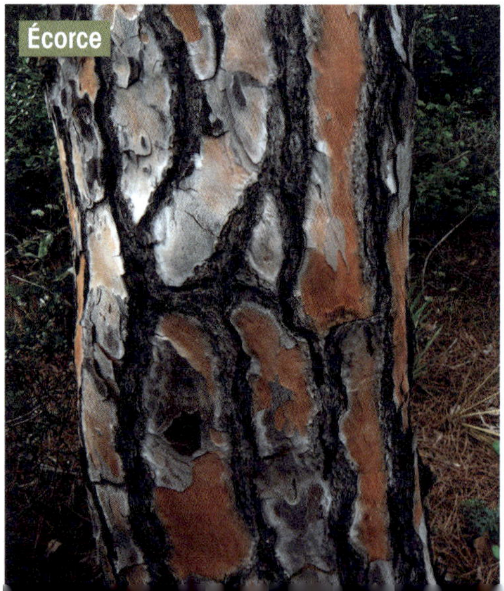
Écorce

PRIMEVÈRE

● — Fleurs de pleine terre - Nord

Primula vulgaris — **PRIMULACÉES**

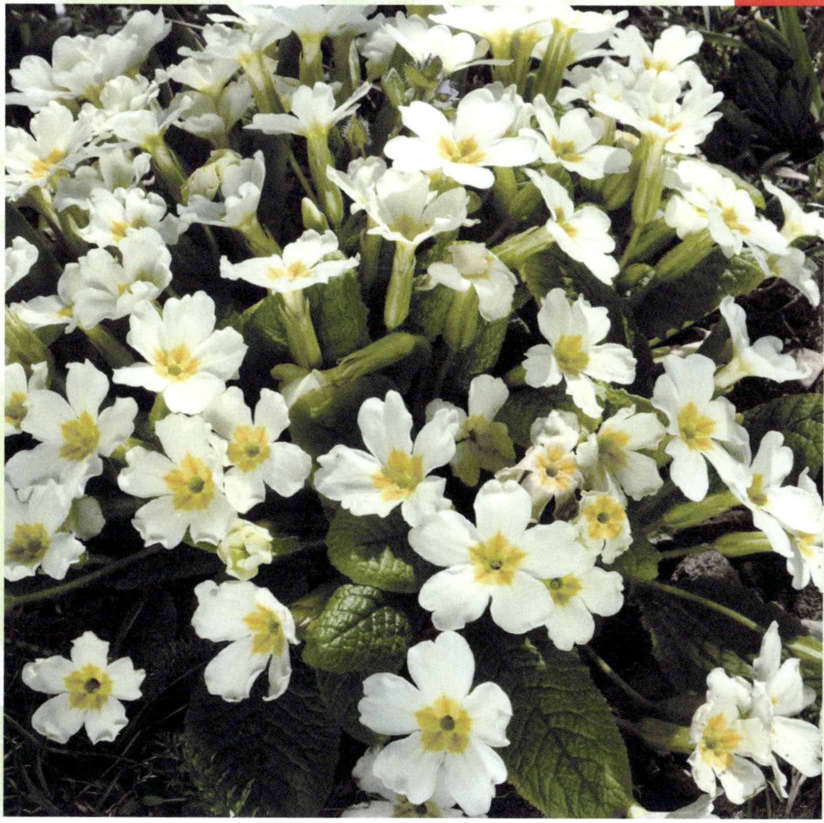

ORIGINE : Europe et Asie
PARTIES UTILISÉES : feuilles et fleurs
ÉPOQUE DE RÉCOLTE : mars-mai
UTILISATIONS : feuilles : salades, soupes ; fleurs : salades

Culture

Cette espèce n'est pas difficile quant au choix du terrain. Mais c'est dans un sol frais et en exposition demi-ombragée qu'elle produit les plus belles touffes fleuries. Il existe de nombreuses variétés de la primevère vulgaire et une vingtaine d'autres espèces sont communément cultivées dans nos jardins d'agrément.

La multiplication s'effectue facilement par division des touffes de juin à septembre. Mais si cette opération est pratiquée au printemps, elle nuit à la qualité de la floraison. On peut également propager la primevère par graines.

Description

Cette jolie plante vivace porte des feuilles en une rosette dense. Elles sont ovales, insensiblement atténuées en pétiole à la base, gaufrées, velues et d'un beau vert clair, plus pâle sur la face inférieure. Les fleurs sont groupées en une ombelle à pédoncule très court, de sorte qu'elles semblent sortir du centre de la rosette de feuilles. Leurs cinq pétales soudés sont généralement jaunes sur la plante sauvage, mais leur couleur est très variable sur les formes cultivées, allant du blanc au rose et au violet.

Il existe de nombreuses autres espèces de primevères. Dans les prés et les lisières fleurissent la primevère élevée *(Primula elatior)* et la primevère officinale *(Primula officinalis)* dont les fleurs forment un joli bouquet au sommet d'une longue hampe florale. On les cultive fréquemment dans les jardins ainsi que diverses espèces asiatiques ou d'origine horticole, en particulier la primevère de Chine *(Primula sinensis)*, originaire d'Extrême-Orient, dont il existe de nombreuses variétés.

Étymologie

Primevère vient de l'Italien *prima vera,* premier printemps, car effectivement les primevères figurent parmi les premières plantes à éclore leurs fleurs pour annoncer le retour des beaux jours. C'est également la signification du nom botanique *primula,* féminin du latin *primulus,* tout premier, lui-même un diminutif de *primus.*

Usages alimentaires

Les **feuilles** de nos trois primevères communes sont comestibles crues et peuvent tenir une place importante dans une salade composée où leur note aromatique et un peu piquante s'avère agréable. Il est préférable de les mélanger à d'autres plantes, plutôt que de les manger seules. On peut aussi les faire cuire, par exemple en soupes.

Les **racines** de la primevère vulgaire et de la primevère officinale dégagent une forte odeur anisée et peuvent servir à aromatiser des plats. On les mettra par exemple dans un nouet plongeant dans le liquide à parfumer ou dans l'eau au-dessus de laquelle des légumes cuiront à la vapeur.

Les **fleurs** de nos primevères peuvent être ajoutées aux salades. Faites-en flotter quelques-unes sur la soupe, juste au moment de la servir, pour la décorer. On préparait en Angleterre une sorte d'hydromel de primevère en mettant à fermenter un mélange d'eau et de miel auquel était ajoutée une quantité importante de fleurs de primevère.

Les fleurs de la primevère vulgaire et de la primevère élevée ne sont pas odorantes, contrairement à celles de la primevère officinale qui dégagent un suave parfum. Ce sont ces dernières qu'il faudra utiliser pour réaliser la mousse de primevère ci-dessous.

Les fleurs de primevère sont employées en médecine, en particulier dans des formules composées, pour leurs vertus adoucissantes et calmantes.

Attention : les feuilles de certaines primevères asiatiques cultivées pour l'ornementation provoquent parfois des irritations de la peau chez certains individus.

Soupe de primevère au pistou

400 g de feuilles de primevère, 200 g de feuilles de violette (voir p. 191), de tilleul (p. 180) ou de rose trémière (p. 23), 1 oignon, 2 carottes, 1 litre d'eau, sel, 1 gousse d'ail, 1 poignée de basilic, 1 poignée de persil, 30 g de parmesan râpé, 2 cuillerées à soupe d'huile d'olive

- Hachez les feuilles en morceaux, ciselez l'oignon et coupez les carottes en cubes.
- Couvrez d'eau, salez et placez sur le feu.
- Pendant que les légumes cuisent, broyez l'ail, le basilic et le persil.
- Ajoutez le parmesan râpé, et malaxez encore.
- Versez un mince filet d'huile d'olive, comme pour monter une mayonnaise. Salez à votre goût.
- Versez cette préparation dans les légumes cuits à l'eau, préalablement passés au moulin à légumes.
- Mélangez, rectifiez l'assaisonnement et servez chaud, avec des croûtons revenus au beurre si vous le désirez.

Attention, cette soupe peut se montrer laxative pour certaines personnes au système digestif fragile, du moins si elles en abusent…

Mousse de fleurs de primevère

4 œufs, 100 g de sucre, 15 g de fleurs de primevère officinale, 1 jus de citron

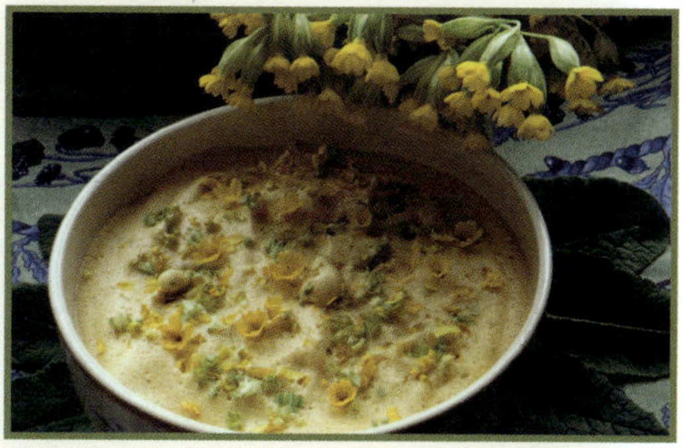

- Battez les 4 jaunes avec le sucre jusqu'à ce que le mélange devienne mousseux.
- Ajoutez les fleurs de primevère détachées de leur calice et hachées. Versez le jus de citron.
- Battez les blancs en neige bien ferme et incorporez délicatement à la préparation précédente.
- Versez la mousse dans un plat assez profond, décorez de fleurs de primevère entières et servez immédiatement pour éviter que la mousse ne retombe.

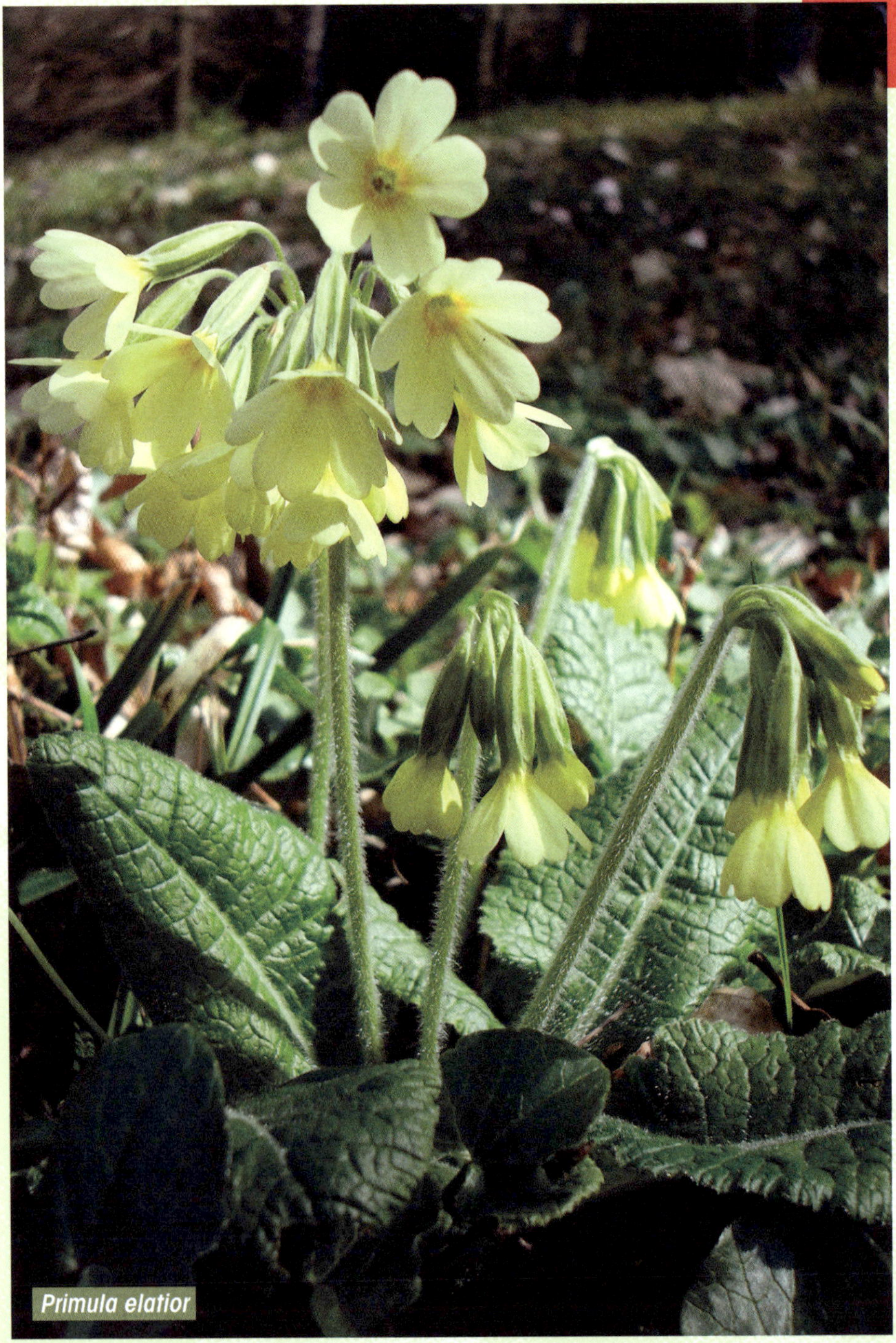

Primula elatior

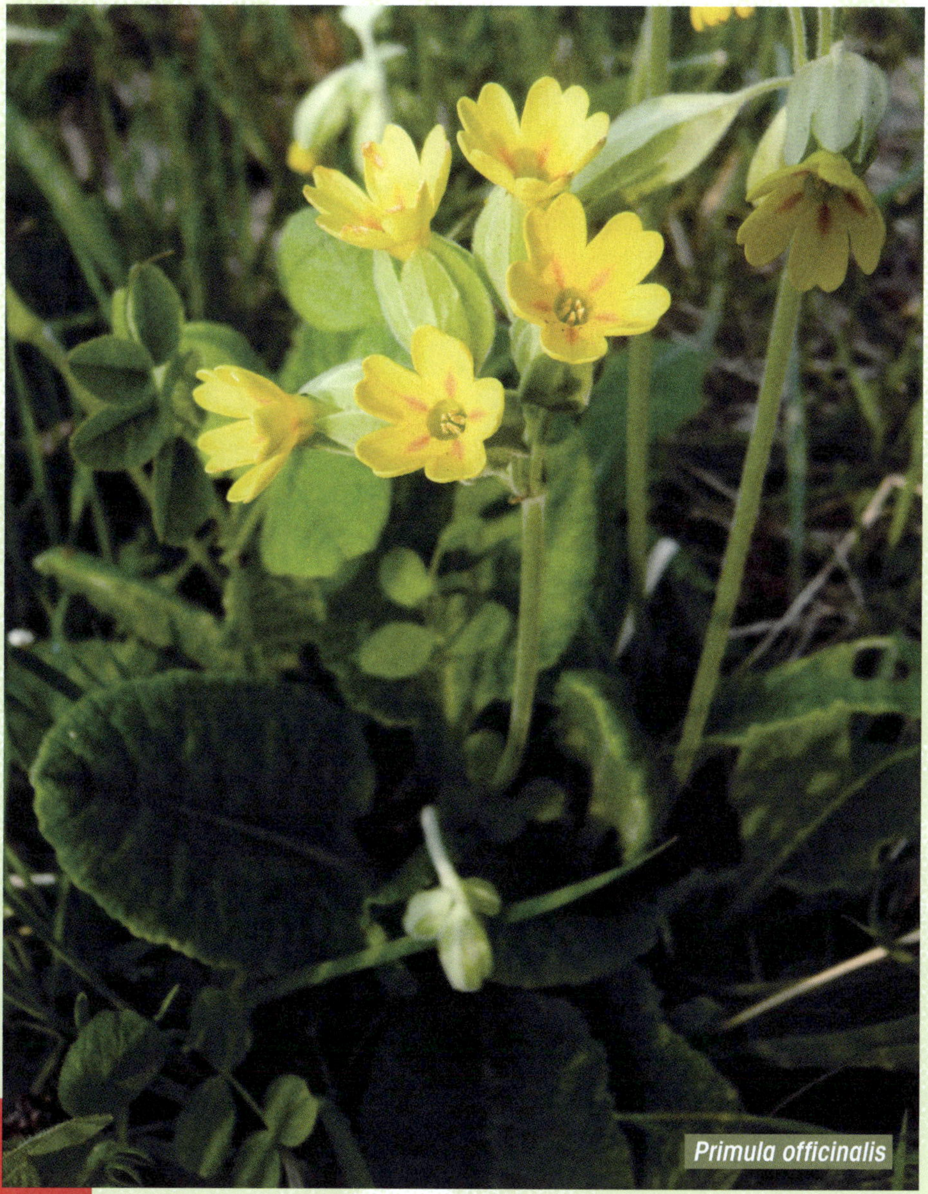
Primula officinalis

CHÊNE

— Plantes ligneuses – Nord

Quercus robur — **FAGACÉES**

ORIGINE : Europe
PARTIE UTILISÉE : fruits (glands)
ÉPOQUE DE RÉCOLTE : septembre-novembre
UTILISATIONS : pâtés, gâteaux

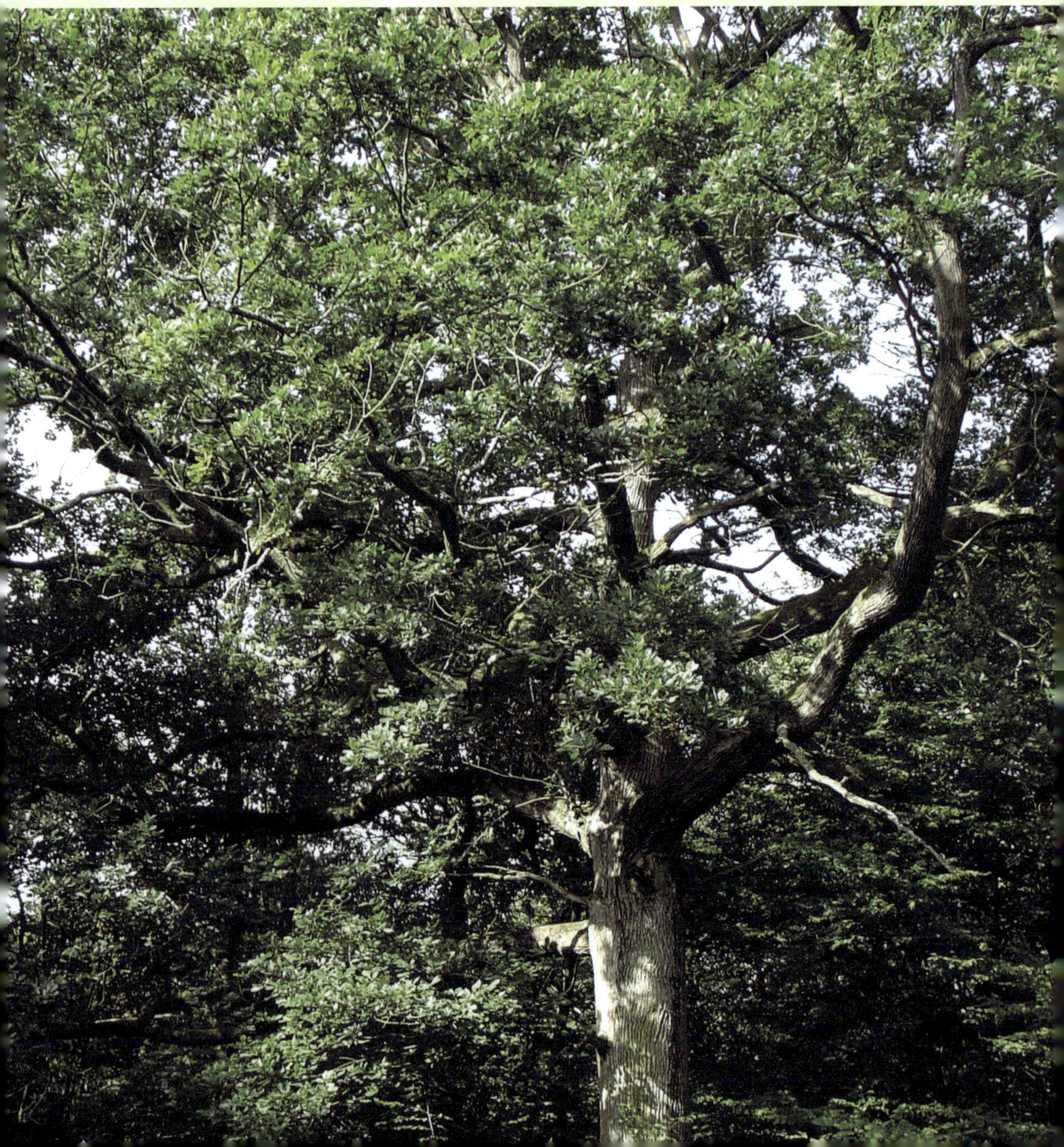

Culture

Jadis beaucoup plus communs qu'aujourd'hui, les chênes formaient le fond des forêts aux basses altitudes dans presque toutes nos régions sauf en montagne.

On les plante couramment dans les parcs. Ils s'adaptent à la plupart des sols de nos climats.

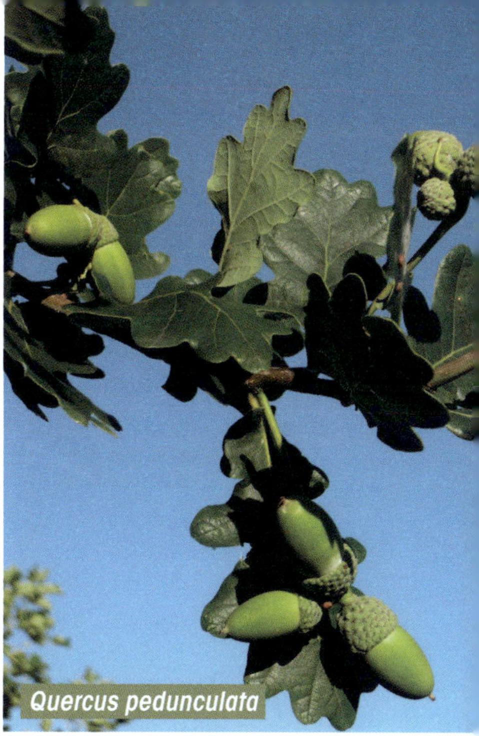

Quercus pedunculata

Description

Le chêne rouvre est un grand arbre pouvant vivre plusieurs siècles, à port et à feuillage caractéristiques. Le tronc présente une écorce brun noirâtre, profondément fissurée verticalement. Les feuilles, dépourvues de pétiole, sont caractéristiquement lobées. Les fleurs minuscules sont soit mâles, soit femelles, des deux sexes sur le même arbre. Les fruits sont des glands portés dans une cupule munie d'un long pédoncule.

Il existe de nombreuses autres espèces du genre *Quercus* en France, en particulier le chêne sessile *(Quercus petraea),* le chêne pubescent *(Quercus pubescens)* et dans le Midi, le chêne vert *(Quercus ilex).* Plusieurs espèces de chênes, indigènes ou exotiques (surtout d'Amérique du Nord), sont plantées pour leur bois ou pour l'ornement.

Étymologie

Le nom botanique *Quercus* provient du celtique *quer,* beau, et *cuez,* arbre, ce qui montre l'estime en lequel on tenait alors le chêne. *Robur* était le nom de cet arbre chez les Latins.

Usages alimentaires

Les anciens habitants de nos régions, voici plusieurs milliers d'années, se nourrissaient de **glands**. On en trouve en effet de façon très régulière dans les cuisines de nombreux sites préhistoriques. Les Indiens de Californie, jusqu'à l'aube du siècle dernier, en consommaient quotidiennement sous forme de bouillies.
Pourtant, le gland est amer et astringent, du fait des tanins qu'il contient. Comme ces derniers sont facilement solubles dans l'eau, il suffit de cuire longuement les glands en changeant fréquemment l'eau pour en faire une purée dont on pourra préparer des plats salés (bouillies, pâtés végétaux, etc.) ou sucrés (crème de glands, tartes, gâteaux, etc.). Séchée et moulue, elle fournit une farine d'utilisation instantanée. Si les glands ne sont pas trop amers, on peut préparer les cotylédons entiers. Torréfiés, les glands ont souvent servi de succédané du café.
Dans le sud de l'Europe et en Afrique du Nord, certains chênes donnent des glands doux, que l'on peut croquer comme des noisettes ou cuire comme des châtaignes.

Les glands se récoltent en automne. On peut les ramasser sur le sol, parfois jusqu'au printemps suivant s'ils ne sont pas attaqués par les vers ou les moisissures. Ils se conservent facilement dans un lieu sec et aéré.

Les glands sont très nutritifs, car riches en hydrates de carbone et en protéines. Mais ingérés en grandes quantités, les glands non désamérisés peuvent provoquer des maux de tête et des troubles digestifs du fait de leurs tanins.

recette

Pâté de glands

250 g de glands, 50 g de graisse végétale fondue, 2 cuillerées à soupe d'huile d'olive, 75 g d'olives, 2 oignons, 1 gousse d'ail, 1 pincée de sel, 10 cônes (« baies ») de genévrier.

- Entaillez les glands et mettez-les quelques minutes dans de l'eau bouillante pour en faciliter l'écorçage.
- Hachez les glands écorcés et faites-les bouillir dans plusieurs eaux successives jusqu'à ce que tout le tanin ait été éliminé. L'eau est alors claire (elle était précédemment d'un beau brun chocolat) et l'amertume a disparu des glands.
- Écrasez les glands pour obtenir une purée et mélangez-y la graisse végétale fondue, l'huile d'olive, les olives dénoyautées, les oignons hachés, l'ail et le sel. Parfumez des cônes de genévrier écrasés.
- Mettez le pâté dans un moule et faites cuire une demi-heure à four moyen (180 °C).

Ce pâté est meilleur froid. Il se conserve facilement plusieurs jours.

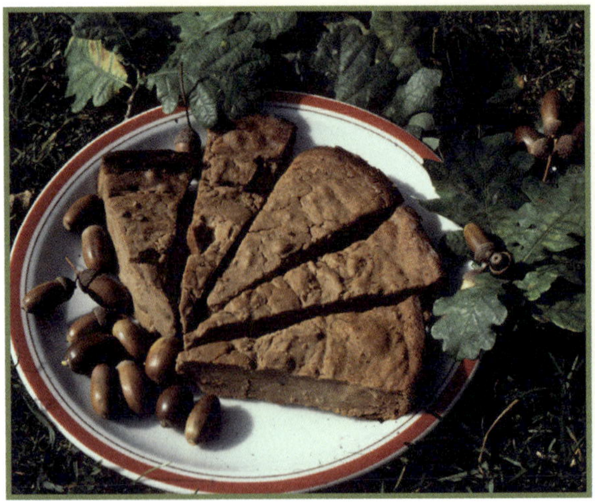

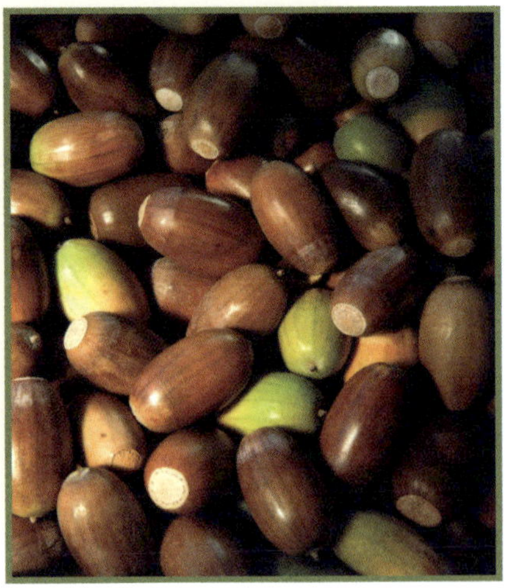

SUMAC DE VIRGINIE

— Plantes ligneuses - Nord

Rhus typhina — ANACARDIACÉES

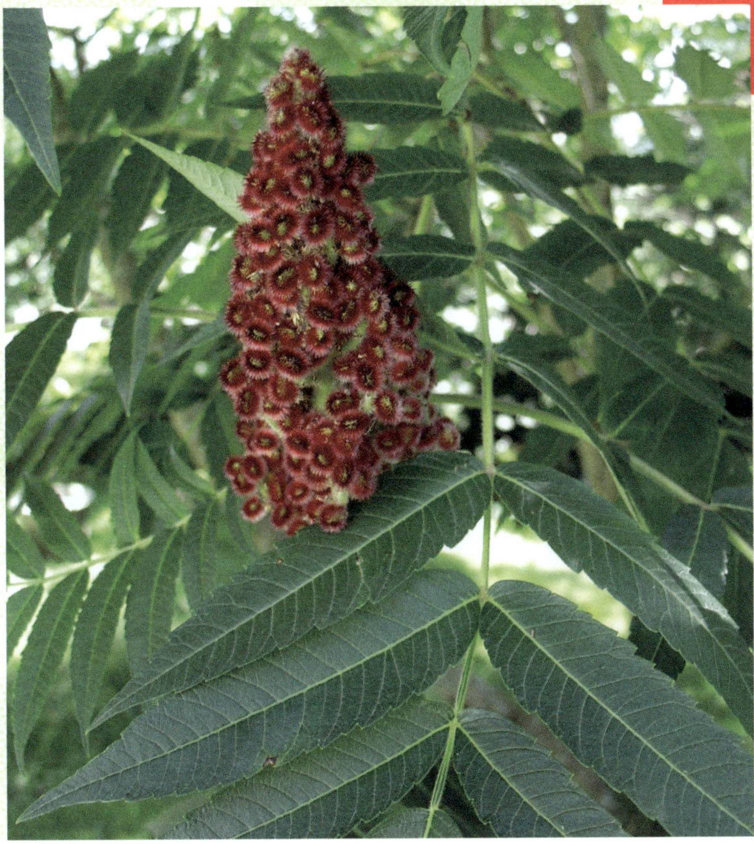

ORIGINE : est des États-Unis et du Canada
PARTIE UTILISÉE : fruits
ÉPOQUE DE RÉCOLTE : septembre-novembre
UTILISATIONS : limonade

Culture

Cet arbuste est particulièrement décoratif à l'automne lorsque son feuillage s'enflamme. Pour obtenir les meilleurs effets, il faut le planter dans un endroit sec et ensoleillé. Le sumac de Virginie peut cependant pousser dans n'importe quel sol et tolère assez bien l'atmosphère polluée des villes. Il en existe une variété à feuilles laciniées.

La reproduction se fait par drageons ou par boutures prises sur la racine.

Description

Le sumac est un grand arbuste ou un petit arbre qui peut atteindre 5 m de haut (9 m dans son habitat naturel) avec une cime large et aplatie. Les feuilles composées de 11 à 31 folioles lancéolées peuvent atteindre 60 cm de long. Elles sont d'un vert foncé sur leur face supérieure, d'un vert blanchâtre (avec des poils rougeâtres lorsqu'elles sont jeunes) sur la face inférieure. Les feuilles prennent une coloration rouge vif caractéristique en automne. Les rameaux peu nombreux, densément velus, portent à leur extrémité des groupes de minuscules fleurs verdâtres, bientôt suivies de petits fruits rougeâtres qui forment de curieuses pyramides dressées, pouvant atteindre jusqu'à 20 cm de longueur. Les fruits mûrissent à la fin de l'été ou en automne et restent sur l'arbre tout l'hiver.

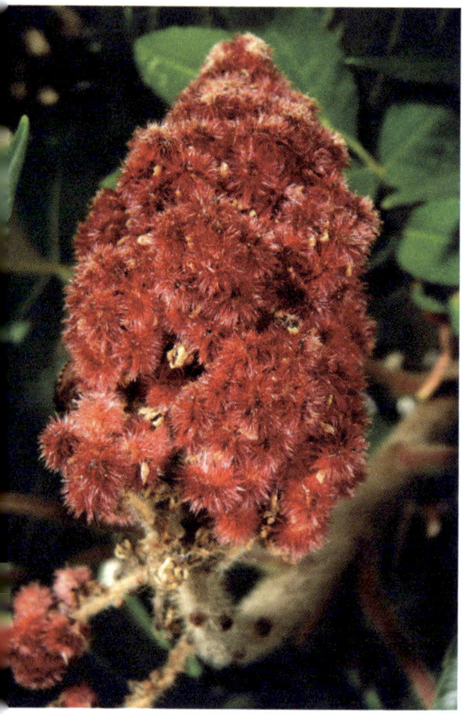

Le sumac contient une sève visqueuse, blanchâtre, qui devient noire au contact avec l'air. Sur chaque pied, les fleurs sont généralement soit toutes mâles, soit toutes femelles. Le sumac de nos jardins est originaire du nord-est de l'Amérique du Nord – et pas seulement de la Virginie – où il prospère en bordure de forêt et dans les champs abandonnés.

Étymologie

« Sumac » vient de l'arabe *summaq,* désignant l'espèce méditerranéenne, le sumac des corroyeurs *(Rhus coriaria). Rhus,* en latin, et *rhous* en grec désignait cet arbrisseau dont les fruits étaient jadis utilisés pour tanner les peaux. L'épithète, du latin *coriarius,* relatif au cuir (de *corium,* cuir), évoque cet usage. *Typhinus* signifie « qui évoque la massette », *Typha latifolia,* du fait des grosses inflorescences en chandelle du sumac.

Usages alimentaires

Chacun des petits **fruits** groupés en pyramides est couvert de minuscules poils rouges remplis d'un liquide acidulé. À l'analyse, on a découvert que celui-ci était riche en acide malique, substance qui communique aux pommes vertes leur acidité . Les Indiens avaient découvert que les fruits de sumac fournissaient un excellent breuvage, rafraîchissant lors des chaleurs humides de l'été, et les immigrants européens ne tardèrent pas à l'apprendre[1].

Le goût de la « limonade de sumac » est agréable et elle se montre particulièrement désaltérante. Son intensité dépend de la quantité de fruits par rapport

---

[1] *Les jours les plus chauds sont nommés* dog days, *jours de chien, dans l'est des États-Unis, et à juste titre : notre canicule européenne est bien plaisante en comparaison.*

à l'eau. Mais surtout n'employez pas d'eau chaude, car vous extrairiez également le tanin du fruit et votre limonade deviendrait alors astringente et amère, peu agréable à boire. Une autre précaution à prendre est de ramasser les fruits avant que les pluies d'automne éliminent le liquide acidulé de leurs petits poils. Il est possible de les ramasser dès qu'ils sont mûrs et de les faire sécher, à l'ombre, dans un local aéré, pour les conserver jusqu'à la saison suivante. C'est d'ailleurs ainsi que procédaient les Indiens et les pionniers, qui aimaient à avoir leur provision de sumac.

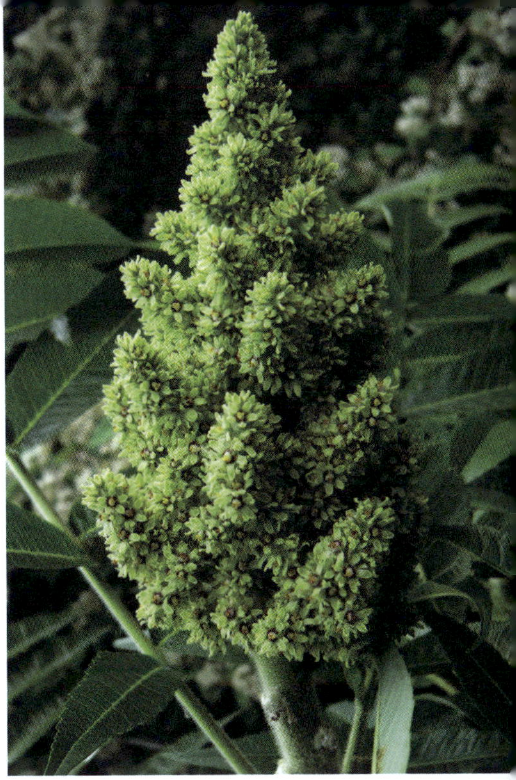

D'autres espèces étaient utilisées dans le même but et certaines ont pris le nom de *lemonade berry,* baies à limonade, tellement cet usage était populaire. Quant à notre sumac, son nom anglais de *staghorn sumac,* sumac corne de cerf, décrit bien l'aspect général de sa cime branchue, ainsi que le fait que ses rameaux duveteux ressemblent aux bois nouveaux des cervidés.

Feuilles et écorce du sumac sont riches en tanin et ont été employées pour tanner le cuir.

Les fruits du sumac des corroyeurs (voir ci-dessus) sont réduits en une poudre écarlate que l'on utilise couramment comme condiment au Moyen-Orient. On les mélange couramment avec les feuilles de *zaatar (Origanum syriacum).* Les Romains l'employaient déjà et appréciaient beaucoup son goût acidulé. Cet usage peut également s'appliquer aux fruits du sumac de Virginie.

recette

Limonade de sumac

400 g de fruits de sumac, 1 litre d'eau, 100 g de sucre

- Détachez les fruits de leur grappe et mettez-les à macérer dans l'eau froide pendant quelques heures avec le sucre.
- Remuez de temps en temps, puis filtrez à travers plusieurs épaisseurs de tissus pour retenir les petits poils.
- Mettez au frais et dégustez cette rafraîchissante limonade.

Le sucre peut avantageusement être remplacé par du miel.

ROBINIER FAUX-ACACIA

● — Plantes ligneuses - Nord

ACACIA

Robinia pseudacacia

FABACÉES (LÉGUMINEUSES) – PAPILIONOIDÉES

ORIGINE : est de l'Amérique du Nord
PARTIE UTILISÉE : fleurs
ÉPOQUE DE RÉCOLTE : juin
UTILISATIONS : salades, beignets

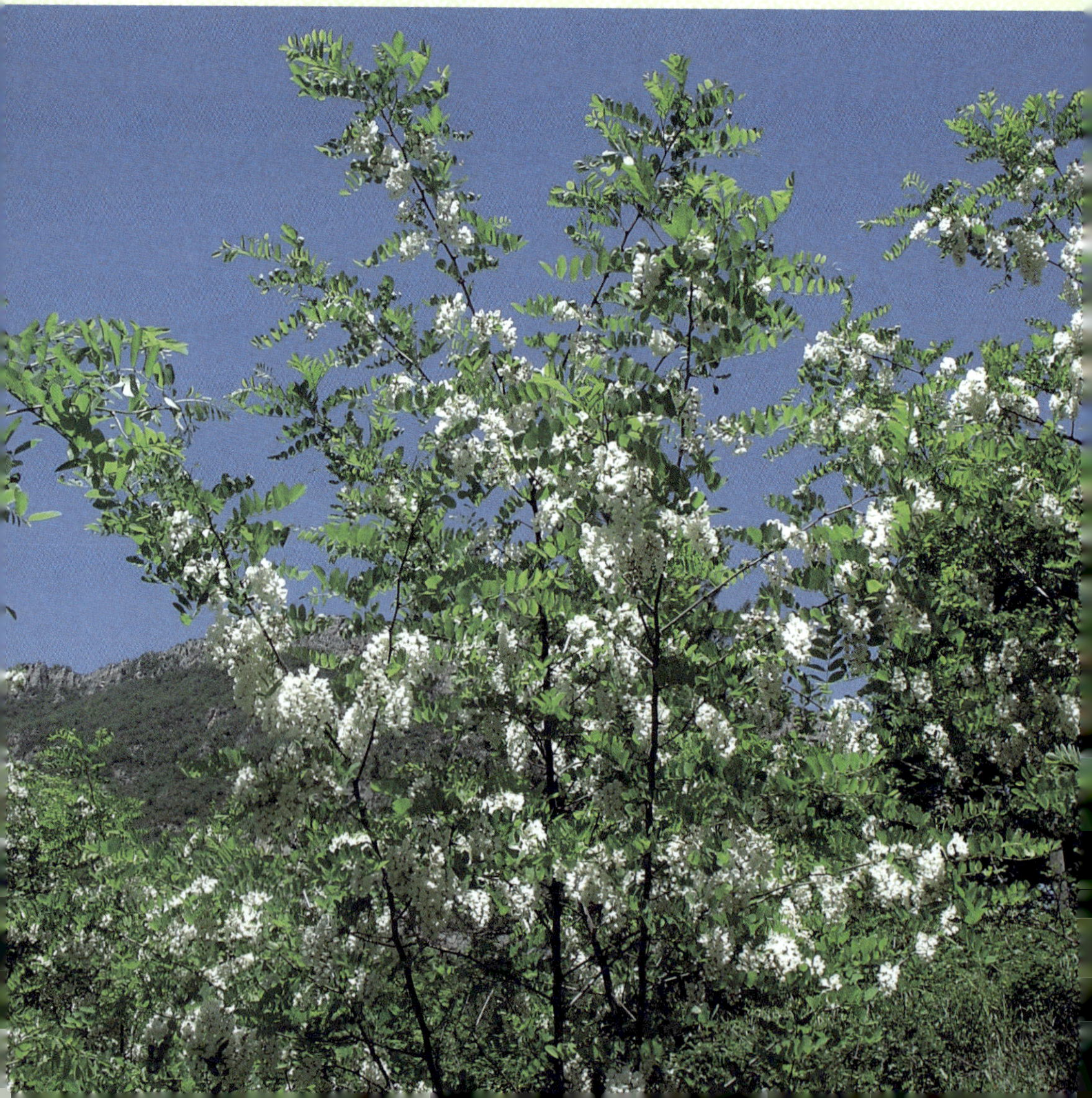

Culture

Le robinier, à la floraison si suave, aime les sols riches et frais, profonds, et la lumière. Il se cultive facilement et peut devenir envahissant si l'on n'y prend garde, car il drageonne abondamment, formant ainsi rapidement des colonies[1]. On le cultive souvent pour son bois jaune, très dur, qui fait d'excellents piquets et il est parfois planté pour retenir les terrains exposés au glissement ou à l'érosion. Il en existe plusieurs variétés horticoles.

On le propage par drageons ou, mieux, par semis des graines qui donnent des arbres plus durables.

Description

Il s'agit d'un arbre de 10 à 20 m de haut[2] dont les rameaux sont armés d'épines placées par paire à la base des feuilles. Ces dernières sont composées-pennées et atteignent 20 à 30 cm de longueur. Leurs folioles sont elliptiques (environ 30 mm sur 15), d'un vert bleuâtre sur la face supérieure, plus pâle en dessous. L'écorce de l'arbre devient avec l'âge profondément sillonnée. Les fleurs blanches, très odorantes, sont typiquement papilionacées. Elles forment de splendides grappes de 10 à 20 cm de long, portées à la base des feuilles. Les fruits sont de petites gousses aplaties, d'un brun foncé.

Cela peut paraître surprenant mais le robinier est un arbre exotique : il pousse naturellement dans les forêts de l'est des États-Unis. Il semble qu'il ait trouvé chez nous un climat qui lui convient, car s'échappant des parcs ou des haies, il s'est parfaitement naturalisé. Les bosquets de robiniers sauvages sont fréquents. Quel délice pour les yeux, le nez et les oreilles lorsqu'au printemps pendent de leurs branches des myriades de fleurs immaculées, odorantes, rendez-vous de toutes les abeilles de la région.

Étymologie

Le nom d'espèce s'écrit parfois aussi *pseudoacacia*. Il signifie de toute façon la même chose, c'est-à-dire « faux acacia ». En effet, bien que ce bel arbre soit couramment nommé « acacia », il s'agit d'une erreur : les véritables acacias sont des arbres tropicaux (africains, américains et surtout australiens) aux feuilles doublement pennées[3] et aux fleurs en forme de petites boules duveteuses, dont certaines espèces bien connues chez nous sont cultivées sous le nom de « mimosa » – il s'agit là encore d'une erreur de nom : les véritables mimosas sont en fait d'autres plantes dont la plus célèbre est la sensitive, qui replie ses folioles et ses feuilles au moindre contact... La nomenclature est parfois compliquée !

---

[1] *Il drageonne moins dans les terres meubles et profondes.*

[2] *Moins dans les haies traitées en taillis.*

[3] *C'est-à-dire composées de folioles réparties de chaque côté d'un axe, comme les barbes d'une plume,* penna *en latin.*

Le véritable nom de notre arbre est « robinier » : il est dédié aux frères Robin, Jean et Vespasien, jardiniers du Roi, qui cultivèrent le premier robinier introduit en Europe en 1601. Celui-ci est toujours debout, au Jardin des Plantes à Paris, portant allégrement ses quatre siècles.

Usages alimentaires

Les **fleurs** d'« acacia » débordent de nectar et les abeilles en préparent un miel délicat, très sucré, qui a la particularité de ne cristalliser qu'extrêmement lentement. Mais la floraison n'est pas régulière et certaines années, la récolte est insuffisante pour obtenir un pur « miel d'acacia » .

Mais il y a toujours assez de fleurs au printemps pour en ajouter quelques-unes à nos salades ou à nos desserts. Mais attention, une consommation excessive des fleurs crues peut donner la nausée. En quantité modérée, aucun effet désagréable n'est à craindre.

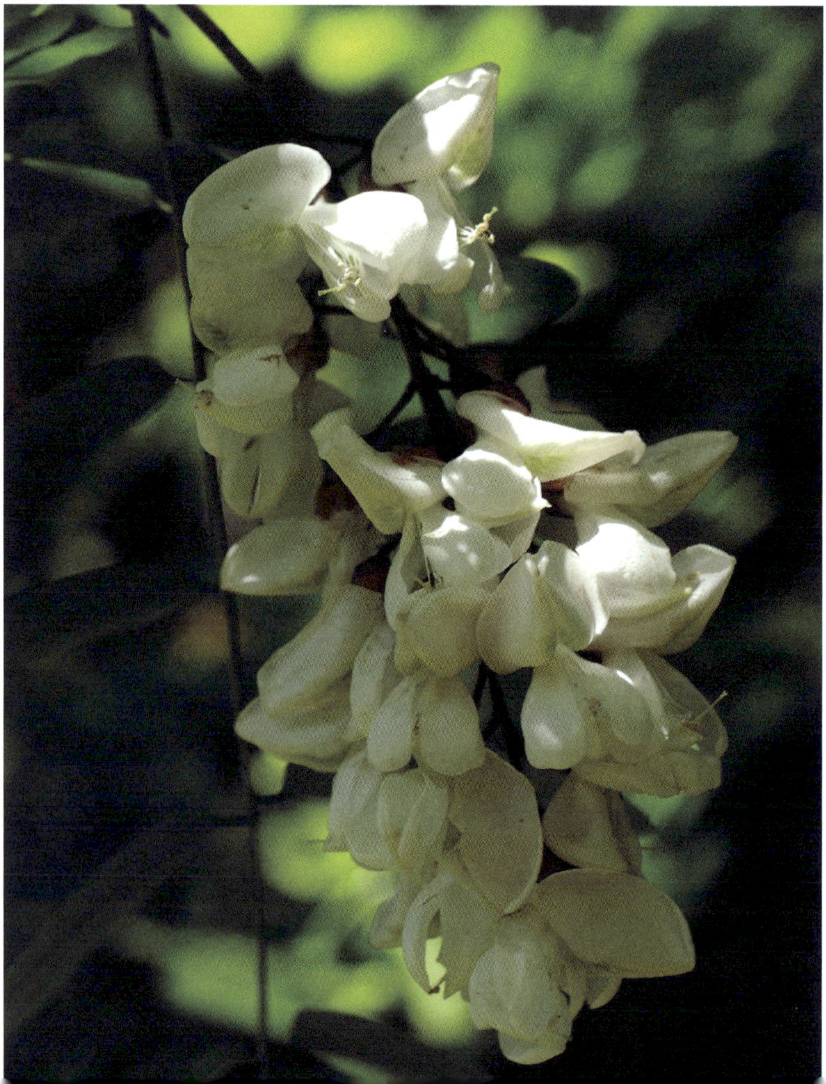

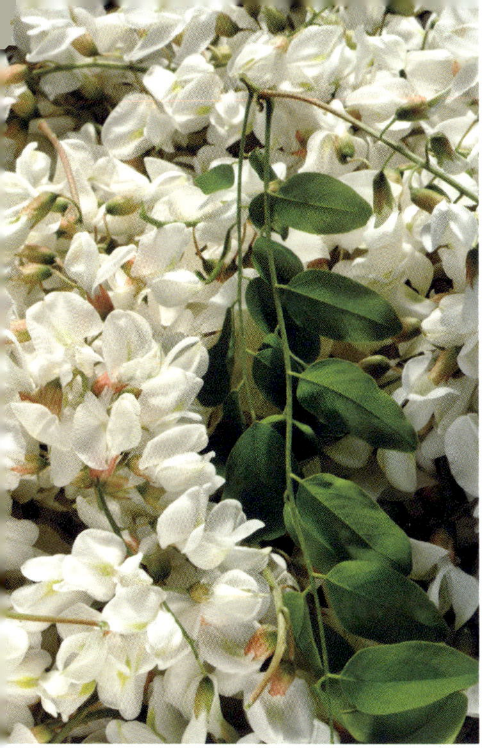

On fait couramment des beignets avec les fleurs d'« acacia », mais d'autres recettes mettent ces dernières agréablement à profit. Il faut cependant faire très attention à ne pas ramasser par erreur les grappes de fleurs jaune d'or du cytise *(Laburnum anagyroides)* qui sont très toxiques. Certes, l'erreur serait grossière, d'autant que les feuilles du cytise sont très différentes de celle du robinier et ressemblent à d'énormes feuilles de trèfle, mais la mésaventure est déjà arrivée et elle peut s'avérer dangereuse.

Attention : à part les fleurs, toutes les parties du robinier (seconde écorce, feuilles, graines, etc.) doivent être considérées comme toxiques. Les graines, en particulier, contiennent, lorsqu'elles sont crues, des substances dangereuses qui agglutinent les globules rouges du sang.

recettes

Boutons floraux de robinier à la vapeur

Inflorescences de robinier, 2 cuillerées à soupe d'huile de sésame, jus d'un citron, 1 cuillerée à soupe de tamari, 1/2 cuillerée à café de sucre, quelques feuilles de coriandre fraîche

- Disposez dans le panier d'une cocotte ou dans un couscoussier de jeunes inflorescences de robinier aux fleurs encore en boutons.
- Faites cuire quelques minutes à la vapeur jusqu'à ce que les boutons soient tendres, sans être mous.
- Servez chaud avec une sauce composée d'huile de sésame, de jus de citron, de tamari, de sucre et de feuilles de coriandre fraîches hachées (« persil chinois »).

Tarte aux fleurs d'acacia

250 g de pâte brisée, 75 g d'amandes moulues, 20 grappes de fleurs d'acacia, 200 g de crème liquide, 100 g de sucre brun

- Abaissez la pâte et foncez-en un moule à tarte.
- Disposez sur le fond un lit d'amandes moulues.
- Détachez délicatement les fleurs des grappes et mettez-les sur les amandes.
- Versez la crème par dessus, puis saupoudrez de sucre.
- Faites cuire à four chaud, jusqu'à ce que le sucre caramélise.

ROSIERS

— Plantes ligneuses - Nord

Rosa spp. — ROSACÉES

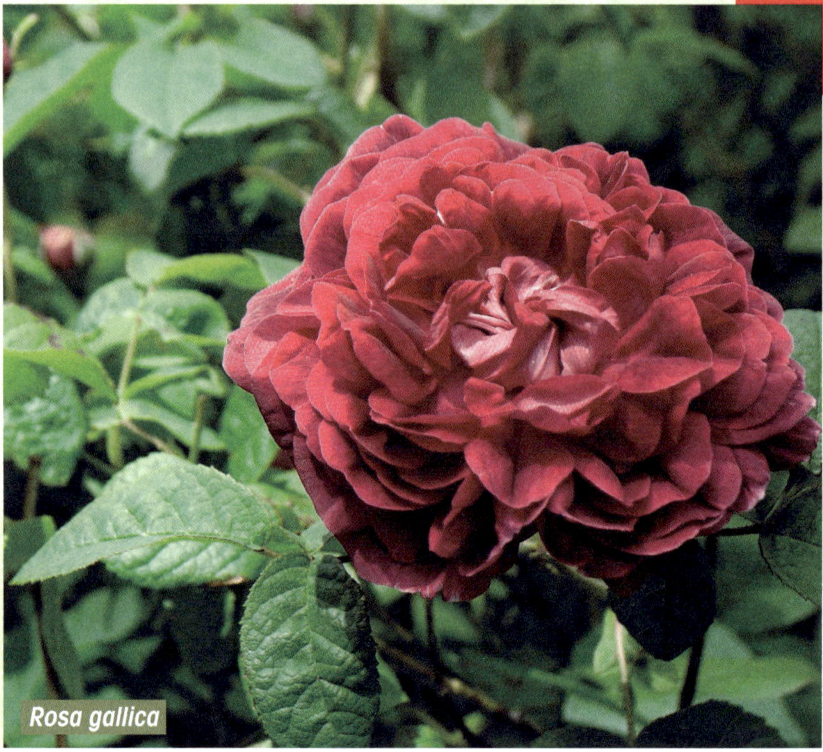

ORIGINE : Europe, Asie, Amérique et hybrides horticoles
PARTIES UTILISÉES : fleurs et faux-fruit (cynorrhodon)
ÉPOQUES DE RÉCOLTE : fleurs : de mai aux gelées suivant les variétés ; faux-fruit : automne-hiver
UTILISATIONS : fleurs : confiture ; faux-fruit : soupe, sauce tomate

Culture

La culture des rosiers n'est pas particulièrement difficile, bien que ces plantes soient sujettes à un nombre impressionnant de maladies. On peut en prévenir un grand nombre en plaçant les arbrisseaux dans un sol compact, argileux, calcaire, fertile et bien fumé et en situation ensoleillée. La plupart des rosiers préfèrent un climat frais à un climat trop chaud. Les rosiers se plantent de préférence à l'automne, ou bien au début du printemps.

Voici une liste non exhaustive d'espèces dont les fleurs sont particulièrement parfumées :

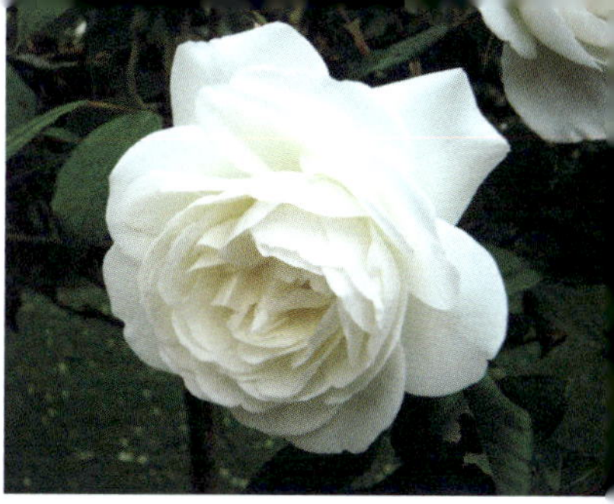

- rose à cent feuilles (*Rosa centifolia*) ;
- rose de Damas (*Rosa damascena*) ;
- rose de Provins (*Rosa gallica*) ;
- rosier d'Hélène (*Rosa helenae*) ;
- rose musquée (*Rosa moschata*) ;
- rosier sarmenteux (*Rosa wichuraiana*).

Diverses variétés du rosier hybride (*Rosa hybrida*) et des plantes obtenues par croisement des rosiers multiflores (*Rosa polyantha* et *floribunda*).

Les variétés anciennes, moins destinées à frapper l'œil que les modernes, possèdent généralement les parfums les plus délicats.

Étymologie

« Rose » est la francisation de *Rosa,* nom générique des rosiers et des églantiers, désignant ces arbrisseaux en latin qui dérive du grec *rhodon.* Ces termes proviendraient de la racine indo-européenne *vrod,* flexible, car leurs longues tiges sont souples.

Il existe un grand nombre d'espèces de rosiers sauvages, dont la plus courante est la *Rosa canina,* ainsi nommée parce que la plante était censée soigner les morsures de chien. Son faux-fruit est le cynorrhodon dont le nom dérive du grec *kuôn, kunos,* chien, et *rhodon,* rose. *Kynorhodon,* qui signifie donc « rosier de chien », désignait l'églantier en grec.

Usages alimentaires

Les roses sont parmi les plus appréciées de toutes les fleurs: on en cultive plus de 10000 variétés différentes dont une multitude d'hybrides nés des quelque 200 espèces de rosiers sauvages qui poussent spontanément à travers

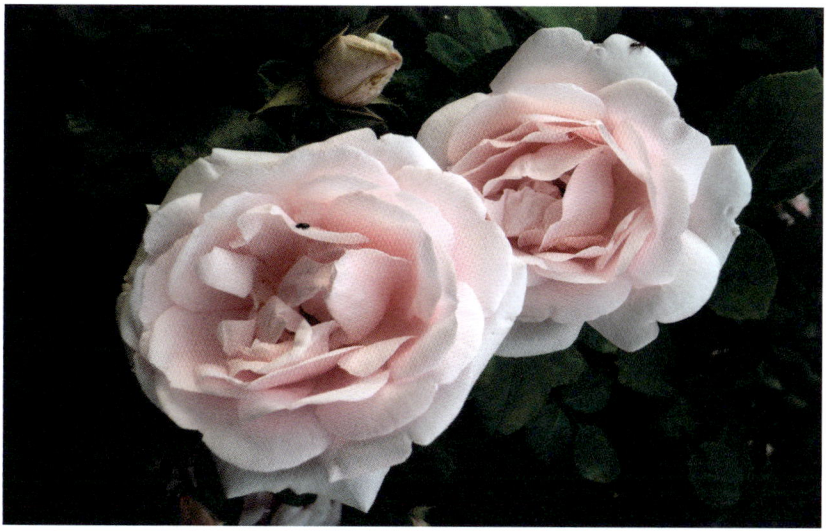

la planète. Elles ont été représentées par plus d'artistes et célébrées par plus de poètes que toutes les autres fleurs réunies. Tout le monde apprécie les roses pour leur beauté et leur parfum, il ne faut pas oublier qu'elles sont tenues en haute estime pour leur saveur et leurs vertus nutritives en différents endroits du globe.

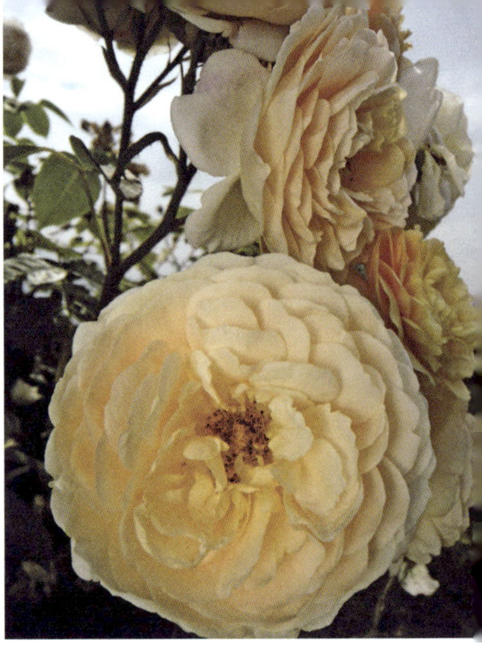

On prépare avec les **pétales** de rose de suaves confitures, spécialités de la partie orientale du Bassin méditerranéen. Ces dernières se dégustent telles quelles et servent à fourrer des gâteaux.

L'**huile essentielle** de rose est extraite par distillation de la rose de Provins et de la rose de Damas. C'est l'une des plus coûteuses de toutes les huiles essentielles, car une tonne de pétales frais n'en fournit qu'environ 1/4 de litre ! On l'utilise en parfumerie. Ces roses sont principalement cultivées et distillées dans le sud de la France (Grasse), en Bulgarie et au Maroc. L'**eau de rose,** une eau aromatique obtenue comme sous-produit de la distillation, sert à parfumer des plats et à préparer des confiseries – avec du miel, des amandes, etc. On l'apprécie tout particulièrement dans la partie orientale du Bassin méditerranéen et en Afrique du Nord.

Les **cynorrhodons** sont les « faux-fruits » du rosier : ils sont en fait formés, non par l'ovaire[1], mais par l'extrémité transformée de la tige qui portait sépales et pétales. Après que les premières gelées ont ramolli leur pulpe, ils possèdent un goût délicieux, fruité et acidulé. On peut en déguster la pulpe crue en les pressant délicatement, un à un, entre les doigts. Mais les poils raides et irritants qui entourent les « graines », en fait les véritables fruits, sont très désagréables. Les « gratte-culs » ou « poires d'oiseau », parmi d'autres noms populaires, peuvent se récolter en quantité et ils persistent souvent tout l'hiver.

Les cynorrhodons sont parmi les plus riches en vitamine C de toutes les productions végétales : un seul peut en contenir plus qu'un citron et un kilo de cynorrhodons renferme autant de vitamine C que 10 douzaines d'oranges !

Les habitants de l'Europe du Nord utilisent depuis des générations ces « fruits » miniatures bourrés de santé. En Suède, la soupe de cynorrhodons est traditionnelle et une version commerciale est vendue en paquets dans les supermarchés. Les cynorrhodons utilisés proviennent dans la recette originale des églantiers sauvages, mais vous pouvez aussi utiliser ceux de vos rosiers cultivés lorsqu'ils sont devenus bien rouges. Cependant, la qualité de la saveur du fruit varie selon l'espèce.

---

[1] *En botanique, un fruit résulte de la maturation de l'ovaire et la graine de celle de l'ovule renfermé dans l'ovaire.*

On prépare avec les cynorrhodons des églantiers une purée aromatique qui s'utilise traditionnellement en sirop, en confiture ou en gelée. On peut aussi la manger avec du yaourt ou du fromage blanc. Relevée d'ail et d'herbes condimentaires, c'est aussi une véritable sauce tomate qui accompagne les pâtes et garnit les pizzas.

Les cynorrhodons de la *Rosa rugosa,* une espèce japonaise couramment plantée dans les villes et au bord des autoroutes, car elle supporte bien la pollution, sont gros et charnus et leur « poil à gratter » n'est guère irritant. On peut les manger crus, tels quels… pour autant qu'ils n'aient pas été contaminés par les substances toxiques de l'environnement.

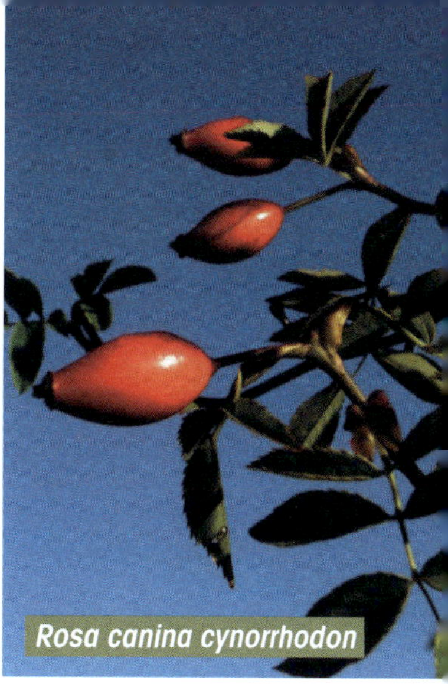
Rosa canina cynorrhodon

recette

Soupe de cynorrhodons

500 g de cynorrhodons, 3/4 de litre d'eau, 3 cuillerées à soupe de sucre, 1 pincée de sel, 2 cuillerées à soupe de maïzena, 1/4 de litre d'eau, 2 cuillerées à soupe de crème fraîche

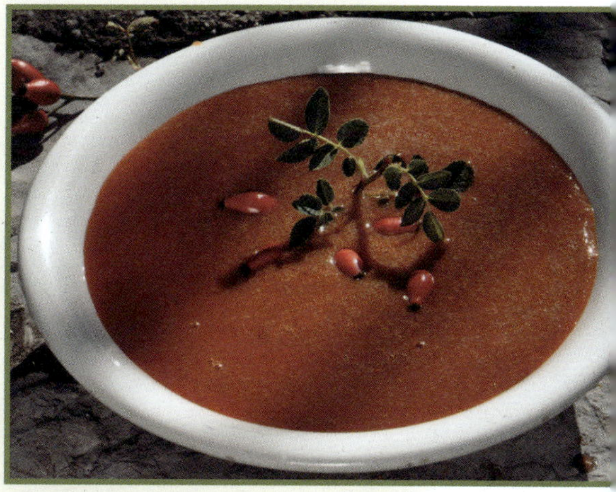

- Faites cuire doucement les cynorrhodons dans l'eau jusqu'à ce qu'ils soient ramollis.
- Passez à travers un moulin à légumes pour éliminer les peaux, les grains et les poils irritants qui les entourent. Commencez par une grille à trous assez gros, puis repassez à travers une grille à trous fins. Vous obtenez une purée rouge et aromatique.
- Ajoutez le sucre et le sel.
- Délayez la maïzena dans l'eau froide et ajoutez aux cynorrhodons.
- Faites cuire quelques minutes et retirez du feu au premier bouillon.
- Servez chaud ou froid, au début ou à la fin du repas, avec un peu de crème fraîche dans chaque assiette.

Si vous avez ramassé les cynorrhodons déjà mous, après les gelées, vous n'avez pas besoin de les faire cuire. Utilisez alors environ 750 g de cynorrhodons.

recette

Confiture de rose

400 g de pétales de roses odorantes, 1/4 de litre d'eau, 1 cuillerée à café de jus de citron, 6 cuillerées à soupe de sucre, 1 paquet de pectine en poudre

- Ramassez les fleurs au moment où elles s'ouvrent. Choisissez-les rouges si vous désirez obtenir une confiture colorée.
- Coupez avec des ciseaux la base blanche des pétales, car elle est amère. Pour aller plus vite, empilez les uns sur les autres autant de pétales que vous le pouvez entre le pouce et les autres doigts.
- Placez les pétales dans un mixer avec l'eau et le jus de citron.
- Mettez le mixer en route et ajoutez progressivement le sucre jusqu'à ce que le mélange soit homogène.
- Délayez le paquet de pectine dans un peu d'eau et faites bouillir une minute.
- Versez la pectine dans la mixture précédente et mélangez intimement.
- Mettez en pot et laissez refroidir à température ambiante pendant six heures.

Cette confiture crue se conserve un mois dans le réfrigérateur. Fermez les yeux et laissez son parfum vous transporter au cœur de l'Orient mystérieux.

À la place de la pectine, vous pouvez utiliser des pépins de pommes ou de coing, noués dans un linge : faites-les bouillir 20 minutes dans de l'eau citronnée et sucrée que vous verserez sur les fleurs dans le mixer.

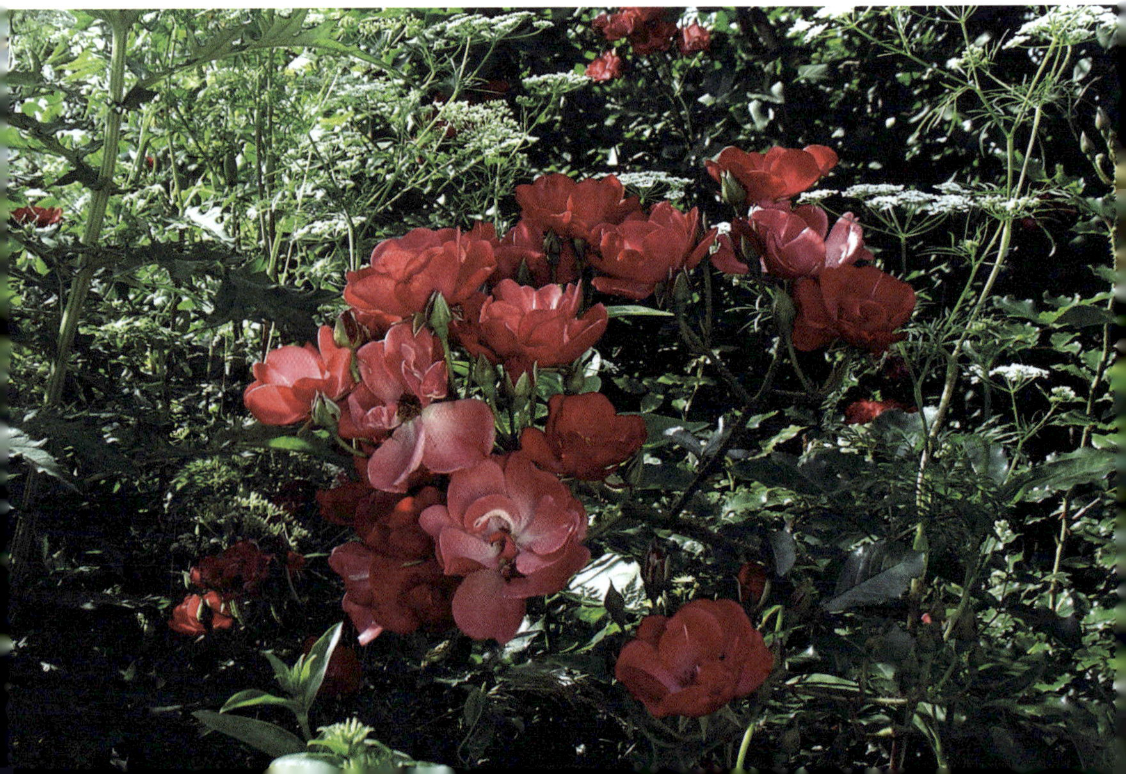

ROMARIN

● — Plantes méridionales

Rosmarinus officinalis — **LABIÉES**

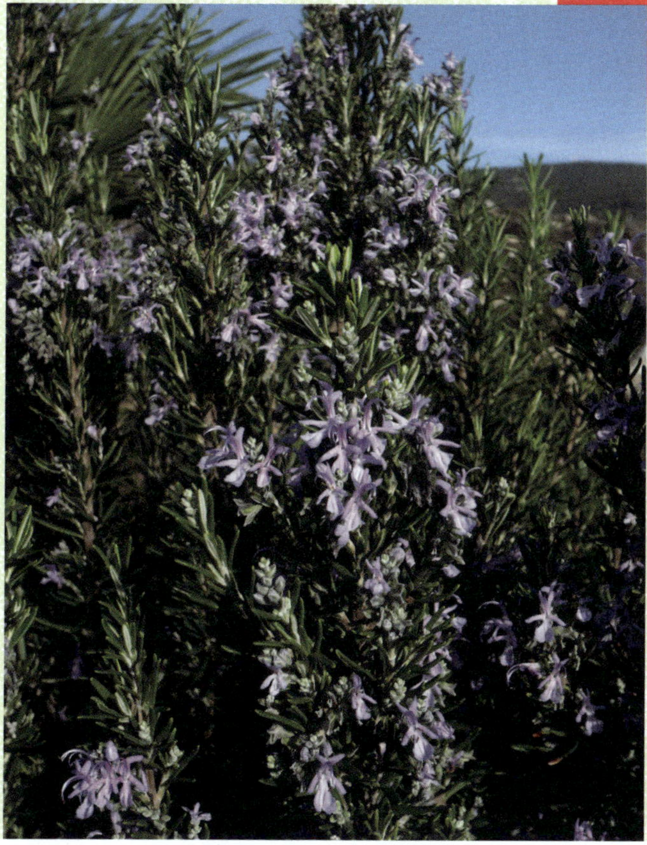

ORIGINE : Europe méridionale
PARTIES UTILISÉES : feuilles, sommités fleuries et fleurs
ÉPOQUES DE RÉCOLTE : feuilles : toute l'année ; sommités fleuries : toute l'année dans le Midi
UTILISATIONS : condiment, sel aromatique, huile parfumée

Culture

Le romarin peut venir en pleine terre jusque dans le nord de la France, mais c'est véritablement une plante méditerranéenne qui a besoin de soleil et d'une terre rocheuse, calcaire, pour développer tout son parfum. Il est natif, en France, du sud du Dauphiné et du Massif Central jusqu'à la mer.

On le multiplie facilement par éclat des racines.

Description

Cet arbrisseau très aromatique peut dépasser un mètre de hauteur. Il porte des feuilles étroites et allongées, coriaces et enroulées sur leurs bords qui persistent pendant l'hiver. Les fleurs sont disposées en grappes le long de la partie supérieure des rameaux. Elles possèdent une corolle à deux lèvres d'un bleu pâle ou parfois blanches et seulement deux étamines. Elles s'épanouissent toute l'année dans le Midi, ce qui rend le romarin particulièrement utile aux abeilles : c'est en effet une excellente plante mellifère et le miel de romarin, très parfumé, est délicieux.

Étymologie

Son nom commun est dérivé de l'appellation latine *rosmarinus,* provenant elle-même des mots *ros* ou *rhus* qui désignaient le sumac des corroyeurs, *Rhus coriaria* (voir p. 154), et *marinus,* marin car notre arbrisseau aime à croître non loin de la mer, bien qu'on le rencontre aussi à l'intérieur des terres.

Les Grecs et les Romains connaissaient déjà de longue date les vertus aromatiques, condimentaires et médicinales du « sumac marin ». La plante jouissait encore d'une grande faveur au Moyen Âge et même plus tard, comme le dénote l'épithète *officinalis.*

Usages alimentaires

Le romarin est un aromate indispensable en cuisine et il est fréquemment cultivé dans ce but. On utilise tout aussi bien les **feuilles** que les **sommités fleuries**. L'arôme des arbrisseaux plantés sous un climat septentrional en terre profonde est cependant beaucoup moins agréable que celui des plantes qui croissent dans le Midi, en climat aride, sur des sols pauvres et rocheux. C'est dans ces conditions que le romarin acquiert sa plus grande finesse de parfum. Ses feuilles y sont plus petites et presque sèches sur les rameaux et sa conservation en est d'autant facilitée.

L'usage du romarin comme condiment est bien connu. Il sert à aromatiser les viandes, les sauces, les potages et les légumes conservés au vinaigre. En Italie,

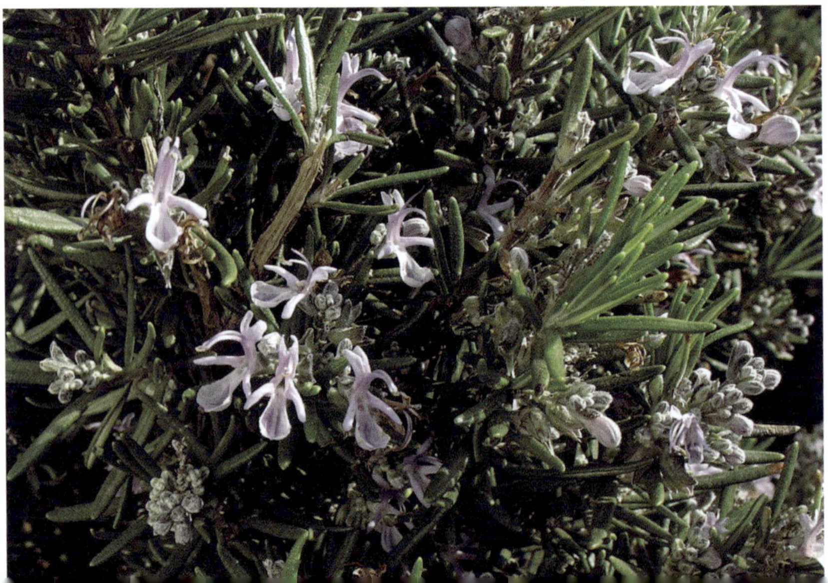

on en parfume le riz. Mais il existe encore d'autres façons, moins connues, de mettre à profit ses propriétés odorantes, par exemple de préparer un « sel d'herbes ». Ce condiment est particulièrement bénéfique pour les personnes qui désirent réduire leur consommation de chlorure de sodium, car elles utiliseront ainsi moins de sel qu'en l'utilisant pur et profiteront des vertus des plantes. Il est facile de confectionner une délicieuse « huile de romarin » à employer dans les salades ou sur les légumes cuits.

Utilisez les magnifiques petites **fleurs** bleues du romarin, fraîches si possible, à la place des feuilles ou avec elles, chaque fois que vous le pouvez.

Le romarin renferme une essence aromatique qui fournit par distillation une huile essentielle utilisée pour fabriquer des shampooings, des savons et de l'Eau de Cologne. À dose modérée, on l'emploie en aromathérapie pour tonifier l'organisme, en particulier le système digestif et le foie. Mais des quantités trop importantes se montrent toxiques. Rien n'est à craindre si vous vous contentez de consommer la plante comme condiment de façon modérée. Évitez néanmoins de l'utiliser quotidiennement : il est toujours souhaitable de varier les aromates.

recettes

Sel d'herbes

200 g de feuilles de romarin séchées, 50 g de sel de mer fin

- Broyez finement les feuilles de romarin.
- Tamisez et mélangez au sel pour obtenir un délicieux sel de romarin.

Vous pouvez broyer avec les feuilles de romarin nombre d'autres substances aromatiques séchées : thym, basilic, zeste d'orange non traitée, baies de myrte (voir p. 115), cumin, coriandre, aneth, etc.

Huile de romarin

5 rameaux fleuris de romarin, 3/4 de litre d'huile d'olive

- Détachez les feuilles et les fleurs de romarin des rameaux et mettez-les dans un bocal en verre.
- Couvrez de bonne huile d'olive et exposez au soleil pendant une dizaine de jours.
- Filtrez à travers un linge en exprimant. Si vous voulez renforcer le parfum de votre huile, vous pouvez recommencer la macération avec de nouvelles feuilles et fleurs.
- Conservez au frais dans une bouteille en verre teinté.

Vous pourrez préparer de la même façon un très bon « vinaigre de romarin » en remplaçant l'huile d'olive par du vinaigre de cidre.

SAUGE SCLARÉE

— Fleurs de pleine terre - Nord

SCLARÉE, TOUTE-BONNE

Salvia sclarea — LAMIACÉES (LABIÉES)

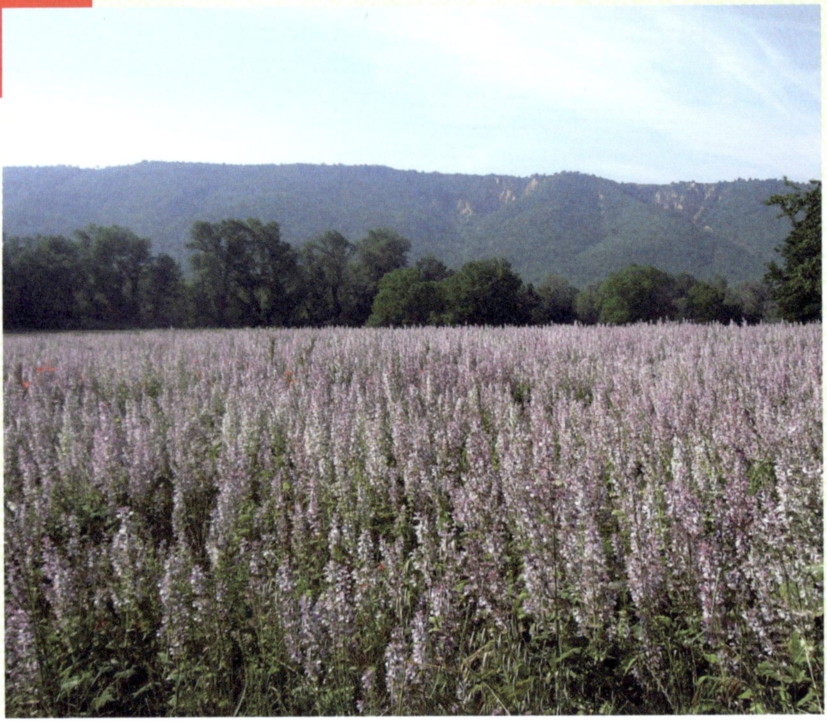

ORIGINE : est de la région méditerranéenne
PARTIES UTILISÉES : inflorescences (sommités fleuries)
ÉPOQUES DE RÉCOLTE : juin-septembre
UTILISATIONS : condiment

Culture

Si la sauge sclarée est vivace dans le Midi, elle est généralement bisannuelle sous les climats plus froids. On voit apparaître la première année des rosettes de feuilles et ce n'est que la seconde année que se développeront ses belles inflorescences. La plante ne demande guère de soins, mais en bonne Méridionale, elle nécessite une situation ensoleillée. Elle résiste parfaitement à la sécheresse et s'accommode de terrains pauvres et caillouteux.

La multiplication s'effectue par semis des graines au printemps. Il n'est pas rare que la plante se ressème d'elle-même.

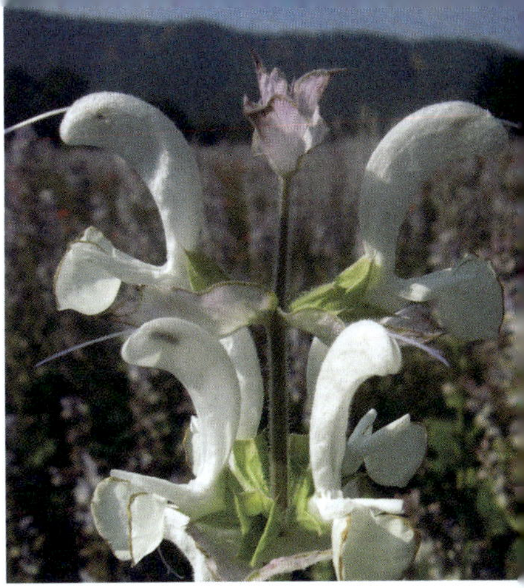

Description

La sclarée est une grande plante vivace au port élégant, dont les tiges robustes, de section carrée, peuvent atteindre plus d'un mètre de hauteur. Elles portent de grandes feuilles pétiolées, largement ovales et en cœur à la base, obtuses au sommet et irrégulièrement crénelées. Les feuilles sont grisâtres, couvertes de poils et comme gaufrées. Les grandes fleurs, d'un blanc lavé de bleu, ont une corolle à deux lèvres dont la supérieure est recourbée en forme de faucille. De larges bractées membraneuses violettes les entourent. Les fleurs sont groupées en longues inflorescences au sommet des tiges.

La plante est odorante dans toutes ses parties, surtout les inflorescences, quelque peu visqueuses, qui laissent sur les doigts un parfum entêtant.

Plusieurs autres sauges, indigènes ou surtout américaines, sont cultivées comme plantes ornementales, telle la *Salvia splendens* du Brésil, aux fleurs violemment écarlates, très prisée pour les parterres, ou la sauge hormin *(Salvia horminum),* plante méditerranéenne aux inflorescences terminées par quelques bractées violettes. Ces espèces sont pratiquement inodores. Les sauges aromatiques sont généralement des espèces ligneuses à petites feuilles épaisses. Le type le plus connu en est la sauge officinale *(Salvia officinalis),* cultivée comme plante condimentaire.

Une douzaine d'espèces de sauge pousse à l'état naturel dans nos régions. Certaines, telles la sauge glutineuse *(Salvia glutinosa)* et la sauge des prés *(Salvia pratensis),* se rencontrent occasionnellement dans nos jardins d'ornement.

Étymologie

« *Salvia* » était le nom latin classique de la sauge officinale, aromate et plante médicinale réputée, de *salvo,* guérir, tellement ses vertus étaient tenues en haute estime. *Sclarea* était le nom latin de la sauge sclarée.

Usages alimentaires

Les larges feuilles de la sauge sclarée n'ont pas une véritable odeur « de sauge ». Leur parfum est tout différent, beaucoup plus floral et musqué. Et ce sont surtout les superbes **inflorescences** qui le dégagent. On les utilisait jadis pour rehausser l'arôme des vins de muscat, et la plante était cultivée dans ce but. Le résultat est d'ailleurs remarquable.

À l'heure actuelle, la plante est parfois encore cultivée en champs entiers dans le Midi de la France pour ses inflorescences odorantes dont on distille à Grasse une huile essentielle qui sert de fixatif en parfumerie. Mais les temps changent et les substances naturelles étant de plus en plus concurrencées par les dérivés synthétiques, la culture de la sauge sclarée, déjà bien délaissée, risque de n'être bientôt plus qu'un souvenir. Dommage car ses champs sont splendides.

On peut cependant toujours profiter du parfum pénétrant des inflorescences pour aromatiser boissons et desserts, que les grandes fleurs pourront merveilleusement décorer.

recette

Sclaréade

2 inflorescences de sauge sclarée, 1 litre d'eau, 50 g de miel, 1 jus de citron

- Froissez entre vos doigts les inflorescences de sauge sclarée et placez-les dans un bocal de verre.
- Remplissez le bocal d'eau, ajoutez le miel, dissolvez-le dans l'eau et mettez au soleil pendant environ quatre heures, recouvert d'une assiette ou d'une mousseline.
- Filtrez et relevez du jus de citron.

Mettez au frais et dégustez cette boisson délicieuse et désaltérante lors des chaleurs de l'été.

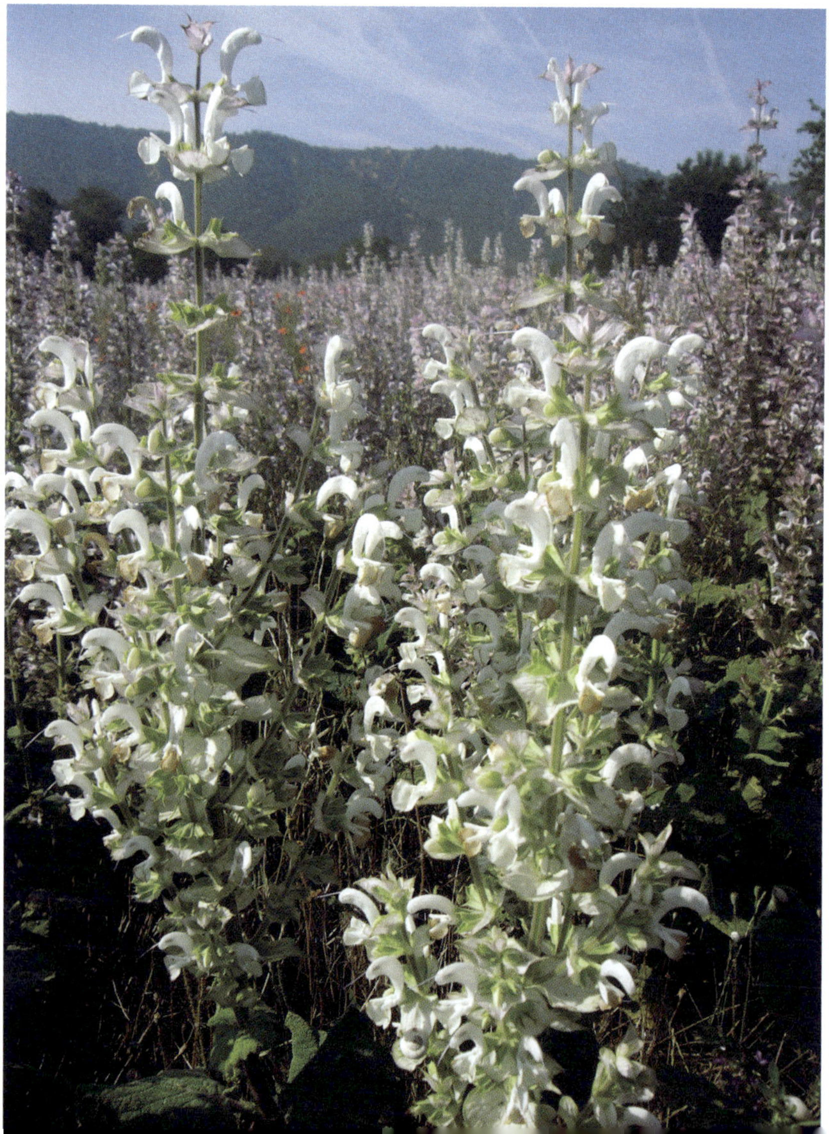

SEDUM REPRISE

● — Fleurs de pleine terre - Nord

ORPIN REPRISE, HERBE À LA COUPURE

Sedum telephium — CRASSULACÉES

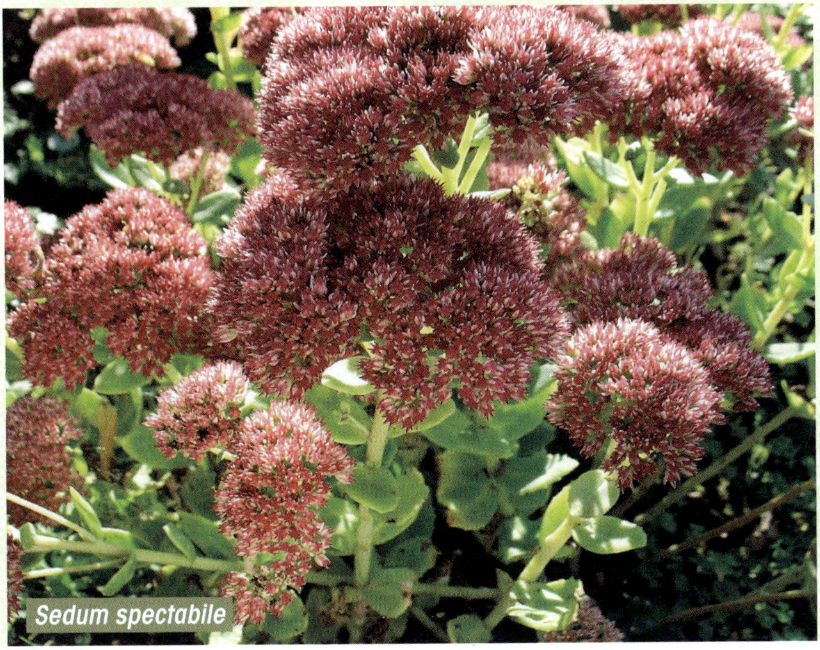

ORIGINE : presque toute l'Europe, Asie occidentale, Afrique du Nord
PARTIES UTILISÉES : tubercules et feuilles
ÉPOQUES DE RÉCOLTE : tubercules : printemps ou automne ; feuilles : du printemps à l'automne
UTILISATIONS : tubercules : salades, conserves au vinaigre ; feuilles : salades ou légumes cuits

Culture

Ce grand sedum est rustique et peu exigeant sur le choix du terrain et l'ensoleillement. Il en existe de nombreuses variétés, tant à l'état sauvage qu'en culture.

C'est une plante vivace que l'on multiplie facilement à la fin de l'été ou au printemps par séparation des pieds ou par boutures des rameaux, voire même des feuilles qui développent parfois des bourgeons lorsqu'on les tient appliquées sur le sol. On peut aussi semer les graines dans une terre légère et sablonneuse, puis mettre les plants en pleine terre lorsqu'ils ont atteint une taille suffisante.

Description

Les tiges de l'orpin reprise, dressées et hautes de 20 à 60 cm, portent des feuilles aplaties et dentées, alternes, opposées ou verticillées par trois. Les petites fleurs pourprées, rosées ou blanchâtres, sont groupées en inflorescences terminales très décoratives. Elles s'épanouissent de juillet à septembre.

Étymologie

« Sedum » était le nom latin d'une espèce de ce genre ou de la joubarbe *(Sempervivum tectorum,* appartenant à la même famille). La joubarbe était plantée sur les toits des maisons pour protéger celles-ci de la foudre, et *« sedum »* dériverait de *sedare* qui signifie calmer : on attribuait à cette petite plante le pouvoir de calmer la colère de Jupiter.

Le surnom d'« herbe à la coupure » souvent donné à notre plante, provient de ce que, après en avoir délicatement retiré le mince épiderme, ses feuilles charnues sont appliquées sur les coupures pour les cicatriser. On emploie de la même façon les feuilles en forme d'ombrelle d'une jolie plante de la même famille qui se plaît sur les murs ensoleillés, le « nombril de Vénus », *Umbilicus rupestris.*

Usages alimentaires

Les **feuilles** du sedum reprise sont comestibles crues. Leur texture est extrêmement tendre et leur goût légèrement acidulé et délicat. Elles sont, en outre, juteuses et rafraîchissantes. Les feuilles anciennes ont des qualités aussi agréables que les plus jeunes et il est donc possible de préparer de succulentes (c'est le mot) salades de sedum pendant plusieurs mois de l'année. Avant la floraison, vous pouvez ramasser toute la partie supérieure de la plante, avec les boutons floraux et le sommet des tiges, qui est alors très tendre.

Les feuilles et les jeunes tiges de sedum se marient particulièrement bien avec d'autres végétaux plus coriaces ou croquants (carottes, chou-fleur cru, chou rave, etc.), ou dont le goût est plus accentué (cresson, moutarde), et même amer (centranthe, voir p. 51, barbarée, valériane). Elles sont également très bonnes cuites.

On les employait autrefois comme légumes sur notre continent. Vous pouvez tout simplement les faire cuire à la vapeur ou à l'eau et les servir avec du beurre, du sel et du poivre.

La racine de cette remarquable plante porte de nombreux **tubercules** blanchâtres, de la forme et de la taille du petit doigt. Leur texture est croquante et tendre lorsqu'ils sont jeunes. Les tubercules plus anciens, de couleur plus sombre, ont tendance à être durs et fibreux. Deux récoltes sont possibles : la première au printemps ou au début de l'été, la seconde à la fin de l'automne.

Ces petits tubercules peuvent être coupés en tranches et ajoutés aux salades ou bien conservés entiers dans du vinaigre aromatisé. Comme aromate, essayez par exemple un mélange d'aneth – feuilles, inflorescences et fruits – et de laurier.

recette

Salade de sedum

200 g de feuilles de sedum, 1/2 laitue, 2 cuillerées à soupe de graines de tournesol, 50 g de noisettes, 2 cuillerées à soupe d'huile d'olive, 1 cuillerée à café de vinaigre de cidre, 1/2 yaourt nature, 1 pincée de sel, paprika, piment de Cayenne, eau

- Placez dans un saladier les feuilles de sedum et la laitue, grossièrement coupées.
- Placez dans un mixer les graines de tournesol, les noisettes, l'huile d'olive, le vinaigre, le yaourt, le sel, le paprika et le piment de Cayenne, à votre goût.
- Mixez jusqu'à obtention d'une pâte homogène et délayez à volonté avec de l'eau.
- Servez la salade avec sa sauce et dégustez.

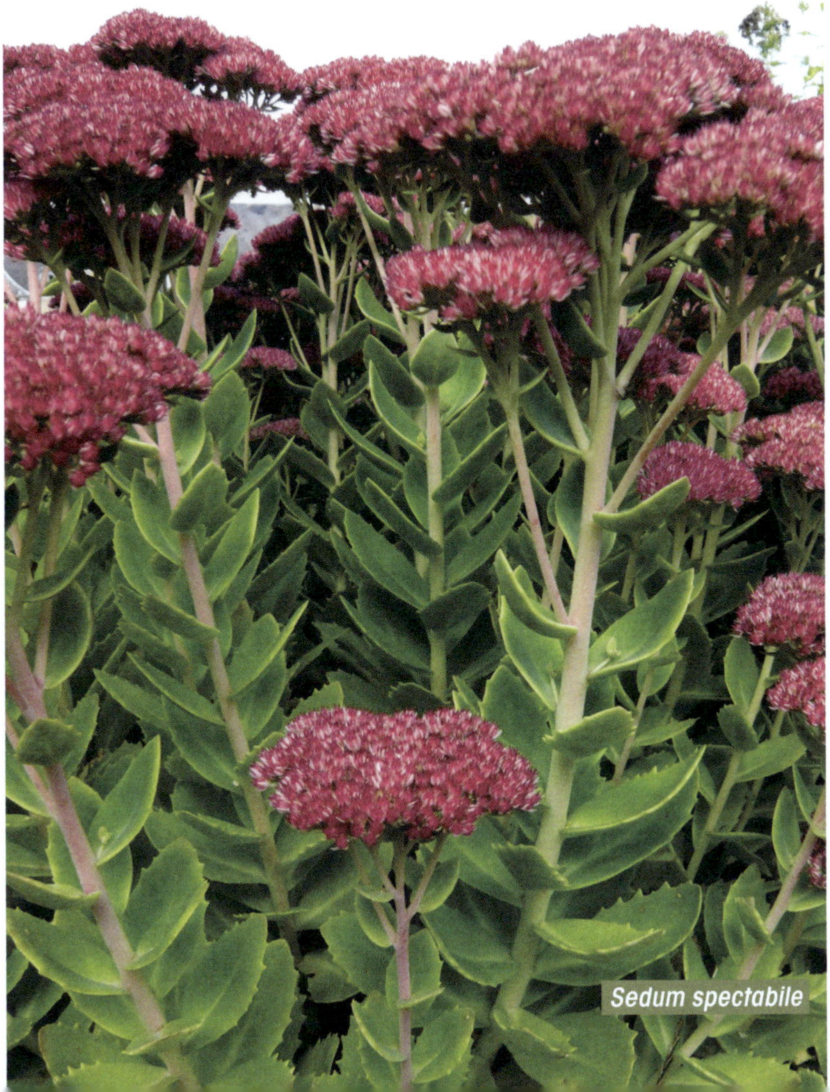

Sedum spectabile

ŒILLET D'INDE

● — Fleurs de pleine terre - Nord

TAGÈTE LUISANTE

Tagetes lucida — ASTÉRACÉES (COMPOSÉES)

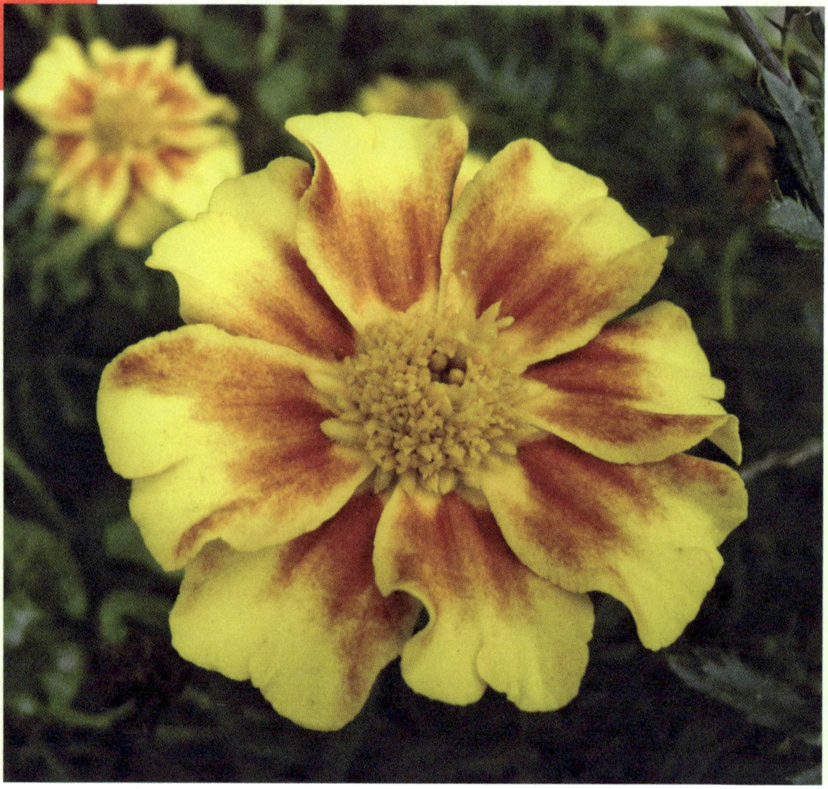

ORIGINE : Mexique
PARTIE UTILISÉE : feuilles et fleurs
ÉPOQUE DE RÉCOLTE : avril-octobre
UTILISATIONS : condiment

Culture

Cette plante vivace est généralement cultivée comme une annuelle. Elle est rustique, mais sa floraison tardive (juillet-octobre) la rend mieux adaptée aux jardins méridionaux où les gelées arrivent plus tard que dans le Nord. Les œillets d'Inde sont particulièrement employés pour la formation de bordures.

On multiplie la tagète luisante par graines, semées en pépinière à la fin de l'été pour mettre en place en avril après avoir hiverné les plantes sous châssis, ou semées au début du printemps pour mettre en place en mai-juin. Elle peut aussi être multipliée d'éclats faits au printemps, ou même par bouturage.

Description

La plante forme des touffes à tiges multiples de 30 à 40 cm de hauteur, rameuses au sommet. Les feuilles, alternes ou opposées, sont lancéolées et profondément dentées. Leur odeur plaisante est nettement différente de celles des autres œillets d'Inde. Quant aux capitules, ils sont petits et nombreux, formés de quelques fleurs jaune orangé vif.

Étymologie

L'étymologie de « tagète » est assez obscure. Tages était, dans la mythologie, un petit-fils de Jupiter qui jaillit d'un champ fraîchement labouré pour enseigner aux Étrusques l'art de la divination. Quelle relation Tournefort, qui nomma le genre *Tagetes*, put-il bien trouver entre un dieu étrusque et une plante mexicaine ?

Les œillets d'Inde sont originaires du Mexique et non pas du pays de Gandhi : l'« Inde » dont il est question ici est l'Amérique qui fut longtemps nommée « Indes occidentales[1] ». Quant au terme d'« œillet », il évoque une ressemblance superficielle avec la plante que nous cultivons sous ce nom pour former nos plates-bandes et qui appartient à une famille totalement différente. La forme des fleurs des tagètes, du moins des variétés doubles, ainsi que leur odeur, rappelle celle de l'œillet *(Dianthus caryophyllus).*

Usages alimentaires

La tagète luisante est agréablement odorante. Ses fleurs sont parfumées et ses **feuilles** dégagent quand on les froisse un parfum puissant, aromatique et fort agréable. Ces dernières sont employées comme condiment en Amérique centrale et l'on a cultivé la plante dans ce but en Angleterre. Leur goût rappelle assez nettement l'estragon, avec cette saveur piquante caractéristique qui engourdit la langue. On peut les utiliser, fraîches, pour aromatiser les salades.

Il est cependant préférable de ne les ajouter aux plats qu'avec modération, comme tout condiment d'ailleurs, car il a été signalé que certains œillets d'Inde pouvaient être dangereux à trop forte dose. On en extrait par distillation une huile essentielle qui sert en usage externe à tuer les parasites de la peau (poux, gale, etc.), mais que l'on ne peut employer en usage interne du fait de sa toxicité…

---

[1] *En abordant aux Antilles, Christophe Colomb croyait être arrivé en Indonésie, les « Indes orientales », et l'erreur persista quelque temps.*

Les **fleurs** de l'une de ses proches cousines mexicaines, encore plus couramment cultivée dans nos jardins, la *Tagetes erecta,* fournissent un colorant jaune utilisé comme le roucou[1] pour colorer le beurre et le fromage. Il est possible de les ajouter, en petites quantités, aux salades ou à divers plats pour les décorer et les parfumer.

Les tagètes font partie de la grande famille des Composées et ce que l'on nomme « fleurs » sont en fait des capitules, c'est-à-dire des groupes de petites fleurs en forme de tubes ou de languettes, étroitement groupées les unes à côté des autres.

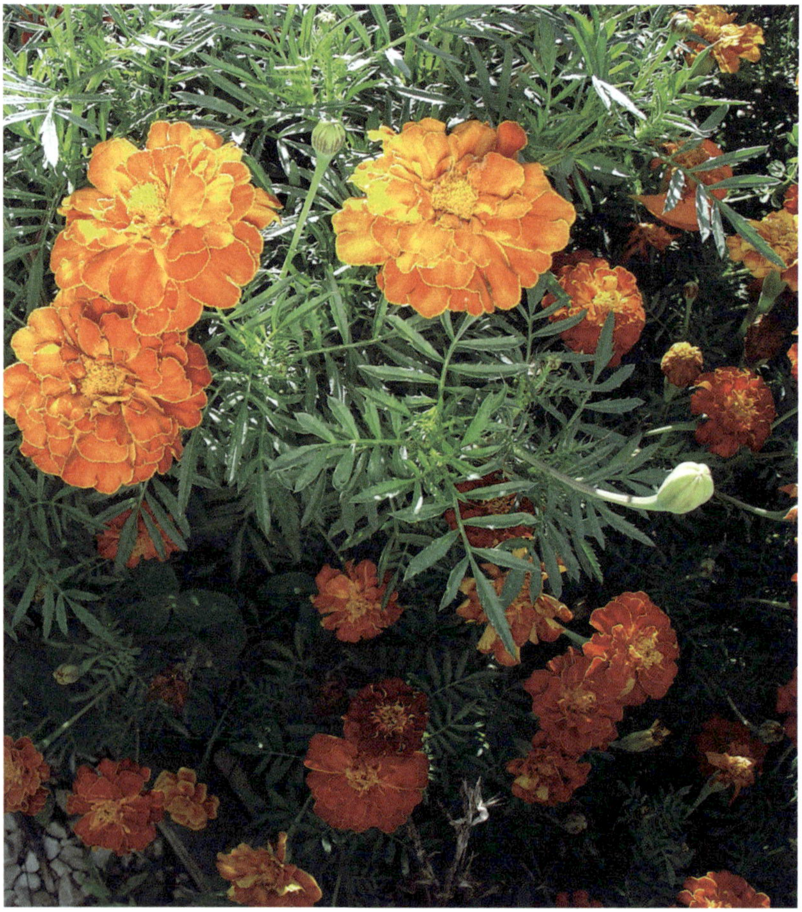

[1] *La couche cireuse, rouge vif, entourant les graines d'un arbuste sud-américain, la* Bixa orellana.

IF À BAIES

● — Plantes ligneuses - Nord

Taxus baccata — **TAXACÉES**

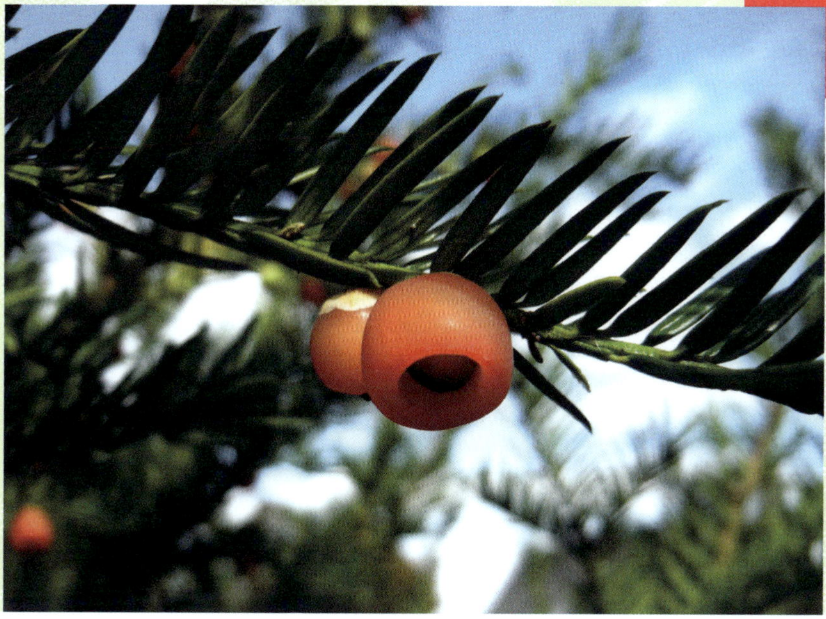

ORIGINE : Europe
PARTIES UTILISÉES : arilles uniquement
ÉPOQUE DE RÉCOLTE : de l'été à l'hiver
UTILISATIONS : mangés tels quels
MISE EN GARDE : graines et feuillages sont très toxiques

Culture

L'if a une croissance très lente, mais il est extrêmement rustique et supporte très bien l'ombre et la taille. Il aime particulièrement les sols profonds, riches en humus et prospère bien sur le calcaire. Il croît naturellement dans les hêtraies fraîches. On en fait souvent des haies dans les endroits ombragés.

La multiplication s'effectue facilement par marcotte ou par bouture, mais on peut aussi semer ses graines – si l'on prend le temps de patienter, car un plant de 10 ans n'atteint parfois que 25 cm de hauteur.

Description

Avec l'âge, l'if peut cependant croître jusqu'à 20 m de hauteur, mais il s'agit plus souvent d'un arbuste de 7 à 8 m. Son tronc est couvert d'une écorce rougeâtre se détachant par plaques allongées. Les feuilles sont d'un vert sombre

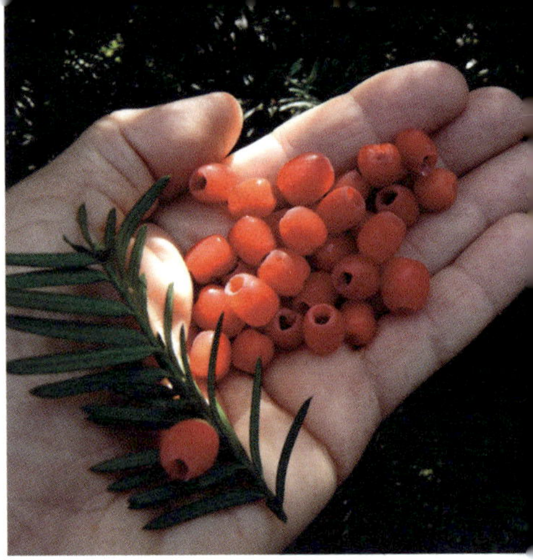

sur leur face supérieure et d'un vert jaunâtre par-dessous. De forme linéaire, elles se terminent par une petite pointe. Les sexes sont séparés : certains pieds portent les petites fleurs mâles, groupées en chatons, tandis que paraissent sur d'autres les fleurs femelles, solitaires, qui produisent des graines dures entourées d'une enveloppe charnue rouge nommée « arille ».

Les plus beaux ifs sauvages de France se rencontrent à 25 kilomètres de la mer Méditerranée, sur la face nord du massif de la Sainte Beaume, dans un îlot de forêt « nordique » perdu dans la végétation méditerranéenne avoisinante. La présence de ces arbres splendides s'explique par le fait qu'une portion de cette forêt n'a pas été coupée commercialement depuis 1486, alors que presque partout ailleurs en Europe, le bois est exploité « rationnellement » : les essences intéressantes pour la menuiserie, le chauffage ou la pulpe à papier sont cultivées et les autres, « sans intérêt », sont éliminées. Pourtant, l'if était jadis tenu en haute estime pour son bois rougeâtre qui servait à fabriquer des arcs, ce qui, certes, n'est plus guère d'actualité. Les arcs des Anglais qui mirent en déroute la chevalerie française à la bataille d'Azincourt en 1415 étaient faits de ce bois. L'if peut vivre très vieux : certains individus plantés sont plus que centenaires et atteignent des dimensions énormes, tels les ifs de La Haye de Routot, en Normandie, dont le tronc creux abrite une petite chapelle.

Usages alimentaires

En automne, l'if se pare de nombreuses petites boules rouges, persistant tout l'hiver, dont les oiseaux sont friands. Ce que l'on voit sont en fait des appendices charnus entourant les graines, que les botanistes nomment « arilles ». Ces **arilles** sont juteux, sucrés, légèrement aromatiques et très mucilagineux. Leur saveur est agréable : ce sont de curieux bonbons végétaux.

Les arilles d'if eux-mêmes sont absolument sans danger. En revanche, il est impératif de **ne pas croquer les graines**. Ces dernières, tout comme le feuillage de l'if, sont extrêmement dangereuses. Elles contiennent de la taxine, un alcaloïde, ainsi que d'autres substances toxiques qui peuvent provoquer des troubles digestifs, nerveux, respiratoires et cardiovasculaires graves entraînant parfois la mort.

Le feuillage de l'if est connu pour être un poison particulièrement virulent pour les chevaux qui développent cependant envers lui une attirance inexplicable. On a signalé à plusieurs reprises le cas de vaches mortes après avoir brouté des branches d'if. Jadis, les feuilles de l'if étaient employées pour empoisonner les flèches de guerre. On s'en méfiera donc…

Il faut éviter à tout prix la confusion possible entre les jeunes pousses de l'if, violemment toxiques, et celles des sapins, cèdres et épicéas (voir p. 14), parfaitement comestibles. Les pousses de l'if sont amères et n'ont pas le goût citronné, acidulé et aromatique des autres. Mais il est préférable de savoir les reconnaître par la vue : les feuilles de l'if, aplaties et disposées dans un plan, ressemblent un peu à celles du sapin, mais contrairement à ce dernier, elles sont d'un vert jaunâtre uniforme sur leur face inférieure, sans les deux bandes blanchâtres caractéristiques des aiguilles de sapin. Celles de l'épicéa sont piquantes et disposées tout autour du rameau ; celles du cèdre sont groupées en faisceau au sommet d'un court rameau.

Vous pouvez goûter sans crainte aux arilles d'if, même avec des enfants en âge de comprendre. Ces derniers font en général parfaitement la différence entre ce que l'on peut manger et ce qu'il faut éviter, à condition de leur donner soigneusement les indications nécessaires, en l'occurrence recracher impérativement la graine sans la mâcher.

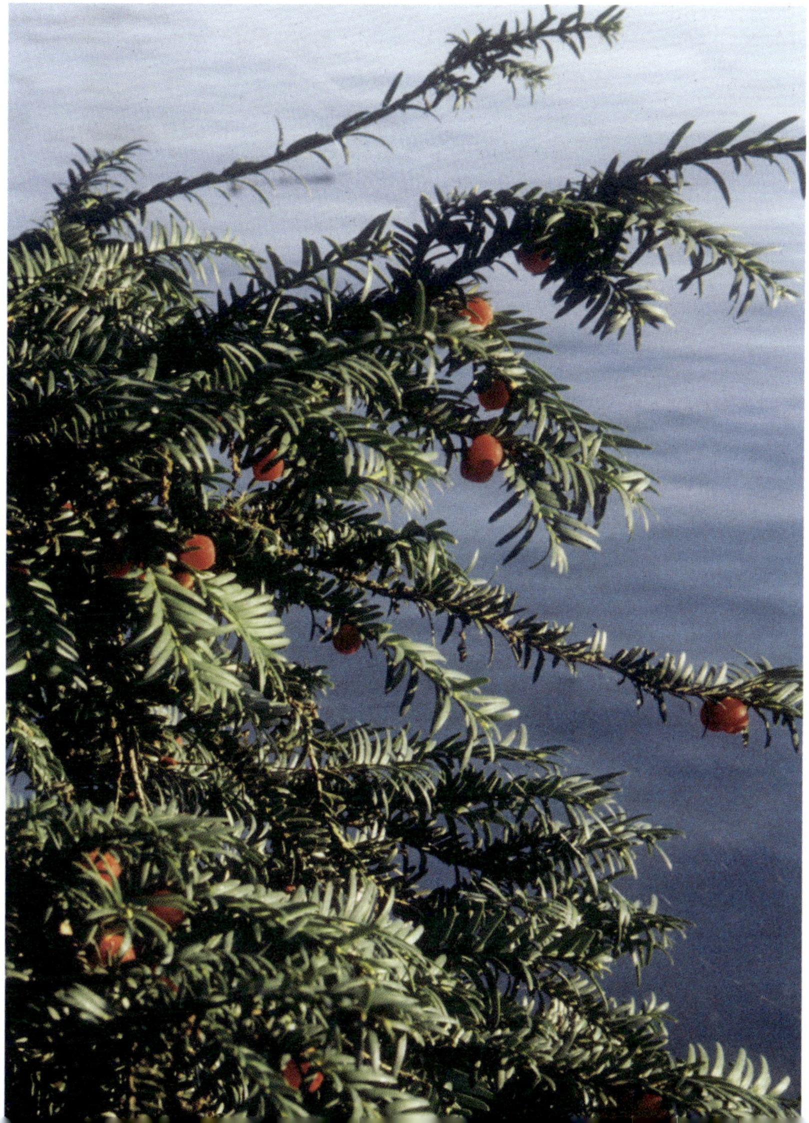

TILLEUL

— Plantes ligneuses – Nord

TILLEUL HYBRIDE, TILLEUL INTERMÉDIAIRE

Tilia x *vulgaris* — TILIACÉES

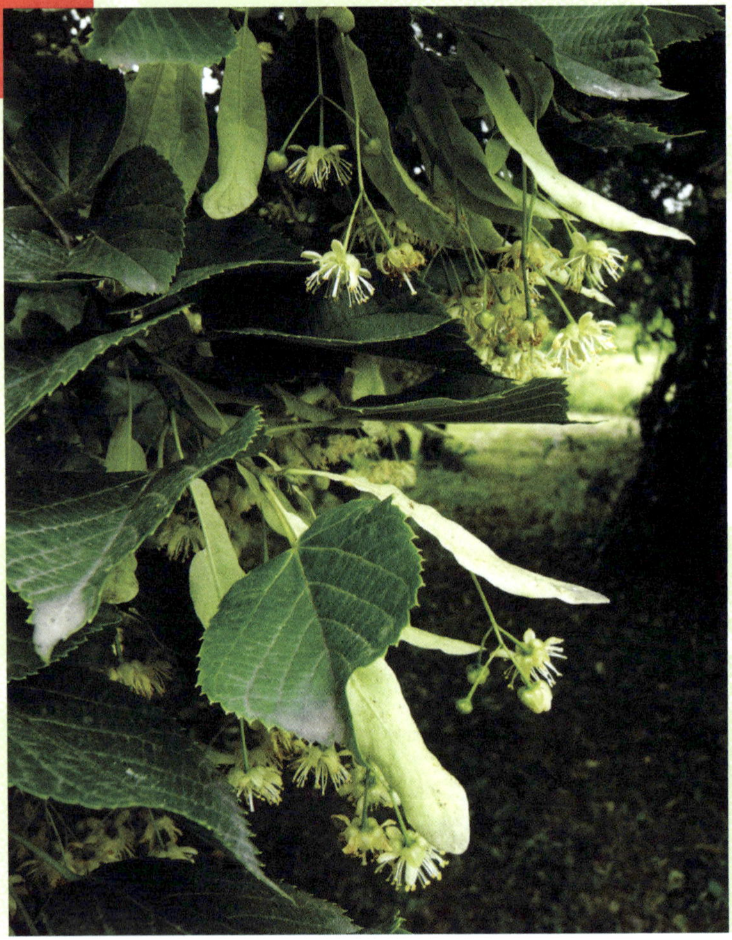

ORIGINE : hybride
PARTIES UTILISÉES : fleurs et feuilles
ÉPOQUES DE RÉCOLTE : fleurs : juin-juillet ; jeunes feuilles : printemps ; feuilles développées : tout l'été
UTILISATIONS : fleurs : salade de fruits, gelée, bain ; jeunes feuilles : salades ; feuilles développées : « farine verte »

Culture

Cet arbre majestueux a besoin d'espace et ne convient donc qu'aux parcs et aux grands jardins. Très apprécié jusqu'au début de notre siècle pour sa forme, son magnifique feuillage et la suavité de sa floraison, le tilleul est aujourd'hui trop souvent négligé comme arbre d'ornement. Il lui faut un sol profond et frais, assez fertile. Il perdra ses feuilles de bonne heure si le terrain est sec.

La multiplication se fait par marcotte ou par graines.

Description

Le tilleul intermédiaire peut atteindre 25 m de hauteur et un âge respectable. Ses feuilles en forme de cœur renversé, munies d'un pétiole, sont caractéristiques. D'un beau vert foncé sur la face supérieure, elles sont dentées en scie sur le pourtour. Les fleurs apparaissent au début de l'été. Leur pédoncule est soudé sur une grande partie de sa longueur à une mince feuille membraneuse nommée « bractée ». Elles sont odorantes et très mellifères, d'un blanc jaunâtre, avec 5 sépales, 5 pétales et de nombreuses étamines. Le petit fruit qui leur succède est globuleux et pourvu de 5 côtes saillantes.

Notre tilleul commun est un hybride[1], c'est-à-dire qu'il provient du croisement de deux espèces différentes: il s'agit dans le cas présent du tilleul à petites feuilles *(Tilia cordata)* et du tilleul à grandes feuilles *(Tilia platyphyllos),* tous deux natifs de France.

Étymologie

Le nom français de l'arbre est directement dérivé du latin *tilia* qui servait chez les Romains à en désigner les différentes espèces.

Usages alimentaires

Les **fleurs** de tilleul, récoltées avec leur bractée, procurent une délicieuse tisane aux propriétés calmantes souvent bienvenues. Certains affirment cependant que si le breuvage est trop concentré (si l'on y met trop de fleurs) ou qu'il a infusé trop longtemps, il peut, au contraire, provoquer de la nervosité et être une cause d'insomnie. La modération est donc de mise.

Avez-vous jamais pensé à ajouter des fleurs de tilleul fraîches, après en avoir retiré les bractées, à vos salades de fruits ? Leur parfum suave apporte une note nouvelle à ces desserts – et leurs vertus sédatives seront appréciées quelques heures plus tard par les insomniaques qui s'en seront régalés au dîner...

Vous pouvez aussi préparer de délicats « bonbons de tilleul », selon la recette ci-dessous. Lorsqu'il sera besoin de tempérer l'ardeur de vos charmants bambins, offrez-leur en quelques-uns. Même si le résultat n'est pas absolument garanti, ces inoffensives douceurs pourront en tout cas créer une diversion bénéfique.

---

[1] *Le fait qu'une plante est un hybride est dénoté par le « x » placé entre le nom du genre* (Tilia) *et l'épithète attribuée à la nouvelle espèce* (vulgaris).

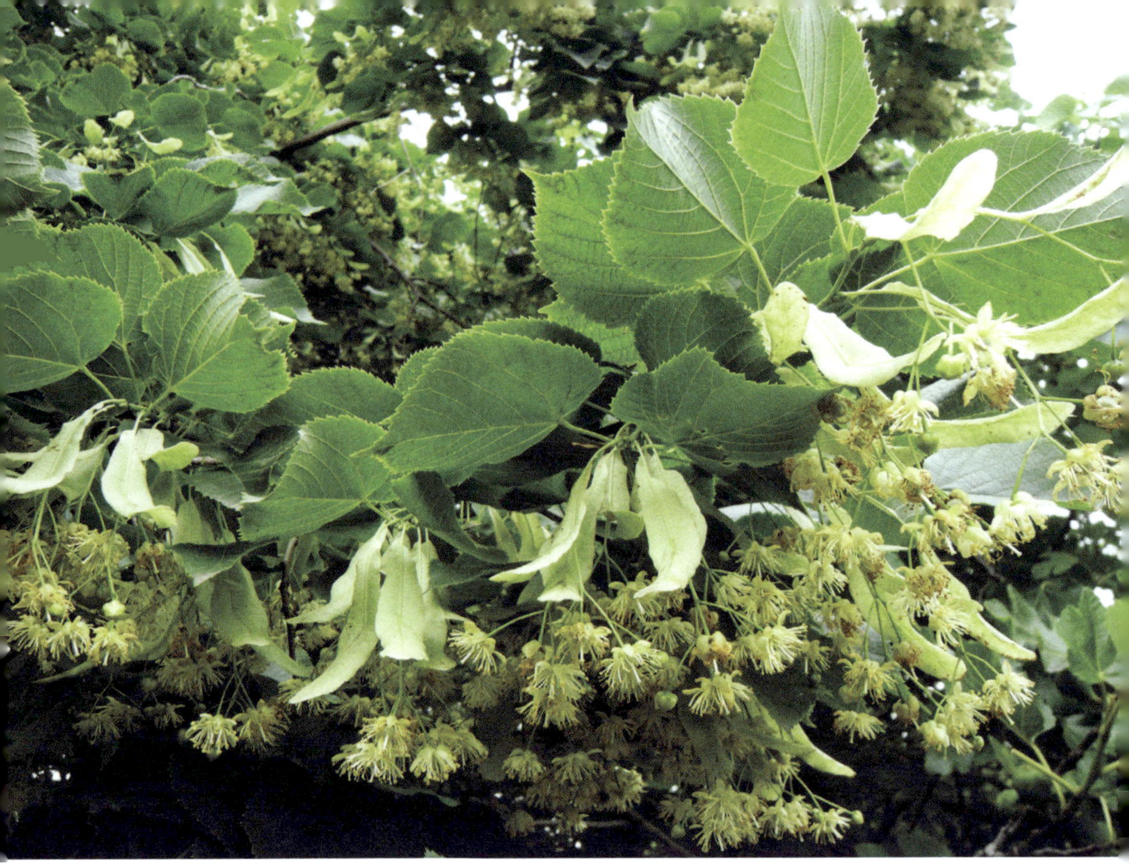

Et si vous vous sentiez encore nerveux, prenez un bain de tilleul en attachant sous le robinet d'arrivée d'eau chaude un sachet rempli de fleurs odorantes. Relaxez-vous dans cette suave infusion en pensant au grand arbre qui nous prodigue tous ses bienfaits.

En effet, le tilleul ne se contente pas de nous offrir ses fleurs : il nous permet aussi de préparer d'excellentes salades avec ses **jeunes feuilles**. Celles-ci doivent être récoltées au printemps lorsqu'elles sont encore translucides et n'ont pas atteint leur complet développement. Les jeunes feuilles de tilleul sont extrêmement tendres, mucilagineuses (comme celles de la rose trémière, p. 23, ou de la violette, p. 191) et leur goût peu prononcé est agréable. Elles peuvent servir de base de salade en remplacement de la laitue si l'on n'objecte rien au côté un peu visqueux de leur texture, dû au mucilage. Sinon, camouflez-le avec des légumes fermes coupés en rondelles ou râpés : carotte, betterave rouge, topinambour, etc. Servez avec la sauce de salade de votre choix.

Les **feuilles développées** peuvent être séchées, pulvérisées, tamisées et mêlées à de la farine pour faire des bouillies, des galettes, ou du pain. On en prépare en particulier de remarquables « sablés de tilleul ». Un kilogramme de feuilles donne ainsi trois cents grammes d'une « farine verte » très nutritive qui fut préconisée en France lors de la dernière guerre. Cette poudre au goût agréable s'avère un excellent complément alimentaire, riche en minéraux, en vitamines et en oligo-éléments.

Bonbons de tilleul

1/2 litre de fleurs de tilleul sans leurs bractées et leurs pédoncules, 6 g d'agar-agar[1], 1 litre d'eau froide, 3 cuillerées à soupe de miel

- Placez une partie des fleurs de tilleuls dans un mixer.
- Dissolvez l'agar-agar dans l'eau froide. Amenez à ébullition et faites bouillir une minute.
- Délayez le miel dans l'agar-agar, versez le liquide sur les fleurs de tilleul et mettez votre mixer en marche. Il faudra procéder en plusieurs étapes pour pouvoir passer tout le liquide.
- Placez le résultat dans un moule rectangulaire sur une épaisseur d'un centimètre environ, mettez au réfrigérateur et laissez prendre une heure ou deux.

Vous pouvez alors découper cette gelée en petits cubes et la déguster ainsi.

Sablés de tilleul

125 g de farine, 125 g de poudre de feuilles de tilleul, 50 g de sucre, 50 ml d'huile de sésame, 50 ml d'huile de carthame, 100 ml d'eau tiède, sel

- Mettez dans un récipient fermant hermétiquement la farine, la poudre de feuilles de tilleul, le sucre, les huiles, l'eau et le sel.
- Secouez énergiquement dans tous les sens pendant une minute.
- Finissez de malaxer délicatement la pâte à la main.
- Abaissez la pâte et découpez des cercles à l'aide d'un verre.
- Faites cuire au four à 180 °C pendant 10 minutes sur un papier sulfurisé.

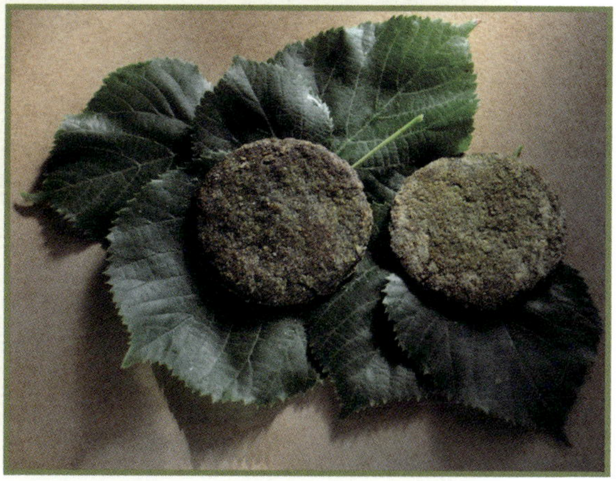

[1] *Une algue asiatique gélifiante disponible en filaments ou en poudre.*

ÉPHÉMÈRE

● — Fleurs de pleine terre - Nord

ÉPHÉMÈRE DE VIRGINIE, TRADESCANTIA DE VIRGINIE, MISÈRE

Tradescantia virginica — COMMÉLINACÉES

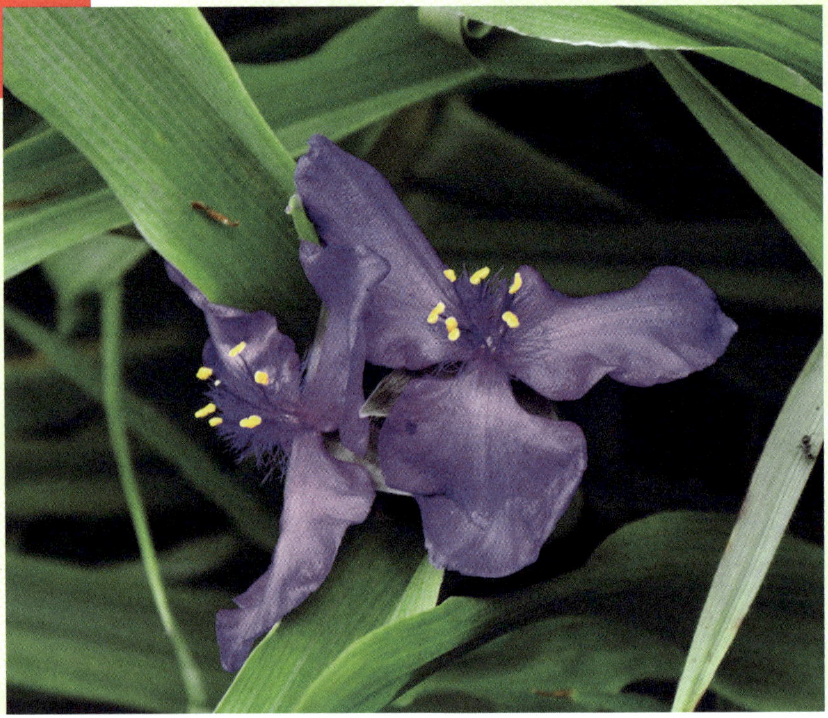

ORIGINE : est de l'Amérique du Nord
PARTIES UTILISÉES : feuilles et fleurs
ÉPOQUES DE RÉCOLTE : feuilles : avril-mai ; fleurs : mai-juillet
UTILISATIONS : feuilles : légume , fleurs : décoration

Culture

Cette plante vivace rustique vient sur tous les terrains et à toutes les expositions. On en orne les plates-bandes et le bord des massifs d'arbustes. Il existe des variétés à fleurs roses, lilas, bleues ou blanches, à fleurs simples, doubles ou pleines.
La multiplication s'effectue sans difficulté par éclats, ou par division des touffes à l'automne ou au printemps.

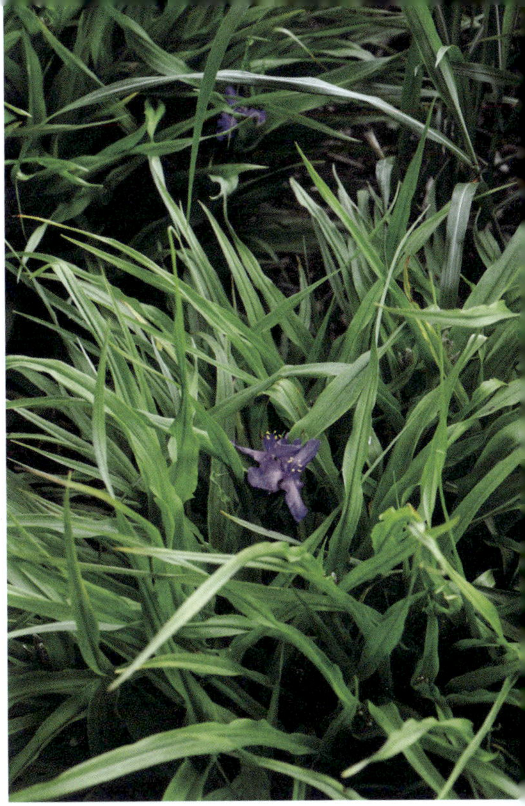

Description

Le tradescantia de Virginie est une plante herbacée de 20 à 60 cm de hauteur. Ses tiges portent des feuilles alternes, linéaires, pointues et repliées en long, formant ainsi une sorte de canal. Elles peuvent atteindre plus de 30 cm de longueur. Au printemps apparaissent de belles fleurs munies de trois grands pétales d'un bleu violacé et de trois petits sépales verts, velus. Les fleurs ont, en général, de 2 à 4 cm de large. Elles possèdent six étamines hirsutes dont les anthères jaune vif tranchent sur le violet des pétales. Les fleurs sont réunies à plusieurs au sommet des tiges, chaque groupe étant entouré par deux feuilles spécialisées (des bractées), longues et étroites. Les fleurs s'ouvrent seulement le matin, après quoi les pétales se fanent et se dissolvent en un liquide gélatineux, d'où le nom d'éphémère que l'on donne communément à la plante.

Originaire de l'est des États-Unis (pas seulement de la Virginie comme son nom spécifique le laisserait supposer), elle y croît naturellement en lisière de forêts, dans les fourrés et les prairies ainsi qu'au bord des chemins.

Étymologie

Le nom de « misère », parfois utilisé pour notre plante, est plus fréquemment attribué à l'une de ses cousines, la *Zebrina pendula* (appartenant à la même famille des Commélinacées), originaire du Mexique et couramment cultivée en pots comme plante d'appartement. On nomme également « éphémère » ou « misère » d'autres tradescantias, provenant d'Amérique tropicale, comme le *Tradescantia albiflora,* que l'on cultive souvent en appartement sous le nom de « juif errant ».

Quant au nom de Tradescantia, il commémore un botaniste londonien du XVIIe siècle, John Tradescant. Notre plante est appelée en anglais *spiderwort,* plante araignée, à cause de son apparence un peu dégingandée.

Usages alimentaires

Les très **jeunes feuilles** du tradescantia sont comestibles crues ou cuites. Dans les régions où la plante croît naturellement, les Indiens les employaient couramment dans leur alimentation. Mais si on les laisse vieillir, elles deviennent rapidement trop dures pour être consommées.

Les jolies **fleurs** violettes à la texture si fragile décorent joliment les salades de fruits et divers autres plats.

CAPUCINE

● — Fleurs de pleine terre - Nord

GRANDE CAPUCINE

Tropaeolum majus — TROPAEOLACÉES

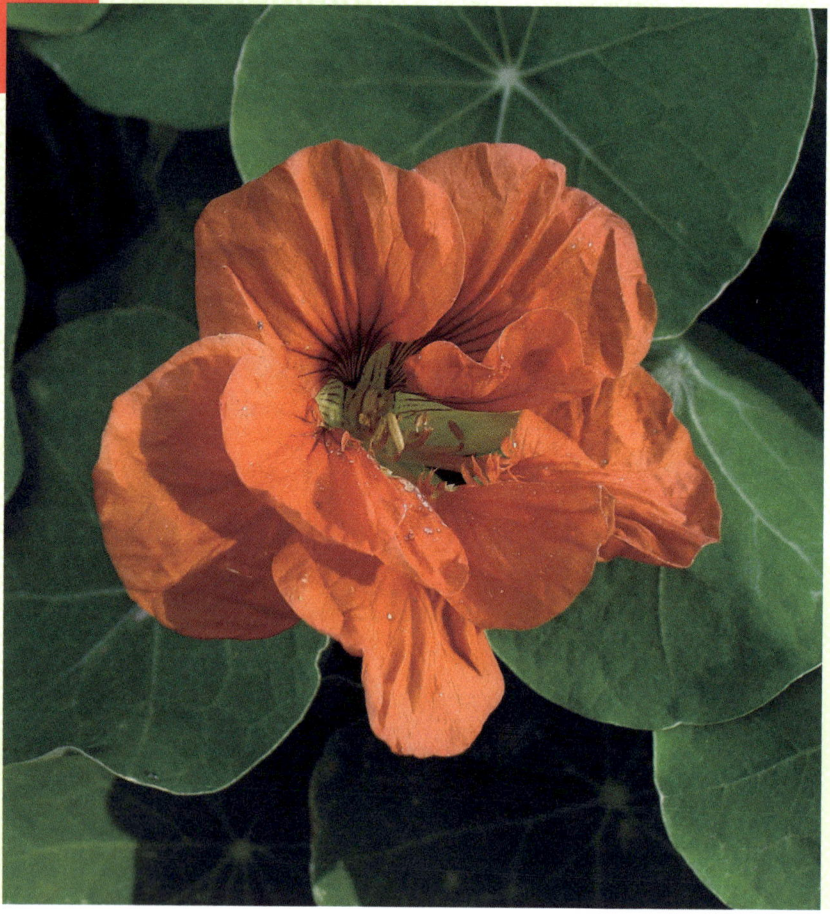

ORIGINE : Pérou
PARTIES UTILISÉES : feuilles, boutons floraux, fleurs et jeunes fruits
ÉPOQUE DE RÉCOLTE : feuilles : du printemps à l'automne ;
boutons floraux, fleurs et jeunes fruits : juin-octobre
UTILISATIONS : feuilles et fleurs : condiments, sauce ;
boutons floraux et fruits : conserve au vinaigre

Culture

La capucine est une plante annuelle grimpante ou rampante. Elle réussit bien dans tous les sols, mais il est préférable de ne pas lui fournir une terre trop grasse, ni une trop grande quantité de fumure car l'azote favorise le développement du feuillage au détriment de celui des fleurs. Elle aime une exposition ensoleillée. Il en existe d'innombrables hybrides et variétés.

On sème les graines en mai-juin en place ou en mars-avril en pépinière sous châssis pour mettre en place en mai.

Description

Cette plante herbacée possède des tiges charnues pouvant atteindre deux mètres de longueur. Les feuilles d'un vert tendre, alternes, sont portées par de longs pétioles cylindriques attachés au centre du limbe, qui est de forme grossièrement circulaire avec cinq angles peu marqués. Les grandes fleurs sont irrégulières, avec des pétales jaune foncé souvent maculés de pourpre. Elles possèdent huit étamines jaunâtres et donnent naissance à un fruit à trois coques, subéreux[1] lorsqu'il est mûr.

Étymologie

C'est Linné qui nomma le genre *Tropaeolum,* du grec *tropaion,* trophée. Un trophée était chez les Anciens un tronc d'arbre auquel les vainqueurs d'une bataille accrochaient les boucliers et les casques des vaincus. Linné, qui était doué d'une vive imagination, trouva une ressemblance entre les feuilles de la capucine et un bouclier rond (nommé « pelte ») et entre ses fleurs et un casque maculé de sang... La grande capucine est cultivée en Europe depuis 1684.

Usages alimentaires

Toute la plante a une saveur forte et piquante et on l'utilise depuis longtemps comme condiment. La capucine a même été cultivée dans ce but en Europe au cours des siècles passés. Les **feuilles** sont ajoutées fraîches aux salades et à divers mets ainsi que les **fleurs**, qui forment en même temps une splendide décoration. Elles sont superbes lorsqu'on les dispose en couronne autour d'un plat.

Il est curieux de constater que le goût de la capucine rappelle très exactement celui du cresson alénois *(Lepidium sativum),* plante très éloignée botaniquement[2] et géographiquement[3]. De fait, les deux végétaux contiennent le même composé sulfuré, la glucotropaeoline, qui donne naissance à une substance très piquante proche de l'essence de moutarde. Grâce à elle, la capucine présente une action stimulante, antiseptique et digestive. Comme de plus elle est riche en vitamine C, la plante est également un bon antiscorbutique. Il peut cependant arriver que, pour des questions de température, le composé soufré

---

[1] *De la texture du liège, écorce de* Quercus suber.

[2] *Elle appartient à la famille des Crucifères – c'est-à-dire du radis, du chou, etc.*

[3] *Elle est originaire de l'Asie Mineure.*

mentionné plus haut donne naissance à des substances toxiques. C'est pourquoi il est conseillé de hacher la plante et de la faire macérer quelques minutes dans de l'eau tiède avant de l'utiliser. Une mastication soigneuse produit le même effet.

Quant aux **boutons floraux** et aux **jeunes fruits**, ils ont souvent servi à préparer de très bonnes conserves au vinaigre, similaires aux câpres. Il vous sera facile de renouer avec cette tradition : remplissez un bocal de verre avec les boutons et/ou les fruits, en intercalant quelques feuilles de laurier pour l'arôme et quelques feuilles de chêne pour que les conserves restent fermes[1]. Puis recouvrez de vinaigre de cidre ou de vin. Vos capucines seront prêtes au bout de trois semaines environ. Ce sont d'excellents condiments pour les plats froids ou chauds.

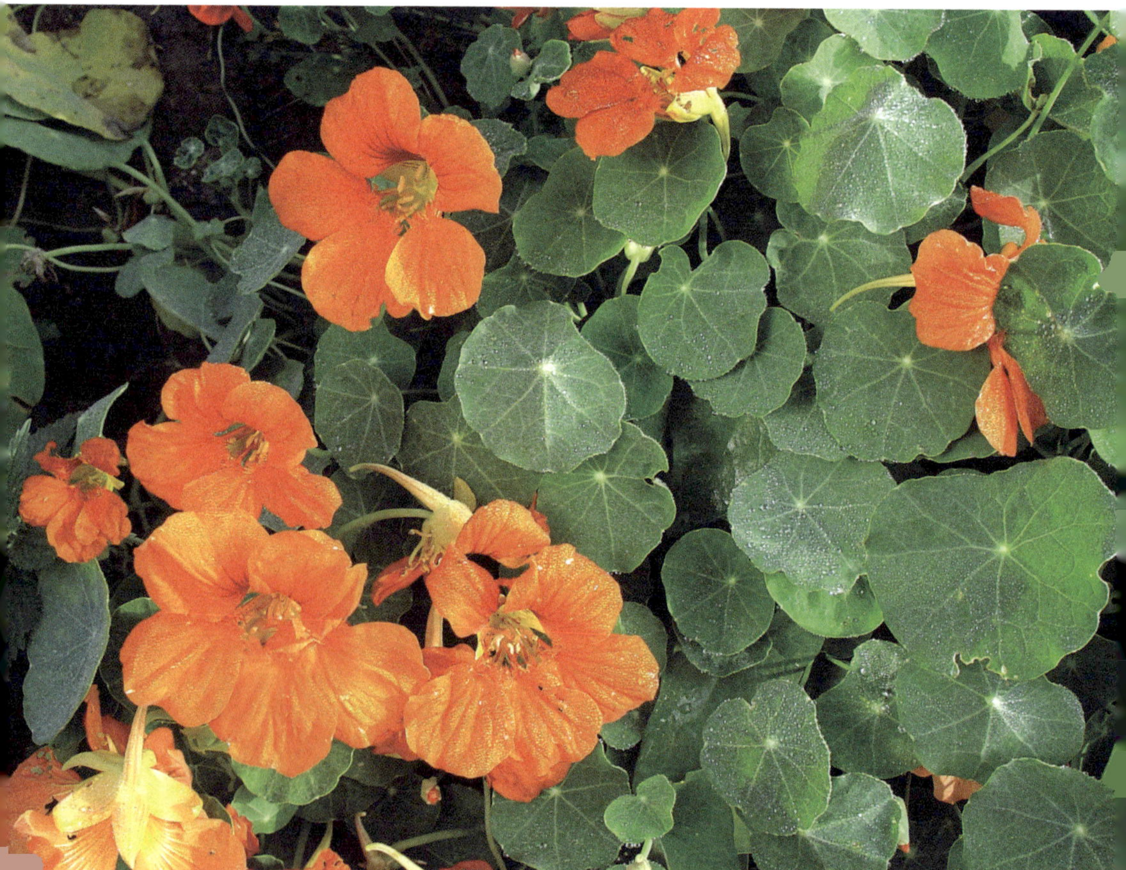

[1] *C'est ainsi que l'on pratique en Pologne. Les Anglo-Saxons quant à eux utilisent de l'alun – chêne et alun sont de puissants astringents.*

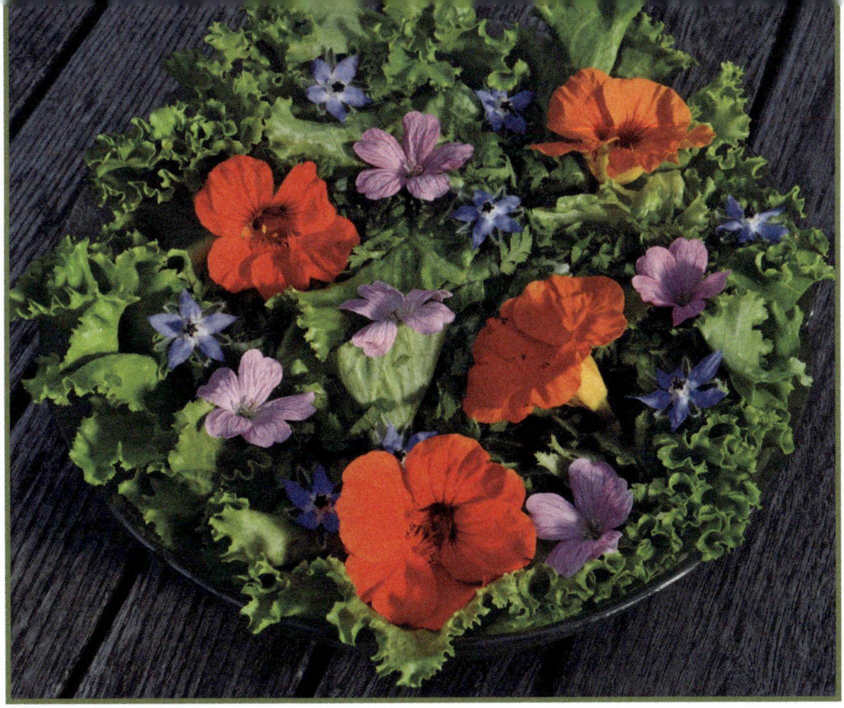

recettes

Salade de capucine

1 laitue, 200 g de pourpier, 10 feuilles de capucine, 60 ml de sauce vinaigrette

- Dans un saladier, mélangez les feuilles de laitue et le pourpier grossièrement coupés avec les feuilles de capucine hachées.
- Décorez de fleurs de capucine et servez avec une sauce vinaigrette.

Sauce de capucine

20 feuilles de capucine, 20 fleurs, 2 cuillerées à soupe d'eau tiède, 2 cuillerées à soupe de vinaigre, ½ yaourt nature, 2 cuillerées à soupe d'huile d'olive, 1 cuillerée à soupe de levure alimentaire, sel

- Hachez finement les feuilles et les fleurs de capucine et faites macérer 10 minutes dans un mélange d'eau tiède et de vinaigre suffisant pour couvrir feuilles et fleurs.
- Ajoutez le demi-yaourt, l'huile d'olive et, si vous désirez une sauce plus épaisse, la levure alimentaire. Salez à votre goût et servez.

Cette sauce colorera et relèvera agréablement votre nourriture. Elle se conserve plusieurs jours au réfrigérateur. Si la couleur ne vous satisfait pas entièrement, remplacez les feuilles par une seconde poignée de fleurs, et utilisez du vinaigre de vin afin d'obtenir une coloration tirant davantage sur le rouge. Vous pouvez y ajouter aussi des fleurs de souci (voir p. 43) dont le bel orange profond contribuera à la réussite visuelle et gustative de votre sauce.

VIOLETTE ODORANTE

● — Fleurs de pleine terre - Nord

Viola odorata — VIOLACÉES

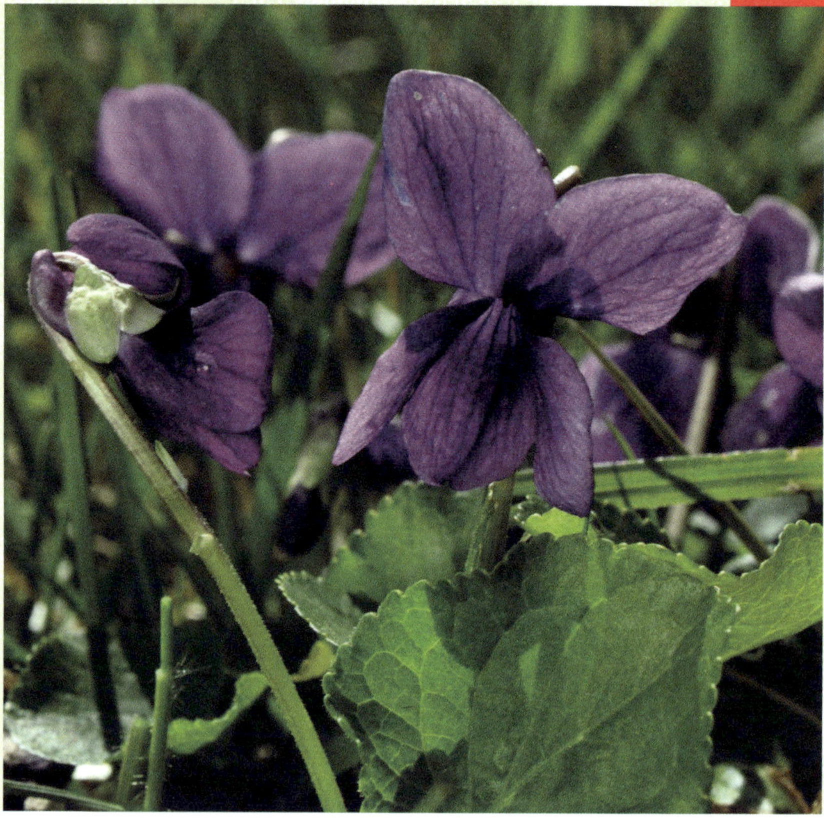

ORIGINE : Europe, Asie occidentale et centrale, Afrique du Nord
PARTIES UTILISÉES : feuilles et fleurs
ÉPOQUES DE RÉCOLTE : feuilles : du printemps à l'automne ; fleurs : février-mai
UTILISATIONS : feuilles : salades, légumes cuits ; fleurs : confiture, gelée

Culture

La violette odorante croît naturellement dans les bois de la France entière, de la Belgique et de la Suisse. Elle est facile à cultiver dans une terre de jardin ordinaire à condition de la planter dans une position ombragée. Il en existe de nombreuses variétés, tant à l'état sauvage qu'en culture, et certains hybrides sont cultivés commercialement pour leurs fleurs extrêmement odorantes qui servent en particulier à préparer des parfums. L'une des variétés les plus connues est la violette de Parme à grosses fleurs doubles.

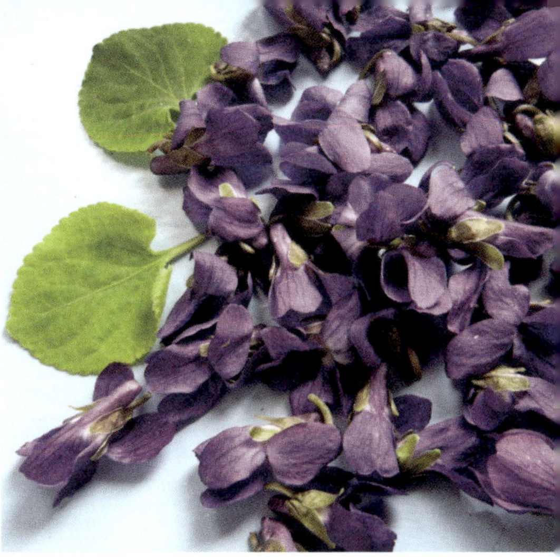

La multiplication de cette plante vivace s'effectue très facilement par la division des pieds ou par la séparation des stolons que la violette produit en abondance et qui s'enracinent naturellement.

Description

Cette petite plante herbacée, plus ou moins velue, possède des tiges rampantes et porte des touffes de feuilles en forme de cœur, crénelées et munies d'un long pétiole. Les fleurs de la variété la plus courante sont d'un magnifique violet foncé et très odorantes. Chez d'autres cultivars, elles sont mauves, roses, blanches ou même jaunâtres, mais dans tous les cas la forme de leur corolle est semblable et caractéristique : les quatre pétales supérieurs sont à peu près réguliers et le pétale inférieur, nettement plus large, est muni d'un éperon à sa base. Les graines sont souvent produites par de petites fleurs verdâtres sans corolle, cachées sous les feuilles, qui se développent tardivement.

Cette espèce se distingue facilement de la plupart des autres violettes grâce à l'odeur suave et pénétrante de ses fleurs. En effet, la plupart des violettes sont inodores. Parmi nos espèces sauvages, outre la violette odorante seules la violette blanche *(Viola alba)*, la violette des collines *(Viola collina)*, la violette remarquable *(Viola mirabilis)* et la violette suave *(Viola suavis)* sont véritablement parfumées.

On différencie les violettes des pensées, qui appartiennent au même genre, par la disposition des deux pétales latéraux : chez les violettes, ces derniers sont dirigés vers le bas, tandis qu'ils pointent vers le haut chez les pensées.

Étymologie

« Violette » est le diminutif francisé de *Viola* qui désignait en latin différentes plantes dont les violettes. Le nom dérive du grec *ion,* violette.

Usages alimentaires

Les **feuilles** de toutes les violettes sont comestibles, aussi bien crues que cuites. Leur goût est agréable et elles peuvent être ajoutées en quantité aux salades sans déplaire à quiconque. Choisissez de préférence les jeunes feuilles qui n'ont pas encore atteint leur complet développement, car elles sont plus tendres et toutes gorgées de la force vitale de la plante.

Les feuilles adultes fournissent de bons légumes cuits, du moins si l'on apprécie leur texture mucilagineuse. Grâce à elle, les violettes sont propres à épaissir les soupes. Ces plantes sont riches en mucilage, ce dont il est facile de se rendre compte en mâchant une feuille : sa texture devient rapidement épaisse et visqueuse. C'est ce qui explique les propriétés adoucissantes, tant pour la peau que pour les muqueuses, de la violette.

Non contente de ces propriétés bénéfiques, cette humble plante y ajoute les bienfaits d'une teneur étonnamment élevée en vitamine A et C. Un amateur éclairé de plantes sauvages comestibles, aux États-Unis, Euell Gibbons, fit analyser il y a une trentaine d'années les feuilles et les fleurs d'une espèce nord-américaine à fleurs bleues *(Viola papilionacea)* et les résultats qu'il obtint sont remarquables : les feuilles de violettes contiennent quatre fois plus de vitamine C que les oranges[1] et les fleurs trois fois davantage. Quant à la vitamine A, les feuilles de violette en sont neuf fois plus riches que les tomates, ce qui signifie qu'une salade de violettes apporte à votre organisme sa ration quotidienne de cette importante vitamine. Précisons néanmoins qu'il s'agissait de plantes sauvages et la teneur en nutriments de ces dernières est toujours bien supérieure à celle des légumes et des fruits cultivés. Mais il n'est pas difficile de laisser quelques violettes retourner à l'état sauvage dans votre jardin.

Les **fleurs** de violette permettent de préparer diverses concoctions parfumées et colorées qui, de plus, sont excellentes contre la toux et les problèmes pulmonaires. Il est également possible d'employer des espèces de violettes à fleurs non odorantes, qui donnent aussi d'excellents résultats.

recette

Salade de violettes et de céleri-rave aux fleurs de violettes et de pissenlits

200 g de feuilles de violette, 1 beau céleri-rave, 1 cuillerée à soupe de vinaigre de cidre, 1 cuillerée à soupe d'huile de sésame, 10 cl de crème de soja, sel, fleurs de violette, quelques fleurs de pissenlit pour le contraste

- Hachez les feuilles de violettes et disposez-les au fond d'un saladier.
- Râpez le céleri-rave et ajoutez-le par-dessus.
- Mixez ensemble le vinaigre, l'huile, la crème de soja et le sel.
- Versez sur les légumes et mélangez bien.

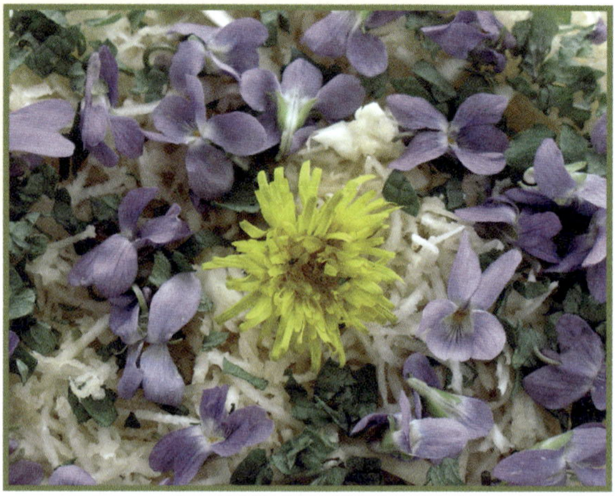

[1] *Qui en sont habituellement considérées comme l'une des meilleures sources.*

Confiture de violettes

1 litre (un petit saladier plein) de fleurs de violettes, 1/2 litre d'eau, 1 cuillerée à café de jus de citron, 6 cuillerées à soupe de sucre, 1 paquet de pectine, 1/4 de litre d'eau

- Mixez les fleurs de violettes avec l'eau et le jus de citron jusqu'à obtention d'un liquide violet homogène.
- Ajoutez progressivement au mélange le sucre jusqu'à ce qu'il soit bien dissous.
- Délayez la pectine dans l'eau et faites bouillir une minute.
- Versez à chaud dans la mixture précédente, mélangez intimement (faites tourner le mixer trente secondes) et versez dans des pots que vous fermerez tout de suite hermétiquement.

Cette confiture doit se garder au réfrigérateur, pas plus de quelques semaines, car elle n'est pas cuite. Mais vous avez ainsi préservé l'arôme délicieux des violettes.

Pour remplacer la pectine, vous pouvez faire bouillir pendant 20 minutes une poignée de pépins de pomme noués dans un linge.

Gelée de violettes

4 poignées de fleurs fraîches de violettes, 1/2 litre d'eau, 2 g d'agar-agar en poudre, 3 cuillerées à soupe de sucre.

- Faites bouillir 10 minutes deux poignées de fleurs de violettes dans l'eau.
- Retirez du feu puis ajoutez la même quantité de fleurs, laissez refroidir et mixez.
- Ajoutez l'agar-agar en poudre délayé dans un peu d'eau froide et portez à ébullition. Ajoutez le sucre.
- Versez dans un moule et laissez refroidir. Dégustez comme un flan.

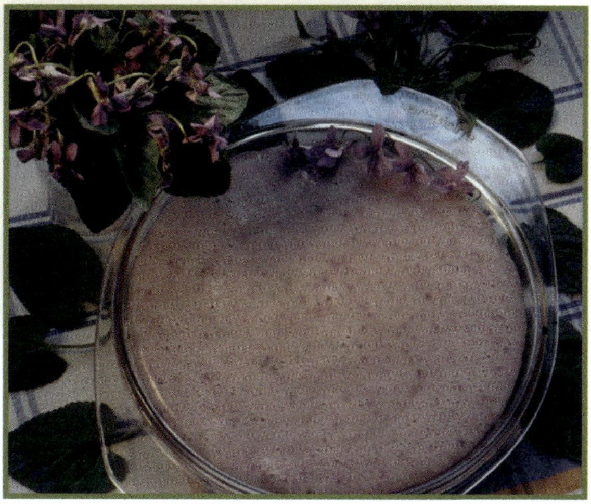

GLYCINE

● — Plantes ligneuses - Nord

GLYCINE DE CHINE

Wisteria sinensis

FABACÉES (LÉGUMINEUSES) – PAPILIONOIDÉES

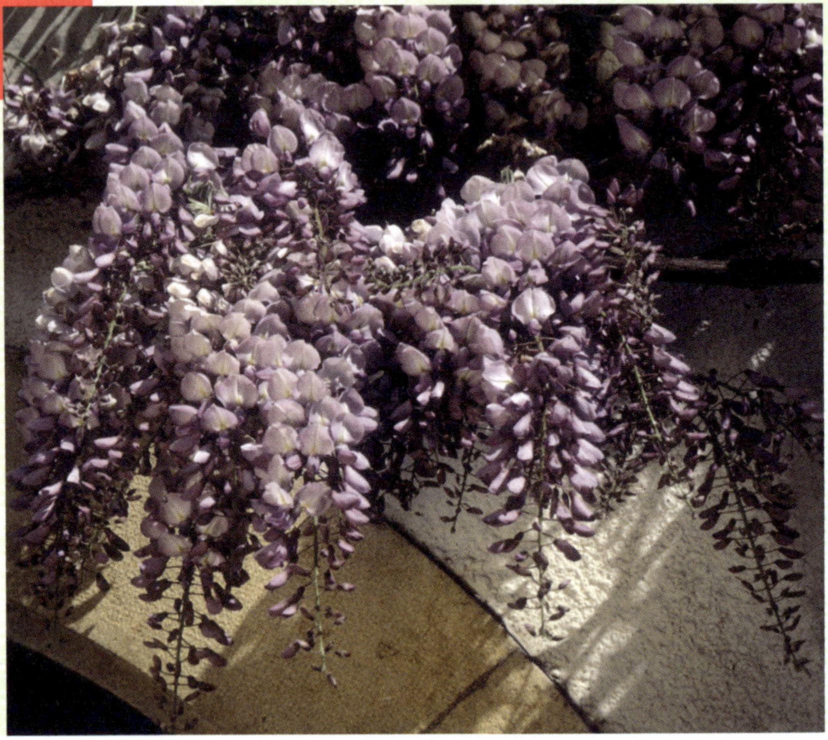

ORIGINE : Chine
PARTIES UTILISÉES : fleurs et boutons floraux
ÉPOQUE DE RÉCOLTE : printemps
UTILISATIONS : fleurs : beignets ; boutons floraux : légumes cuits

Culture

Cette liane fleurie est extrêmement vigoureuse. Ses qualités décoratives ne doivent pas faire perdre de vue qu'elle peut fortement endommager son support, soulevant les tuiles des toits ou écartant les pierres des murs… On a même signalé que ses racines avaient percé et tordu des tuyaux de métal souterrains. Il faut donc la contrôler et il est souhaitable de la tailler deux fois par an.

La glycine supporte différents sols, mais elle croît plus rapidement et fleurit davantage dans une terre riche et profonde. Si le terrain est trop sec, ses racines se développent sur une grande distance à la recherche de l'eau. La plante aime le soleil.

La propagation s'effectue généralement par marcottage.

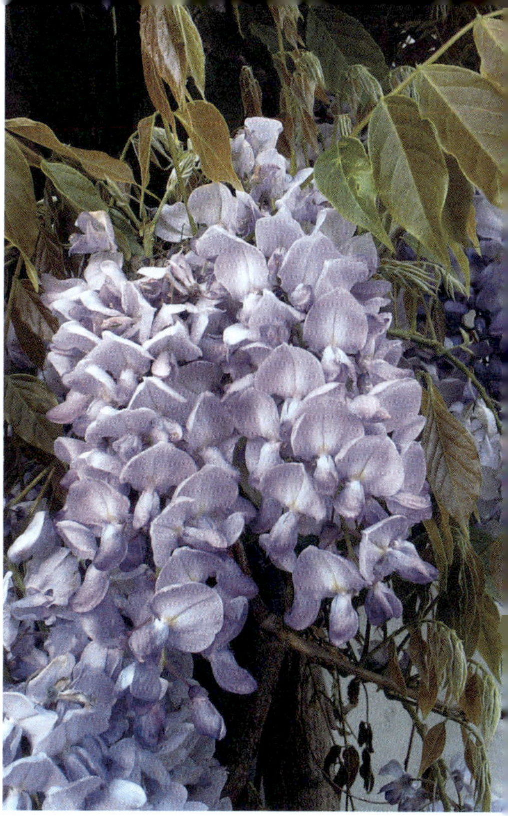

Description

Les tiges de la glycine de Chine peuvent atteindre la longueur impressionnante de 65 m, mais on la laisse rarement se développer jusque-là. Les fleurs paraissent souvent avant les feuilles qui sont pennées[1], composées de 7 à 13 folioles pointues. Les fleurs d'un bleu violacé, odorantes, sont rassemblées en grosses grappes pendantes d'une trentaine de centimètres de longueur. Il existe une variété à fleurs blanches. Les fruits sont des gousses veloutées de 15 cm de long qui contiennent 2 ou 3 graines.

Étymologie

Comme son nom spécifique l'indique, cette glycine est originaire de Chine. Son nom commun est en fait le nom botanique du soja *(Glycine max,* de la même famille) et vient du grec *glykys* qui signifie sucré. La plante avait été rangée dans le genre *glycine* par les anciens botanistes et ce nom lui est resté.

Elle a été rebaptisée en l'honneur de Caspar Wistar, un professeur de l'Université de Pennsylvanie au début du XIXe siècle. La glycine de Chine fut remarquée dans son pays d'origine par un missionnaire jésuite français en 1723, mais les premiers plants n'atteignirent l'Europe, en Angleterre, que près d'un siècle plus tard, en 1816.

Usages alimentaires

Les **fleurs** bleues de la glycine sont effectivement sucrées et il est courant, en Asie, de les faire frire après les avoir trempées dans une pâte comme nous faisons avec les fleurs d'« acacia ». Dans certaines régions de la France, dans le pays niçois, par exemple, cet usage a été adopté et les beignets de glycine y font les délices de plus d'une personne. Prenez bien soin de ne pas préparer une pâte à frire trop épaisse qui masquerait le goût et la texture de ces délicates fleurs.

---

[1] *C'est-à-dire composées de folioles réparties de chaque côté d'un axe, comme les barbes d'une plume* penna *en latin.*

Juste avant que les fleurs s'épanouissent, les **boutons floraux** peuvent être bouillis quelques minutes à l'eau salée et mangés comme légume. Ceux-ci sont populaires comme légume en Chine.

Mais, comme chez le robinier (*Robinia pseudocacia,* p. 156) les différentes parties de cette liane – à l'exception des fleurs – contiennent des substances dangereuses et sont connues pour être toxiques. Contentez-vous donc des fleurs et de leurs bourgeons qui, de toute façon, sont certainement les organes les plus savoureux de la glycine.

recettes

Beignets de glycine

12 inflorescences de glycine, tout juste épanouies, 50 g de farine, 50 g de fécule, 2 œufs, 1/4 de litre de lait, 1 cuillerée à soupe de miel, 1 pincée de sel, 500 g de graisse végétale

- Préparez un mélange homogène avec la farine, la fécule, les œufs, le lait, le miel et le sel. Laissez reposer une heure au moins.
- Trempez-y les grappes de fleurs entières en les tenant par la « queue » (le pédoncule de l'inflorescence) et faites frire dans la graisse végétale très chaude jusqu'à ce que les beignets soient bien dorés. Servez immédiatement.

Pour les accompagner, un « vin de pâquerettes » (voir p. 34) bien frais fera parfaitement l'affaire.

Boutons floraux de glycine à la chinoise

16 inflorescences de glycine en boutons, 1 yaourt, 1 cuillerée à soupe de jus de citron, 2 cuillerées à soupe de sauce de soja, 3 cuillerées d'huile de sésame non grillée, 1 fragment de rhizome de gingembre frais, 1 gousse d'ail

- Faites cuire les grappes entières à la vapeur, en leur gardant une texture un peu ferme.
- Servez-les bien chaudes avec la sauce obtenue en mélangeant intimement le yaourt, le jus de citron, la sauce de soja, l'huile de sésame, le gingembre finement râpé et la gousse d'ail écrasée.

Cette sauce donnera une saveur extrême-orientale à vos boutons…

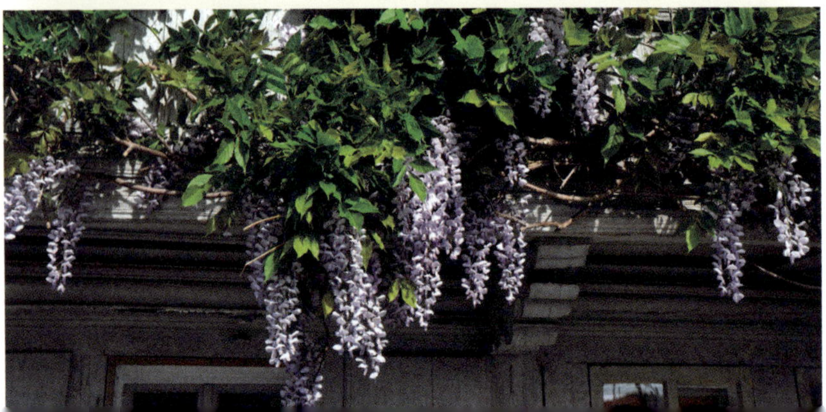

YUCCA

● — Plantes méridionales

Yucca aloifolia — **AGAVACÉES**

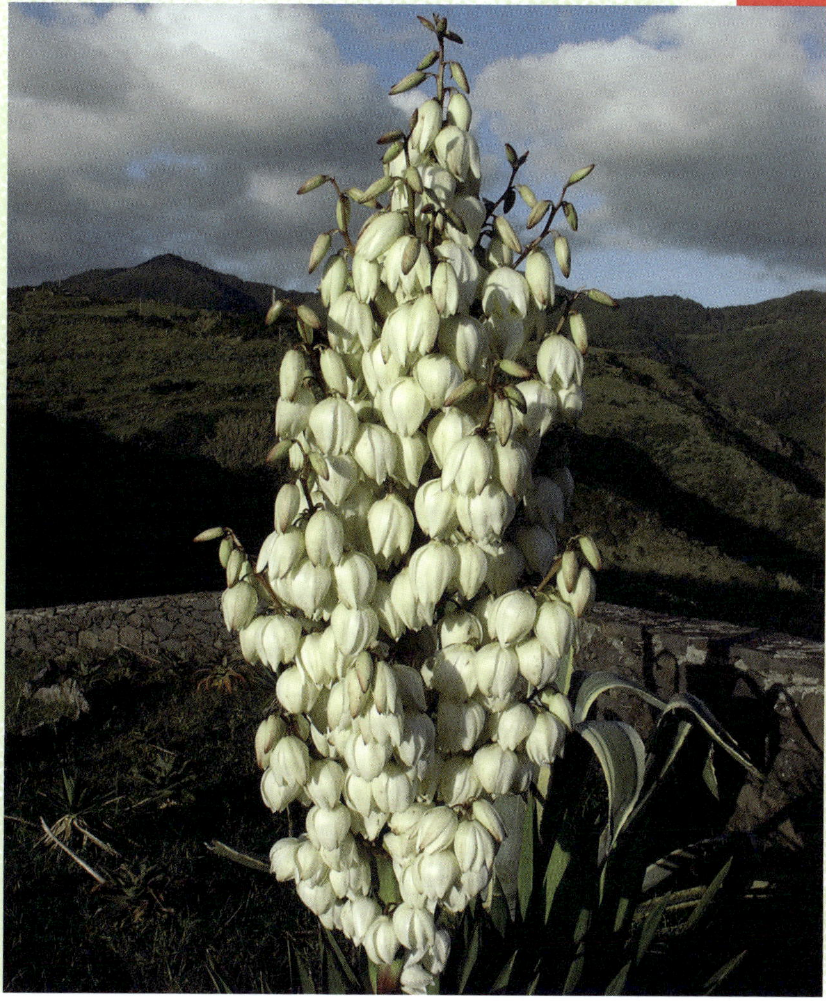

ORIGINE : sud-est des États-Unis
PARTIES UTILISÉES : hampe florale, boutons floraux et fleurs, fruits
ÉPOQUES DE RÉCOLTE : hampe florale : mars-avril ;
boutons floraux et fleurs : mai-juin ; fruits : octobre-février
UTILISATIONS : hampe florale et boutons floraux : légumes cuits ;
fleurs : légumes, soupes ; fruits : tels quels

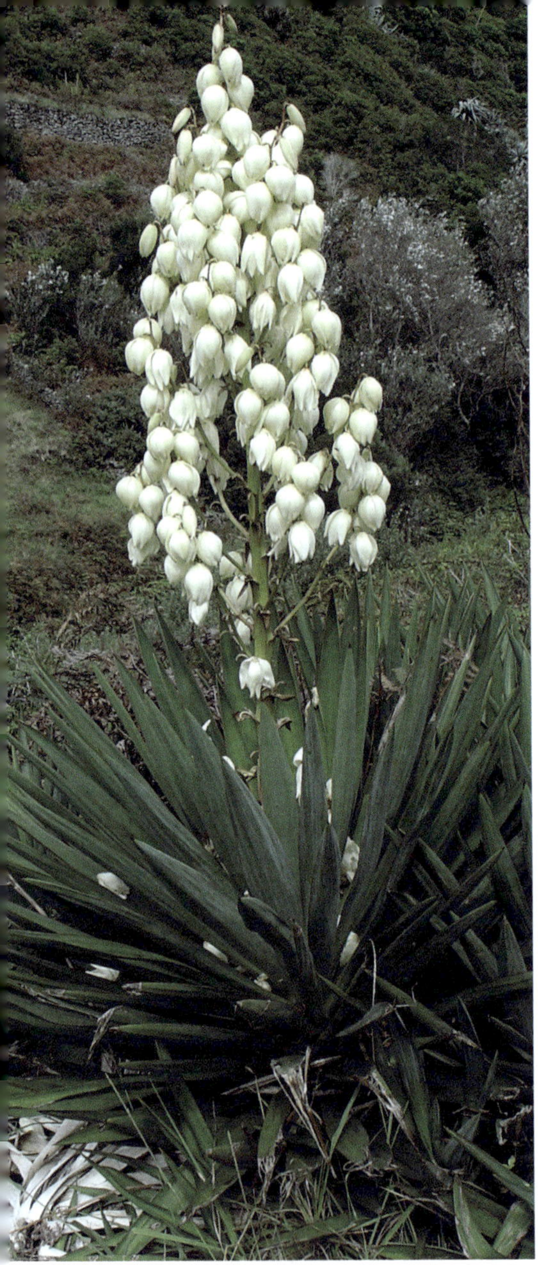

Culture

Cette grande plante vivace prend beaucoup de place et se montre assez exigeante. Elle convient bien pour les serres et les vérandas ou, en bacs, pour les terrasses chaudes durant l'été. Dans le Midi, on peut la cultiver en pleine terre là où les gelées ne sont pas à craindre. Les yuccas nécessitent un sol bien drainé, pas d'excès d'eau, le plus de lumière possible et de la chaleur.

La multiplication se fait en coupant les rejets ou par graines.

Description

Avant que la plante fleurisse, elle ne présente que ses grandes feuilles raides, bleu vert, imbriquées les unes dans les autres et terminées chacune par une pointe raide qui peut s'avérer dangereuse. Elle présente jusque-là une ressemblance certaine avec l'agave (voir p. 20) qui appartient d'ailleurs à la même famille. Mais quand arrive la floraison, tout change : une tige fine, très rameuse, se développe jusqu'à plus d'un mètre de hauteur et donne naissance à de nombreuses fleurs blanches, grandes, odorantes, en forme de cloche, disposées en grappes denses d'un effet splendide. Contrairement à l'agave qui meurt après avoir fleuri, la floraison a lieu chaque année, mais elle ne débute que lorsque la plante a atteint une dizaine d'années.

Étymologie

Yucca est un nom indien, utilisé aux Antilles pour désigner le manioc. *Aloifolia* signifie « à feuille d'aloès », et l'on peut effectivement trouver une ressemblance superficielle entre notre plante et certains aloès, végétaux sud-africains aux feuilles charnues, souvent cultivés sur la Côte d'Azur.

Usages alimentaires

Les Indiens d'Amérique faisaient un usage important et varié des yuccas. La **hampe florale** en cours de développement, avant que les fleurs apparaissent, ressemble à une énorme asperge et c'est ainsi que la consommaient les Indiens. Elle était mise à bouillir dans de l'eau ou bien cuite dans un four souterrain (voir agave, p. 20). Puis on en pelait la partie externe, coriace, avant de la manger.

Les **boutons floraux** et les **fleurs** sont également comestibles et sont généralement cuits simplement à l'eau salée ou revenus dans une poêle. On vend sur les marchés du Guatemala une délicieuse soupe de fleurs de yucca à la tomate.

Certains yuccas portent des **fruits** charnus que l'on peut consommer crus. C'est le cas de notre *Yucca aloifolia*. Ses fruits ressemblent à de grosses bananes séchées. Ils sont d'un brun foncé, mous, très sucrés, et possèdent un goût aromatique teinté d'amertume qui rappelle un peu la réglisse. Ils sont agréables à sucer comme des bonbons, en recrachant les graines noires, luisantes, que renferme leur pulpe. Les Indiens en faisaient une sorte de vin en laissant à l'air quelques jours un mélange de fruits écrasés et d'eau.

Chez les autres yuccas, comme chez le *Yucca filamentosa* que l'on rencontre fréquemment dans nos jardins, les fruits sont des capsules sèches, ligneuses, absolument immangeables à maturité.

Quant aux racines des yuccas, elles sont très riches en saponine, une substance moussante, et les Indiens s'en servaient couramment comme shampooing.

recette

Soupe de fleurs de yucca à la tomate

2 oignons de taille moyenne, 2 cuillerées à soupe d'huile d'olive, 5 grosses tomates, 1/2 litre d'eau, 4 poignées de fleurs de yucca fraîches, 1 pincée de sel, piment de Cayenne, 1 cuillerée à café de cumin écrasé, 2 gousses d'ail hachées, 1 poignée de feuilles de coriandre fraîche

- Faites revenir les oignons à l'huile d'olive dans une casserole de taille moyenne, puis ajoutez les tomates après les avoir ébouillantées, puis pelées.
- Versez l'eau dans la casserole et ajoutez les fleurs de yucca. Salez à votre goût et assaisonnez de piment de cayenne, de cumin écrasé et d'ail haché.
- Faites cuire à feu moyen jusqu'à ce que les fleurs soient bien tendres.
- À la fin de la cuisson, ajoutez les feuilles de coriandre fraîche hachées.
- Servez chaud, avec des tortillas si vous pouvez en trouver ou savez comment les préparer.

Les fleurs de yucca peuvent être séchées, puis conservées pendant plusieurs mois. Mettez-les à tremper quelques heures dans de l'eau avant de les utiliser.

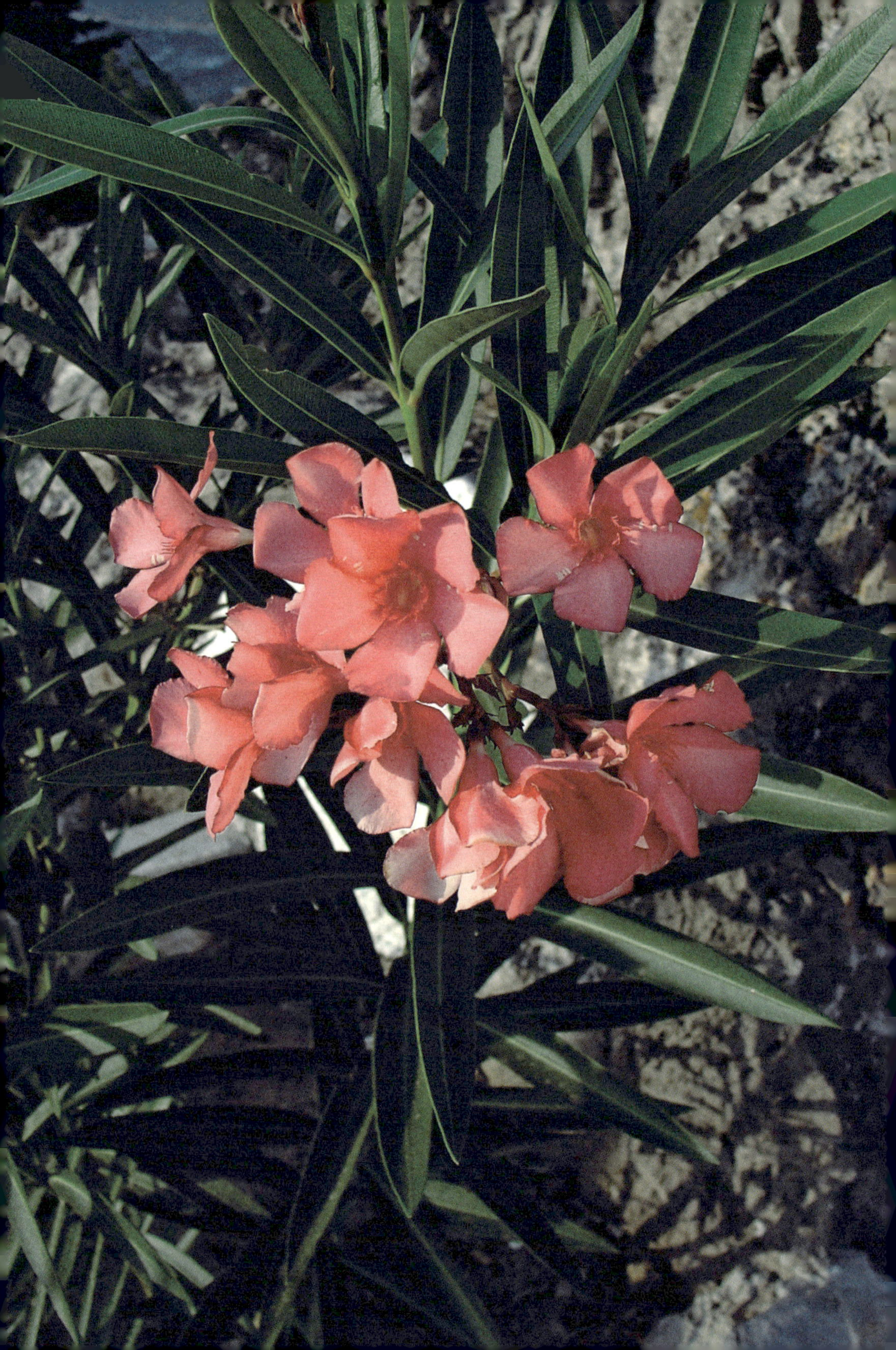

Les plantes ornementales toxiques

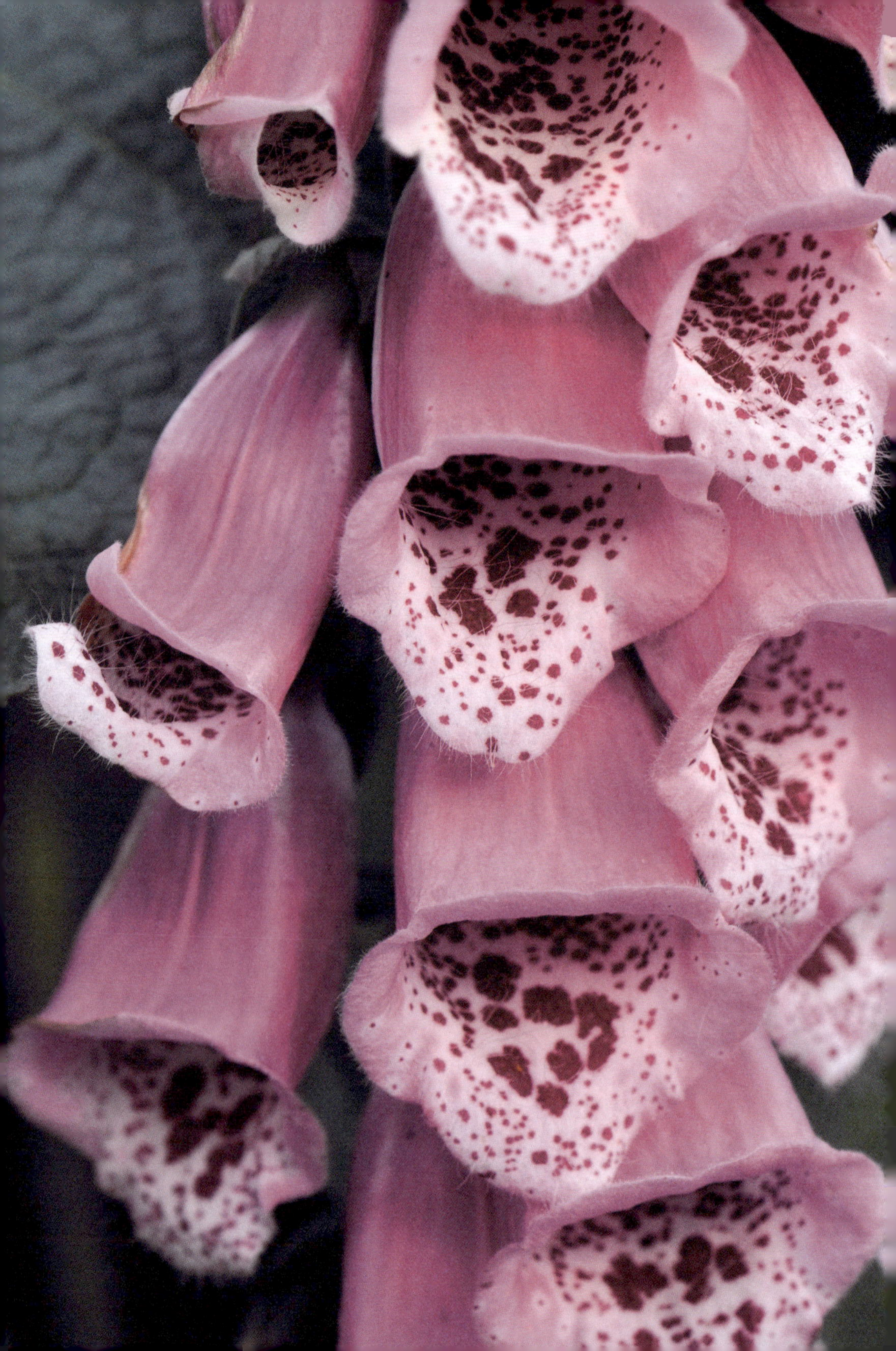

Un grand nombre de nos plantes d'ornement possède des vertus alimentaires appréciables. D'autres, cependant, présentent une toxicité dont les effets vont du simple embarras gastrique à la mort rapide. Et ce ne sont pas forcément les plus rares qui sont les plus dangereuses : des plantes aussi courantes et avenantes que le laurier-rose ou le bien-aimé muguet auraient tôt fait de vous envoyer *ad patres* si vous aviez le malheur de les consommer.

La liste suivante indique les plantes de jardin ou d'appartement dont il faut se méfier. Utilisez-la en complément d'un manuel d'horticulture donnant la description des végétaux, ou au moins avec le catalogue de votre grainetier-pépiniériste.

La première colonne indique la toxicité des différents végétaux :

✖✖✖ plantes mortelles, même à faible dose

✖✖ plantes mortelles à dose élevée

✖ plantes dangereuses

✔ plantes ne présentant qu'une faible toxicité

Les parties toxiques des différentes plantes sont indiquées dans la troisième colonne.

L'abréviation « spp. » signifie qu'il s'agit de diverses espèces du genre en question.

TOXICITÉ	NOM FRANÇAIS	NOM LATIN	PARTIE TOXIQUE
✖✖✖	Aconit	*Aconitum napellus* et spp.	Toute la plante
✖✖	Alglaonema	*Aglaonema commutatum* et spp.	Toute la plante
✖✖	Alocasia	*Alocasia macrorhizos* et spp.	Toute la plante
✔	Aloès	*Aloe vera* et spp.	Suc de la plante
✖✖✖	Amaryllis	*Hippeastrum hortorum*	Surtout le bulbe
✖	Ancolies	*Aquilegia vulgaris* et spp.	Toute la plante
✖	Andromède du Japon	*Pieris japonica*	Surtout les fleurs
✔	Anémone	*Anemone* spp.	Toute la plante
✖✖	Anthurium	*Anthurium crystallinum, schezerianum* et spp.	Toute la plante
✖✖	Arum	*Arum* spp.	Toute la plante, en particulier les fruits
✖	Asperge	*Asparagus* spp.	Fruits
✔	Aucuba du Japon	*Aucuba japonica*	Fruits
✔	Azalée	*Rhododendron simsii* et spp.	Feuilles
✖✖✖	Belladonne	*Atropa belladona*	Toute la plante, en particulier les fruits
✖✖	Bois-gentil	*Daphne mezereum*	Toute la plante
	Bourdaine	*Rhamnus frangula*	Écorce fraîche et fruits
✖	Browallia	*Browallia speciosa*	Toute la plante
✖✖	Brugmansia	*Brugmansia arborea, suaveolens*	Toute la plante
✔	Buis	*Buxus sempervirens*	Toute la plante
✖✖	Caladium	*Caladium bicolor*	Toute la plante
✖	Céropégia	*Ceropegia linearis*	Toute la plante
✖	Chèvrefeuilles	*Lonicera periclymenum et* spp.	Fruits
✔	Clématites	*Clematis* spp.	La plante fraîche
✖✖	Clivia	*Clivia miniata*	Toute la plante, surtout le bulbe et les tiges
✖✖✖	Colchique	*Colchicum autumnale*	Toute la plante
✖	Couronne d'épines	*Euphorbia milii*	Toute la plante
✖	Croton	*Codiaeum variegatum*	Toute la plante
✖	Cycade	*Cycas* spp.	Toute la plante : stipe, feuilles et graines

TOXICITÉ	NOM FRANÇAIS	NOM LATIN	PARTIE TOXIQUE
✖	Cyclamens	*Cyclamen* spp.	Tubercule
✖✖✖	Cytise	*Laburnum anagyroides*	Toute la plante
✖✖✖	Daturas	*Datura innoxia* et spp.	Toute la plante
✖✖✖	Dieffenbachia	*Dieffenbachia picta*	Toute la plante
✖✖✖	Digitales	*Digitalis purpurea* et spp.	Toute la plante
✖	Douce-amère	*Solanum dulcamara*	Fruits
✔	Dracaena	*Dracaena* spp.	Toute la plante
✖✖	Dracunculus	*Dracunculus vulgaris*	Toute la plante
✖	Euphorbes	*Euphorbia* spp.	Latex, graines
✔	Ficus, figuier	*Ficus elastica* et spp.	Latex
✖	Fritillaire	*Fritillaria meleagris*	Toute la plante
✖	Fusains	*Euonymus europaeus, E. japonicus*	Surtout les graines
✖✖	Genêt d'Espagne	*Spartium junceum*	Surtout les fleurs
✖	Giroflée	*Erysymum cheiri*	Toute la plante
✖✖	Gloriosa	*Gloriosa superba*	Toute la plante
✖	Glycine	*Wisteria sinensis*	Les graines (voir ci-dessus)
✖	Haemanthus	*Haemanthus* spp.	Toute la plante, surtout le bulbe
✔	Houx	*Ilex aquifolium*	Fruits
	Hoya	*Hoya bella, carnosa*	Incertain
✖✖✖	If	*Taxus baccata*	Feuillage, graines (voir ci-dessus)
✖	Iris	*Iris pseudoacorus* et spp.	Rhizome
✖	Jonquille et narcisses	*Narcissus pseudonarcissus, jonquilla*	Toute la plante, surtout le bulbe
✔	Kalanchoe	*Kalanchoe daigremontiana, pinnata* et spp.	Incertain
✖	Kalmia	*Kalmia latifolia*	Toute la plante, surtout les fleurs
✔	Lantana	*Lantana camara*	Feuilles
✖✖	Laurier-cerise	*Prunus laurocerasus, lusitanica*	Feuilles, amande du fruit
✖✖✖	Laurier-rose	*Nerium oleander*	Toute la plante

TOXICITÉ	NOM FRANÇAIS	NOM LATIN	PARTIE TOXIQUE
✔	Lierre	*Hedera helix*	Feuilles et fruits
✖	Lobélias	*Lobelia* spp.	Toute la plante
✖	Lys de Jacob	*Sprekelia formosissima*	Toute la plante, en particulier le bulbe
✔	Mahonia	*Berberis aquifolium*	Fruits (voir ci-dessus)
✖✖	Maianthème	*Maianthemum bifolium*	Surtout les fruits
✖	Mandevilla	*Mandevilla* spp.	Toute la plante
✔	Marronnier	*Aesculus hippocastanum*	Graines
✔	Monstéra	*Monstera deliciosa*	Toute la plante, sauf le fruit mûr
✖✖✖	Muguet	*Convallaria majalis*	Toute la plante, surtout les fruits
✖	Narcisse	*Narcissus poeticus*	Toute la plante
✖	Nicandra	*Nicandra physaloides*	Toute la plante
✖	Nivéole	*Leucojum vernum*	Toute la plante
✖	Perce-neige	*Galanthus nivalis*	Toute la plante
✖	Pervenche de Madagascar	*Catharanthus roseus*	Toute la plante
✖✖	Philodendrons	*Philodendron* spp.	Toute la plante
✖	Pieds d'Alouette	*Delphinium* spp.	Toute la plante
✖	Podophylles	*Podophyllum peltatum, emodi*	Toute la plante, sauf le fruit mûr
✖	Poinsettia	*Euphorbia pulcherrima*	Toute la plante, surtout le latex
✔	Pois de senteur	*Lathyrus odoratus*	Graines
✖	Pommier d'amour	*Solanum pseudocapsicum*	Toute la plante
✔	Renoncules	*Ranunculus* spp.	Toute la plante
✖	Rhododendrons	*Rhododendron* spp.	Toute la plante, surtout les fleurs
✖✖✖	Ricin	*Ricinus communis*	Surtout les graines
✖	Rose de Noël	*Helleborus niger*	Toute la plante
✖	Sanguinaire	*Sanguinaria canadensis*	Toute la plante
✔	Sansevieria	*Sansevieria* spp.	Incertain
✖✖	Sauromatum	*Sauromatum venosum*	Toute la plante

TOXICITÉ	NOM FRANÇAIS	NOM LATIN	PARTIE TOXIQUE
✔	Schefflera, arbre-ombelle	*Schefflera* spp.	Feuilles et sève
✖✖✖	Scille officinale	*Urginea maritima*	Toute la plante
✖✖	Scindapsus	*Scindapsus aureus, crispus*	Toute la plante
✔	Skimmia du Japon	*Skimmia japonica*	Toute la plante
✖✖	Spatiphyllums	*Spathiphyllum* spp.	Toute la plante
	Stapélia	*Stapelia variegata*	Incertain
	Stéphanotis	*Stephanotis floribunda*	Incertain
✔	Sureau	*Sambucus nigra, racemosa*	Fruits crus
✔	Symphorine	*Symphoricarpos albus*	Fruits
✖✖	Syngoniums	*Syngonium* spp.	Toute la plante
✖✖✖	Tabacs	*Nicotiana* spp.	Toute la plante
	Thuja	*Thuja plicata*	Feuillage
✔	Troène	*Ligustrum vulgare*	Fruits
✖✖✖	Vérâtres	*Veratrum* spp.	Toute la plante
✔	Viorne-tin	*Viburnum tinus*	Fruits
✖✖	Zantedeschia, arum des fleuristes	*Zantedeschia aethiopica*	Toute la plante
✖✖	Zephyranthes	*Zephyranthes grandiflora*	Toute la plante

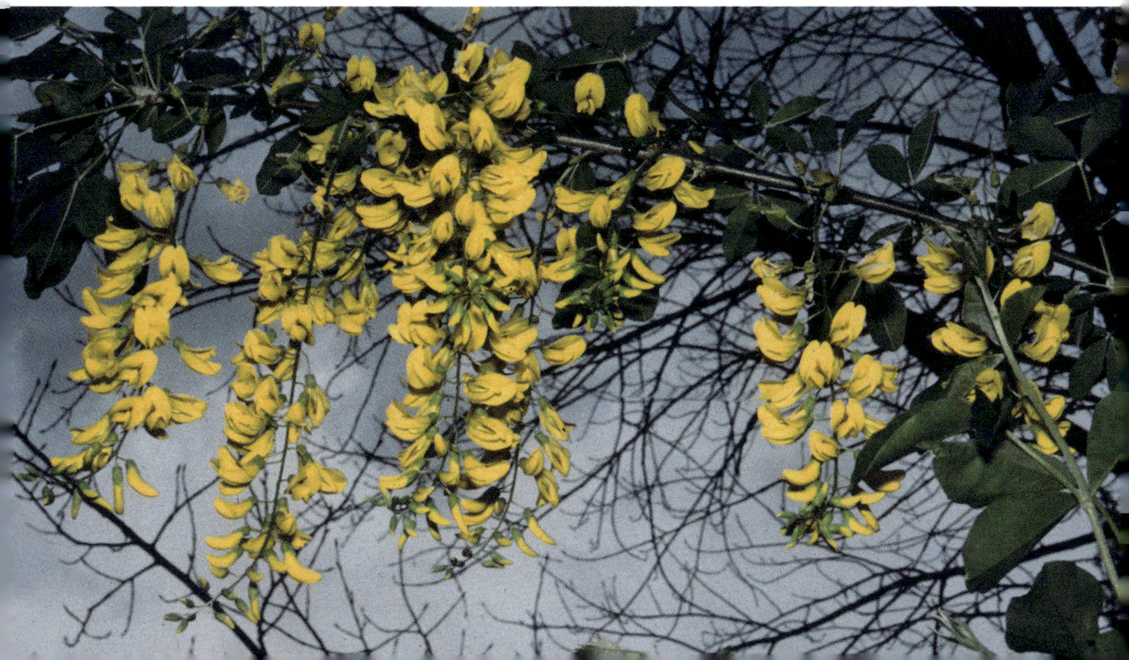

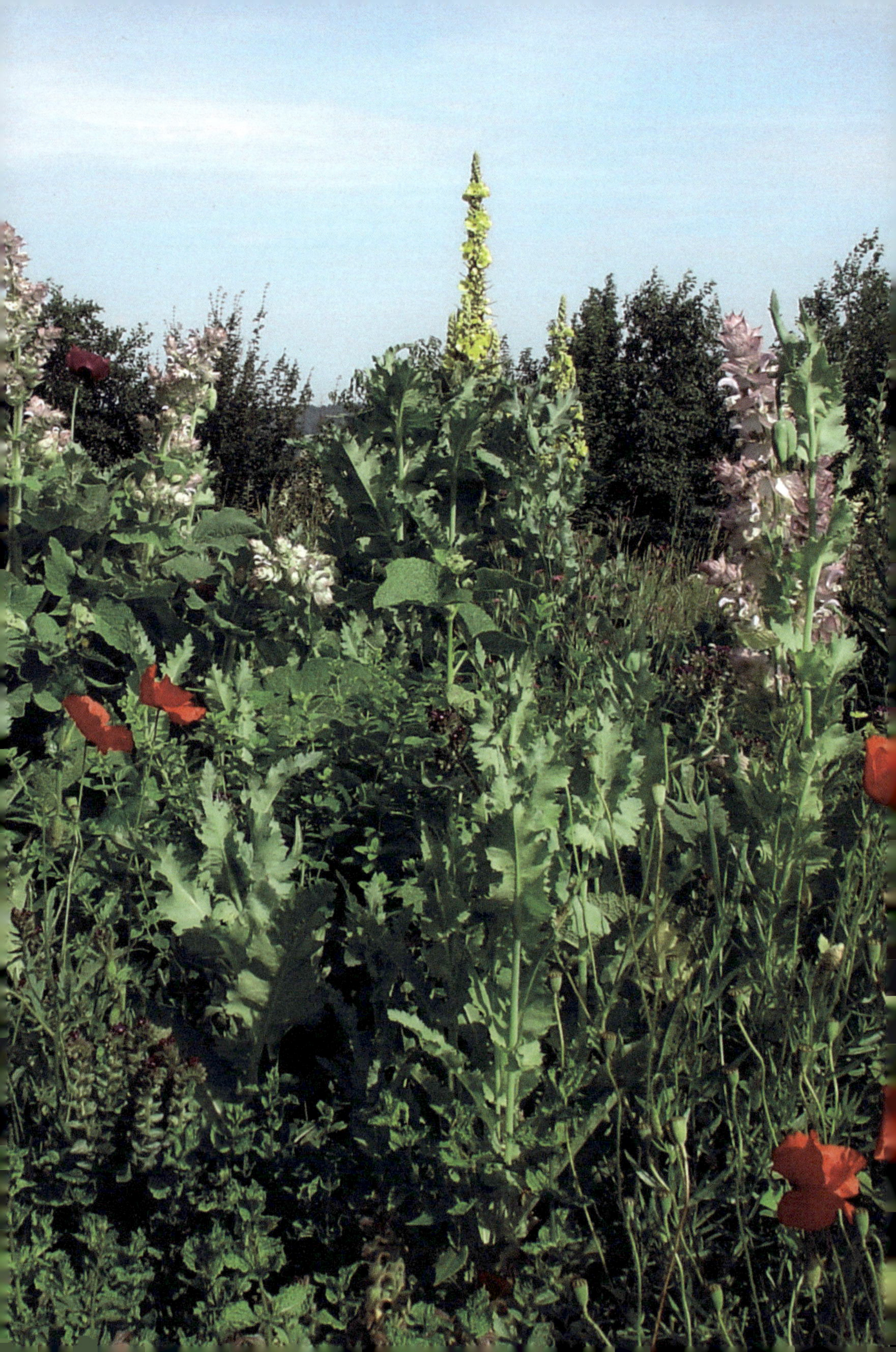

Lexique

Abréviations
a. : adjectif / f. : féminin / m. : masculin / n. : nom / pl. : pluriel / v. : verbe

A

Aisselle : (n.f.) angle formé par l'insertion d'une feuille ou de son pétiole sur le rameau.

Alcaloïde : (n.m.) substance organique azotée basique, généralement toxique à dose moyenne ou faible.

Annuelle : (a. ou n.f.) se dit d'une plante qui naît, se développe, se reproduit et meurt au cours de la même année.

Anthère : (n.f.) petit sac contenant le pollen, situé au sommet de l'étamine.

Arbre : (n.m.) végétal ligneux de plus de 8 m à tronc simple sans branche jusqu'à une certaine hauteur.

Arbrisseau : (n.m.) végétal ligneux ramifié dès la base, haut de 0,5 à 4 m environ.

Arbuste : (n.m.) végétal ligneux à tronc simple différent de l'arbre en ce qu'il ne s'élève qu'à 7 ou 8 m de hauteur.

Articulé : (a.) formé de parties séparées par de légers étranglements.

B

Baie : (n.f.) fruit charnu, souvent mou, à graines nombreuses, disséminées dans la pulpe.

Bisannuelle : (a. ou n.f.) plante qui fleurit et fructifie la deuxième année de sa croissance, puis meurt.

Bouturage : (n.m.) mode de propagation consistant à mettre en terre une partie d'un végétal vivant (le plus souvent une branche) qui s'enracine.

Bractée : (n.f.) feuille réduite, colorée ou non, accompagnant une fleur.

Bulbe : (n.m.) organe globuleux souterrain formé par la base de la tige entourée de nombreuses feuilles épaissies en forme d'écailles charnues se recouvrant.

C

Caduc : (a.m.), se dit en particulier d'un feuillage tombant à la fin de la saison de la végétation. Dans le cas contraire, le feuillage est dit persistant.

Capitule : (n.m.) inflorescence dans laquelle toutes les fleurs dénuées de pédoncule, sont étroitement insérées les unes à côté des autres sur le sommet élargi de la tige florale. Caractéristique de la famille des Composées.

Corolle : (n.f.) ensemble des pétales d'une fleur.

Couche : (n.f.) Tas étalé de fumier ou d'autres matières organiques non entièrement décomposées qui fermentent en dégageant plus ou moins de chaleur.

Crénelé : (a.) bordé de larges dents obtuses ou arrondies au sommet. Se dit de la marge des feuilles.

D

Double : (a.) se dit d'une fleur dont les pétales se sont multipliés, soit par dédoublement des pétales eux-mêmes, ou des sépales qui se colorent, soit par la transformation des étamines. Chez les Composées dites « doubles », les fleurs tubulées du centre du capitule se transforment en fleurs ligulées semblables à celles du pourtour.

Drageon : (n.m.) pousse naissant d'une racine à distance plus ou moins éloignée de la plante qui la produit. On s'en sert souvent pour la multiplication.

Drageonner : (v.) produire des drageons.

E

Entière : (a.f.) se dit d'une feuille dont le bord n'est pas découpé.

Espèce : (n.f.) ensemble d'individus présentant des caractères communs suffisamment marqués pour les distinguer d'autres groupes du même genre et capables de se reproduire entre eux en transmettant à leur descendance ces mêmes caractères.

Extrait : (n.m.) résultat de la préparation qui consiste à faire sécher une plante, à la laver avec un solvant et à évaporer le liquide à la chaleur jusqu'à consistance désirée.

F

Famille : (n.f.) Groupe renfermant un certain nombre de genres se rapprochant naturellement par certains caractères essentiels dénotant une origine commune.

Foliole : (n.f.) l'une des divisions d'une feuille composée.

G

Genre : (n.m.) réunion d'espèces présentant des caractères communs importants. La famille est formée de genres, le genre d'espèces et l'espèce de sous-espèces, ou de variétés.

Glabre : (a.) dénué de poils.

Gousse : (n.f.) fruit sec à une seule loge s'ouvrant par deux valves dont chacune porte une rangée de graines.

Greffage : (n.m.) mode de propagation consistant à insérer un bourgeon ou une petite branche dans un autre végétal sur lequel il se développera.

H

Hétéroside : (n.m.) substance dont une partie de composition variable mais non glucidique est reliée à un ou plusieurs sucres.

Huile fixe : (n. et a.f.) huile grasse, ne s'évaporant pas à la chaleur contrairement à une huile essentielle.

Hybride : (n.m.) sujet provenant du croisement de deux espèces différentes, rarement de deux genres différents.

I

Inflorescence : (n.f.) ensemble des fleurs voisines les unes des autres sur une même plante.

Infusion : (n.f.) breuvage obtenu en versant de l'eau bouillante sur des plantes puis en laissant macérer quelques minutes.

L

Ligulée : (a.f.) se dit des fleurs du pourtour du capitule des Composées, parfois aussi de leur centre, dont la corolle est rejetée d'un côté et aplatie sur la plus grande partie de sa longueur.

Limbe : (n.m.) partie élargie d'une feuille.

Linéaire : (a.) se dit d'une feuille allongée et très étroite, à bord parallèles.

Lobe : (n.m.) large division du limbe d'une feuille délimitée par des échancrures arrondies n'atteignant pas la nervure centrale.

M

Marcottage : (n.m.) mode de reproduction consistant à faire développer des racines sur un rameau que l'on enterre en partie et que l'on ne détache du pied mère que lorsqu'il est capable de vivre par lui-même.

Marge : (n.f.) le bord de la feuille.

Mellifère : (a.) se dit de plantes dont les fleurs sécrètent un nectar récolté par les abeilles pour préparer du miel.

O

Ombelle : (n.f.) inflorescence où les pédoncules des fleurs partent tous du même point et s'élèvent à la même hauteur.

P

Papilionacée : (a.f.) se dit d'une corolle irrégulière composée de 5 pétales inégaux : 1 étendard, 2 ailes et 1 carène formée de 2 pétales plus ou moins soudés. La fleur du pois ou du genêt est typique de cette structure.

Pédoncule : (n.m.) support d'une ou de plusieurs fleurs.

Pennée : (a.f.) se dit d'une feuille composée dont les folioles sont disposées de chaque côté du pétiole commun comme les barbes d'une plume.

Pétiole : (n.m.) partie rétrécie de la feuille la rattachant à la tige.

Photosynthèse : (n.f.) fabrication de sucres (réserve d'énergie) par une plante à partir d'eau et de gaz carbonique grâce à la chlorophylle qui lui permet d'utiliser l'énergie solaire.

Pistil : (n.m.) organe femelle d'une fleur, situé en son centre et comprenant ovaire, style et stigmate.

Pleine : (a.f.) se dit d'une fleur dont tous ou presque tous les organes ont été transformés en pétales – y compris étamines et pistil, ce qui ne lui permet plus de fructifier.

Pollen : (n.m.) poussière contenue dans les anthères de la fleur et qui contient la partie fécondante (gamète mâle).

Pruine : (n.f.) matière cireuse qui recouvre certains fruits sous forme d'une mince couche poudreuse blanchâtre.

R

Rameux : (a.) très ramifié.

Rhizome : (n.m.) tige souterraine horizontale, différant d'une racine par sa structure et sa fonction.

S

Sépale : (n.m.) l'une des pièces du calice, enveloppe externe de la fleur. Il s'agit d'une feuille modifiée, généralement verte, mais parfois colorée et pétaloïde (voir tépale).

Septum : (n.m.) partition interne membraneuse dans les fruits des Crucifères.

Silicule : (n.f.) Silique moins de deux fois plus large que longue.

Silique : (n.f.) fruit sec allongé caractéristique des Crucifères s'ouvrant par deux valves et divisé en deux loges par un septum qui porte les graines.

Simple : (a.) se dit d'une fleur qui n'a que le nombre de pétales rencontré normalement sur la plante croissant dans son habitat naturel.

Sommités fleuries : (n.f.pl.) ensemble des fleurs, des bractées et des feuilles à l'extrémité des rameaux de diverses plantes.

Spatulé : (a.) en forme de spatule ; élargi au sommet et très rétréci vers la base.

Spp. : abréviation d'« espèces ». « *Rosa* spp. » signifie qu'il s'agit de plusieurs espèces indéterminées du genre *Rosa*.

Stigmate : (n.m.) extrémité du pistil, souvent un peu gluante, destinée à recevoir le pollen.

Style : (n.m.) partie allongée du pistil, portée par l'ovaire et terminée par le stigmate.

Subéreux : (a.) ayant la consistance du liège.

Subspontané : (a.) se dit d'un végétal originaire d'un lieu éloigné, mais naturalisé et se reproduisant de génération en génération à l'état sauvage comme une plante indigène.

T

Tépale : (n.m.) pièce d'une enveloppe florale où il n'est pas possible de distinguer une corolle et un calice, c'est-à-dire où pétales et sépales sont semblables (comme chez les lis par exemple).

Tourteau : (n.m.) masse obtenue après avoir exprimé l'huile contenue dans des fruits ou des graines et que l'on donne souvent au bétail.

Trisannuelle : (a. ou n.f.) plante dont le cycle de végétation s'étale sur trois ans.

Tubercule : (n.m.) partie renflée d'une tige souterraine ou d'une racine, servant à la plante de réserve de nourriture.

Tubulée : (a.f.) se dit des fleurs en forme de tube du centre du capitule de nombreuses Composées.

V

Vivace : (a.f.) se dit d'une plante vivant plus de deux ou trois ans.

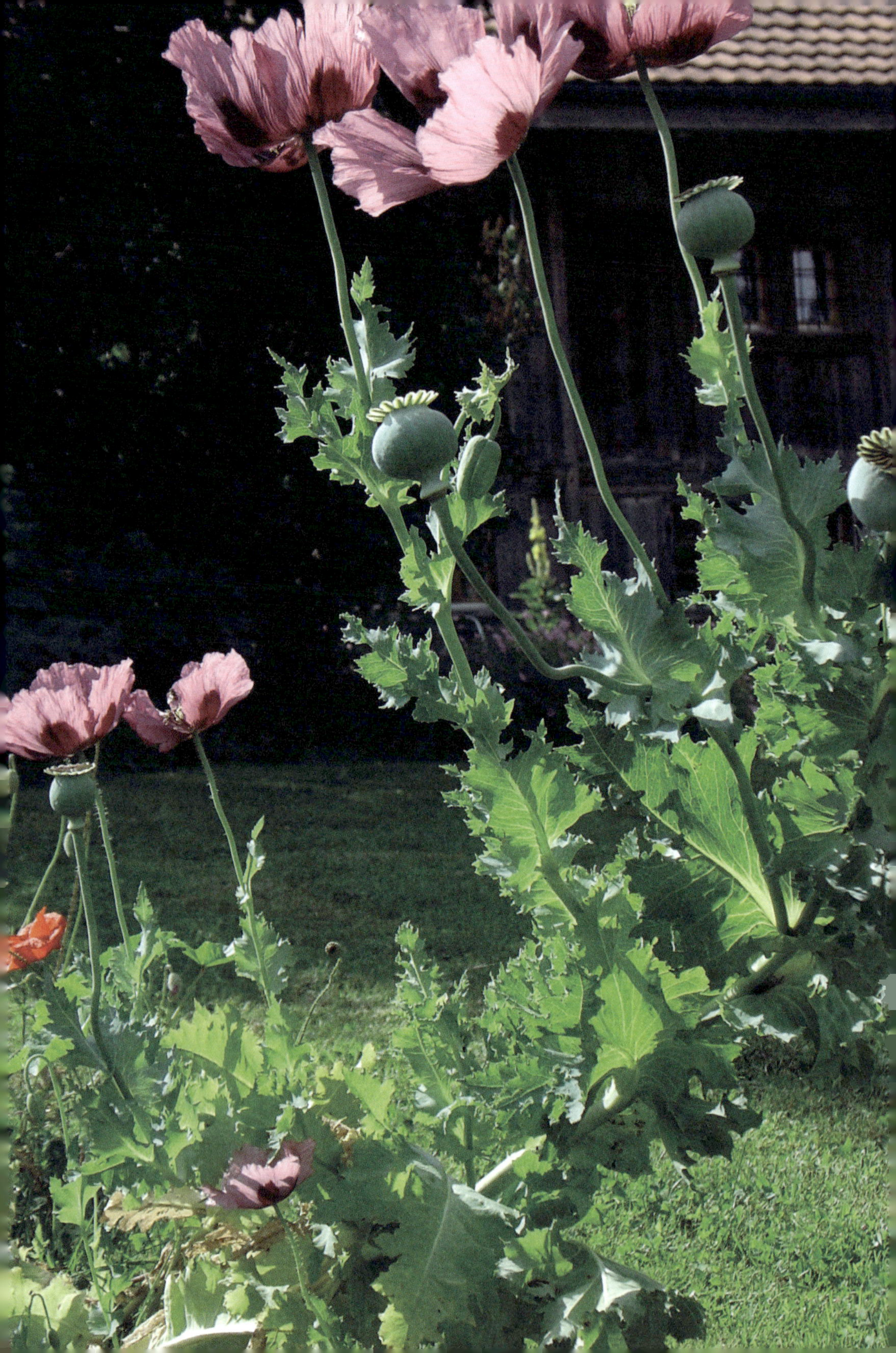

Index

Index des noms latins

Index des noms français

Index des recettes

Petit déjeuner

Soupes

Entrées

Plats principaux

Légumes

Salades

Desserts

Douceurs

Condiments

Boissons

Liqueurs

Divers

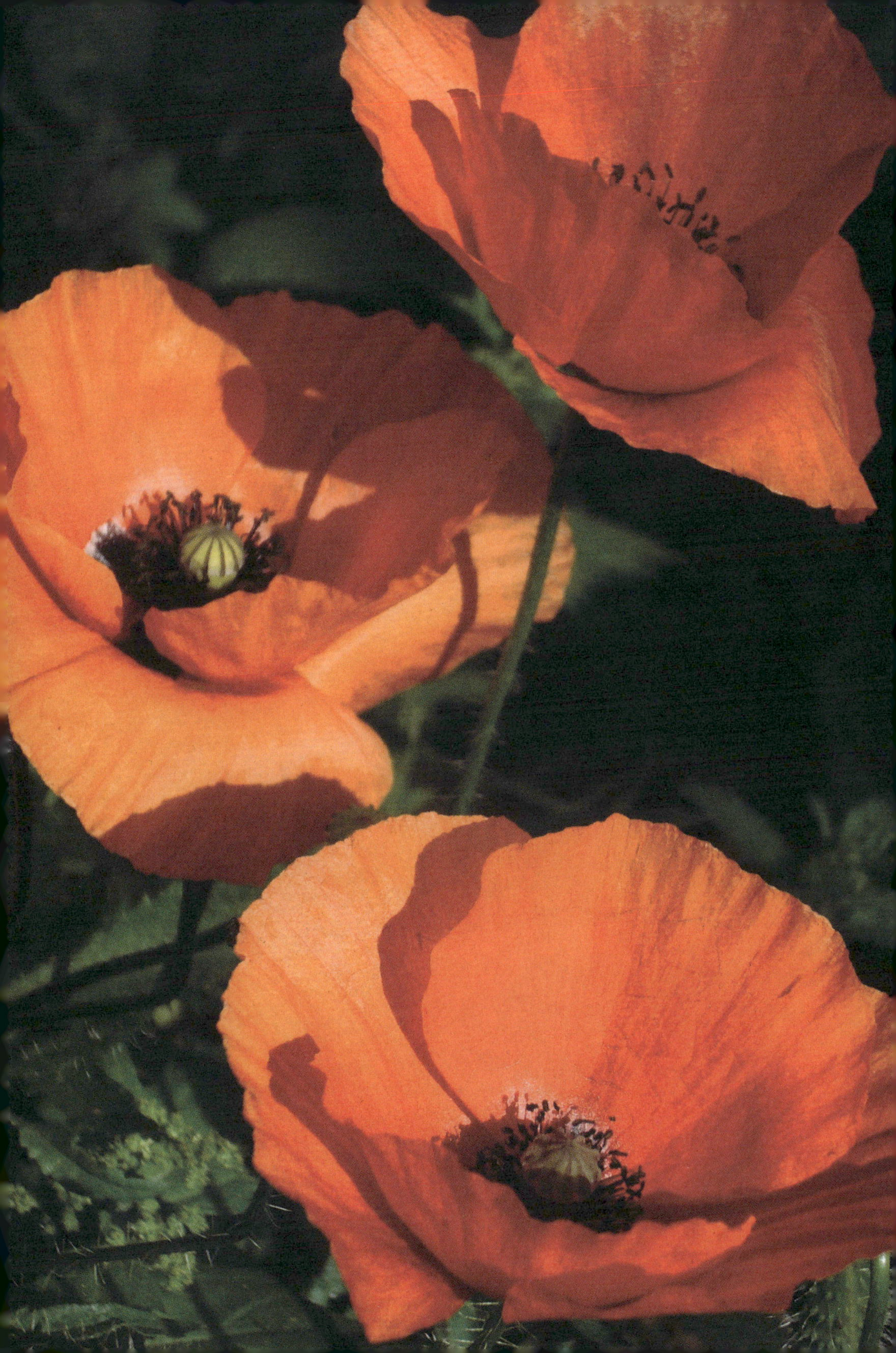

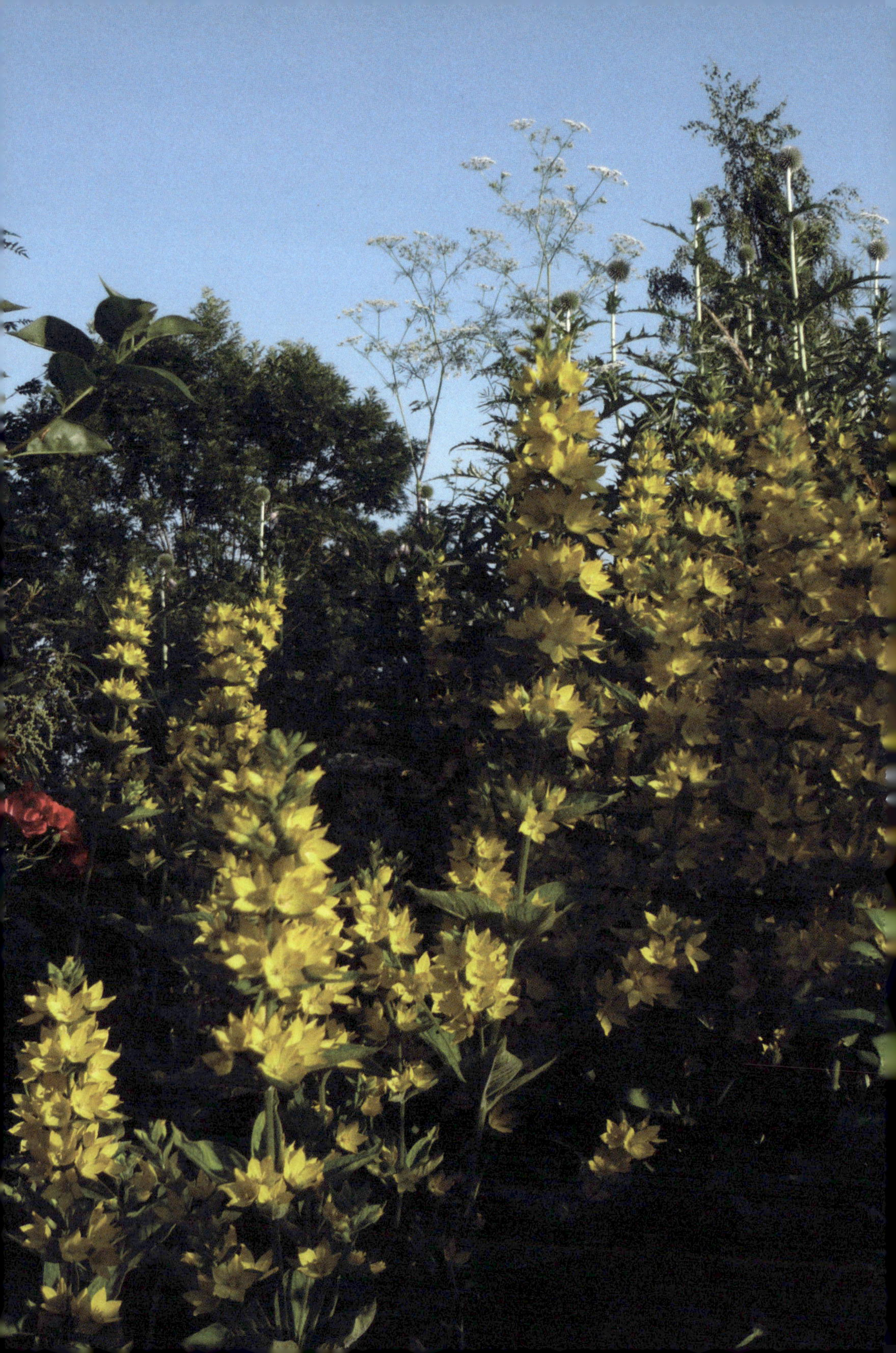

Bibliographie

BAINES, Chris, *Créez votre jardin sauvage,* Terre Vivante, Paris, 1989.

BERNARD, Christian, *Fleurs sauvages des jardins,* Éditions du Rouergue, Rodez, 2000.

CLIFF, Stafford, *1 000 idées jardin,* Marabout, Paris, 2007.

COUPLAN, François, *Retrouvez les légumes oubliés,* Flammarion-La Maison Rustique, Paris, 1986.

COUPLAN, François, *Guide nutritionnel des plantes sauvages et cultivées,* Delachaux et Niestlé, Lausanne, Paris, 1998.

COUPLAN, François, *Toutes les confitures sont dans la nature,* Favre, Lausanne, 2001.

COUPLAN, François, *Le Régal végétal,* Sang de la Terre, Paris, 2009.

COUPLAN, François, *Cuisine sauvage,* Sang de la Terre, Paris, 2010.

COUPLAN, François et MARMY, Françoise, *Jardinez au naturel,* Sang de la Terre/Eyrolles, Paris, 2009.

COUPLAN, François et VEYRAT, Marc, *Herbier gourmand,* Hachette, Paris, 1997.

GOULT, Jean-Michel, *Le Truffaut du jardin écologique – Le guide pratique des techniques bio qui marchent,* Larousse, Paris, 2008.

GREENWOOD, Pippa, *Tout résoudre au jardin,* Bordas, Paris, 2002.

GRISVARD, Paul, CHAUDUN, Victor *et al.*, *Le Bon Jardinier,* 2 vol., La Maison Rustique, Paris, 1964.

JULLIEN, Élisabeth et Jérôme, *Guide écologique des arbres et arbustes d'ornement,* 2 vol., Sang de la Terre, Paris, 2002-2003.

LENTIN, Dany, *Le Guide des maîtres jardiniers,* Bordas, Paris, 1993.

WILLERY, Didier, *Larousse du jardin facile – Les bases du jardinage d'aujourd'hui,* Larousse, Paris, 2002.

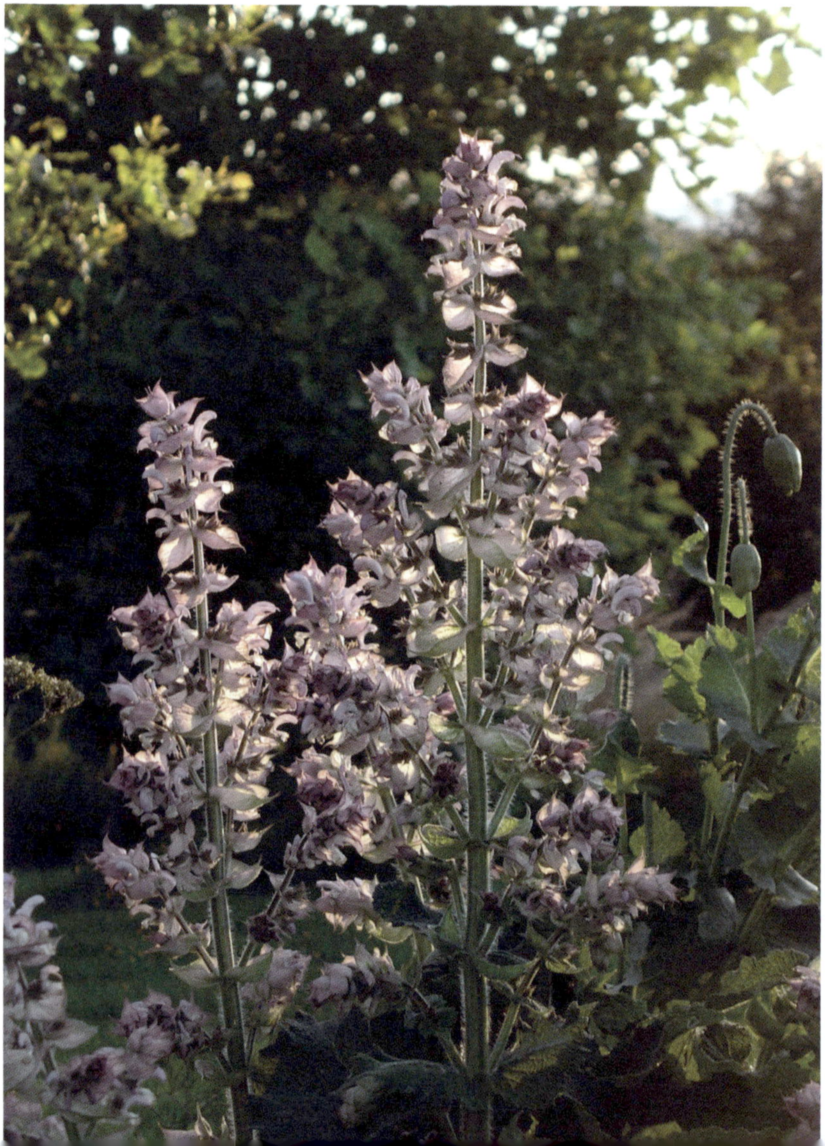

Informations

François Couplan, auteur de cet ouvrage, organise depuis plus de trente-cinq ans en France, en Suisse et en Belgique des stages pratiques, sur le terrain, de découverte des végétaux et de leurs utilisations. Il a fondé en 2008 le Collège Pratique d'Ethnobotanique, dans la région lyonnaise, qui propose une formation complète sur trois ans. Parmi bien d'autres matières, les plantes d'ornement et leurs usages traditionnels sont au programme.

Faites-lui part de vos appréciations, remarques et critiques concernant ce livre. Si vous avez à lui communiquer des renseignements sur les usages des plantes, ou des recettes, ceux-ci pourront figurer, avec votre référence, dans la prochaine édition de cet ouvrage.

Visitez le site de François Couplan sur Internet :
www.couplan.com

Contactez François Couplan
- Par e-mail : **contact@couplan.com**
- Ses autres coordonnées :

En France : 72 chemin des Broussatières • 69126 Brindas •
Tél. : 06 17 78 25 47
En Suisse : Route de Ferlens 12 • CP 17 • CH-1692 Massonnens
Tél. : 026 653 27 48
Depuis la France ou la Belgique : ajouter l'indicatif (00 41) avant tél.

Dépôt légal : mars 2022
Publié précédemment sous le même titre, mai 2019.
Ancien ISBN : 978-2-86985-365-2

Achevé d'imprimer par Typo'Libris en février 2022.
Imprimé en Union européenne

Maquette et mise en pages : Agence TWAPIMOA – Paris 11e
Courriel : contact@twapimoa.com • Site Internet : www.agence-twapimoa.com